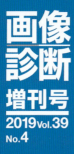

骨・軟部腫瘍の鑑別診断のポイント

編著
江原 茂（岩手医科大学医学部放射線医学講座）

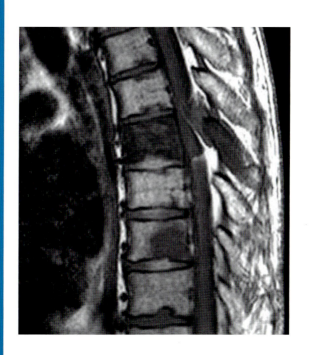

■編著者	江原　茂	Shigeru Ehara	岩手医科大学医学部放射線医学講座
■執筆者	蛭田啓之	Nobuyuki Hiruta	東邦大学医療センター佐倉病院病理診断科／がん研究会がん研究所病理部
	杉浦善弥	Yoshiya Sugiura	がん研究会がん研究所病理部
	阿江啓介	Keisuke Ae	がん研有明病院整形外科
	稲岡　努	Tsutomu Inaoka	東邦大学医療センター佐倉病院放射線科
	戸田　雄	Yu Toda	九州大学大学院医学研究院形態機能病理学
	小田義直	Yoshinao Oda	九州大学大学院医学研究院形態機能病理学
	青木隆敏	Takatoshi Aoki	産業医科大学放射線科学教室
	吉田朗彦	Akihiko Yoshida	国立がん研究センター中央病院病理科
	山口岳彦	Takehiko Yamaguchi	獨協医科大学埼玉医療センター病理診断科
	秋山　達	Toru Akiyama	自治医科大学附属さいたま医療センター整形外科
	野島孝之	Takayuki Nojima	金沢大学附属病院病理診断科・病理部
	上谷雅孝	Masataka Uetani	長崎大学大学院医歯薬学総合研究科展開医療科学講座放射線診断治療学
	大木　望	Nozomi Oki	長崎大学大学院医歯薬学総合研究科展開医療科学講座放射線診断治療学
	小山雅司	Masashi Koyama	静岡県立こども病院放射線科
	寺村易予	Yasuyo Teramura	がん研究会有明病院画像診断部
	植野映子	Teruko Ueno	がん研究会有明病院画像診断部
	松枝　清	Kiyoshi Matsueda	がん研究会有明病院画像診断部
	福庭栄治	Eiji Fukuba	えだクリニック整形外科・リハビリテーション科／PICTORU いずも画像診断室
	橘川　薫	Kaoru Kitsukawa	聖マリアンナ医科大学放射線医学講座
	矢ケ部浩之	Hiroyuki Yakabe	東京歯科大学市川総合病院放射線科
	小橋由紋子	Yuko Kobashi	東京歯科大学市川総合病院放射線科
	米永健徳	Takenori Yonenaga	JR 東京総合病院放射線科
	福田国彦	Kunihiko Fukuda	東京慈恵会医科大学
	鈴木美知子	Michiko Suzuki	岩手医科大学医学部放射線医学講座
	川島和哉	Kazuya Kawashima	岩手医科大学医学部放射線医学講座
	篠崎健史	Takeshi Shinozaki	自治医科大学医学部放射線医学講座
	福田友紀子	Yukiko Fukuda	自治医科大学医学部放射線医学講座
	伊東典子	Noriko Ito	自治医科大学医学部放射線医学講座
	杉本英治	Hideharu Sugimoto	自治医科大学医学部放射線医学講座
	神島　保	Tamotsu Kamishima	北海道大学大学院保健科学研究院医用生体理工学分野
	藤本　肇	Hajime Fujimoto	沼津市立病院放射線科／千葉大学医学部附属病院画像診断センター
	鈴木智大	Tomohiro Suzuki	岩手医科大学医学部放射線医学講座
	武田泰典	Yasunori Takeda	岩手医科大学歯学部口腔顎顔面再建学講座臨床病理学分野
	泉澤　充	Mitsuru Izumisawa	岩手医科大学歯学部口腔顎顔面再建学講座歯科放射線学分野
	隅屋　寿	Hisashi Sumiya	富山大学大学院医学薬学研究部(医学)放射線診断・治療学講座
	藤川あつ子	Atsuko Fujikawa	聖マリアンナ医科大学放射線医学講座
	野坂俊介	Shunsuke Nosaka	国立成育医療研究センター放射線診療部
	久岡正典	Masanori Hisaoka	産業医科大学医学部第 1 病理学
	中田和佳	Waka Nakata	自治医科大学とちぎ子ども医療センター小児画像診断部
	名川恵太	Keita Nagawa	がん・感染症センター都立駒込病院放射線診療科(診断部)
	新津　守	Mamoru Niitsu	埼玉医科大学病院放射線科
	山本麻子	Asako Yamamoto	帝京大学医学部放射線科
	元井　亨	Toru Motoi	がん・感染症センター都立駒込病院病理科
	大隈知威	Tomotake Okuma	がん・感染症センター都立駒込病院整形外科・骨軟部腫瘍科
	小黒草太	Sota Oguro	東京医療センター放射線科
	樋口順也	Jyunya Higuchi	東京医療センター放射線科
	長田周治	Shuji Nagata	久留米大学医学部放射線医学講座
	西村　浩	Hiroshi Nishimura	福岡県済生会二日市病院放射線科
	常陸　真	Shin Hitachi	東北大学病院放射線診断科
	松木　充	Mitsuru Matsuki	近畿大学医学部放射線医学講座放射線診断学部門
	田村明生	Akio Tamura	岩手医科大学医学部放射線医学講座
	荒井　学	Manabu Arai	慶應義塾大学医学部放射線科学(診断)
	野崎太希	Taiki Nozaki	聖路加国際病院放射線科
	瀧　淳一	Junichi Taki	金沢大学医薬保健研究域医学系核医学
	中西克之	Katsuyuki Nakanishi	大阪国際がんセンター放射線診断・IVR 科
	長田盛典	Shigenori Nagata	大阪国際がんセンター病理細胞診断科
	中　紀文	Norifumi Naka	大阪国際がんセンター整形外科(骨軟部腫瘍科)

(執筆順)

序文

　骨・軟部腫瘍の鑑別診断は画像診断医が遭遇する課題のひとつであり，画像診断医の腕が奮える分野の典型である．これを扱う特集は時にみられるが，本特集はその中でも，骨・軟部腫瘍の画像診断を最も大きく扱ったもののひとつだろう．

　骨・軟部腫瘍は一般的には間葉系腫瘍であり，臓器に発生する上皮性腫瘍とは異なる特徴をもつ．骨・軟部腫瘍の種類はきわめて多いが，個々の頻度は一部を除いて少なく，時に生命予後を左右するような振る舞いをする腫瘍が，鑑別診断のわずかな知識で診断されることがある．

　骨腫瘍の概念の構成は，1958年に発行されたJaffeの教科書で既に今日とほぼ同様の概要が示され，比較的安定した考え方として維持されてきている．そして，骨にみられる単純X線所見が鑑別診断にかかわることが知られている．骨に発生する腫瘍は，骨や軟骨の発生にかかわる間葉系腫瘍だけではなく，上皮性腫瘍，いわゆる癌の骨転移であったり，造血器由来の腫瘍であったり，これら別系統の腫瘍も日常診療では大きな割合を占めている．さらに，顎骨では歯牙の原器から発生する腫瘍が別の概念として分類されており，また，顎骨には他の部位の骨腫瘍と類似する名前でありながら，異なる性格の病変も発生する．

　一方，軟部腫瘍は間葉系組織と末梢神経から発生した腫瘍であり，最近の免疫組織化学や遺伝子の情報を元に再度，再再度の概念の変遷を経ているものが含まれている．これらの種類や画像所見の多様な，あるいは非特異的な画像所見をもつ腫瘍群からも，多くの鑑別診断の可能性が加わって，画像診断医泣かせの軟部腫瘍が数多く存在する．さらに，皮下に進展した皮膚腫瘍のように，画像所見からは軟部腫瘍とは区別できない腫瘍も含まれる．これらの皮膚腫瘍は別系統の腫瘍群に属している．

　骨・軟部腫瘍の画像診断はCT・MRIの導入・普及とともに着実に発展し，日常臨床に必要な知識が大きく増加している．本特集で取り上げたのは，"鑑別診断に的を絞って，鑑別診断にかかわる組織像・放射線画像を比較的簡便な記述でまとめ上げたもの"である．本書は日常臨床で鑑別診断を考えるに際して，また通読して知識を深めるためにも，期待に応えられる内容を十分に含んでいると考える．

　我々は今後も骨・軟部腫瘍の診断のさらなる変遷に直面するだろうが，日常臨床における骨・軟部腫瘍の画像情報の重みは，この先も変わることはないと考えている．

2019年1月

岩手医科大学医学部放射線医学講座
江原　茂

画像診断®増刊号
2019 Vol.39
No.4
contents

骨・軟部腫瘍の鑑別診断のポイント

第1章 骨腫瘍 S9

1 類骨形成を来す腫瘍と骨肉腫の亜型の鑑別（蛭田啓之，杉浦善弥，阿江啓介，稲岡 努）............ S10
症例1 通常型骨肉腫（骨芽細胞型）／症例2 血管拡張型骨肉腫／症例3 傍骨性骨肉腫／
症例4 骨芽細胞腫

2 類軟骨骨化を来す腫瘍と軟骨肉腫の亜型の鑑別（戸田 雄，小田義直）........................ S22
症例1 通常型軟骨肉腫（grade 2）／症例2 骨膜性軟骨肉腫／症例3 脱分化型軟骨肉腫／
症例4 間葉性軟骨肉腫

3 軟骨腫瘍の良悪性の境界（青木隆敏）.. S26
症例1 内軟骨腫／症例2 通常型軟骨肉腫

4 線維性・線維組織球性腫瘍/線維・骨形成病変の鑑別（吉田朗彦）.......................... S30
症例1 類腱線維腫／症例2 線維肉腫／症例3 非骨化性線維腫／症例4 線維性骨異形成

5 骨小円形細胞腫瘍の鑑別－Ewingファミリー腫瘍を含めて－（山口岳彦，秋山 達）........... S35
症例1 Ewing肉腫／症例2 小細胞型骨肉腫

6 巨細胞を含む骨腫瘍の鑑別（野島孝之）.. S43
症例1 骨巨細胞腫／症例2 軟骨芽細胞腫／症例3 動脈瘤様骨嚢腫／
症例4 色素性絨毛結節性滑膜炎／症例5 骨肉腫

7 女性に多い骨腫瘍と男性に多い骨腫瘍の鑑別（上谷雅孝，大木 望）....................... S49
症例1 骨芽細胞腫／症例2 椎体血管腫

8 乳幼児の溶骨性疾患の鑑別（小山雅司）.. S53
症例1 Langerhans細胞組織球症／症例2 神経芽腫の骨・骨髄転移

9 悪性骨腫瘍の所見（寺村易予，植野映子，阿江啓介，松枝 清）......................... S58
症例1 多発性骨髄腫／症例2 骨肉腫／症例3 軟骨肉腫／症例4 Ewing肉腫

10 T2強調像での広範な反応性変化の鑑別（福庭栄治）.................................. S64
症例1 類骨骨腫／症例2 軟骨芽細胞腫

11 骨端部病変の鑑別（橘川 薫）.. S68
症例1 軟骨芽細胞腫／症例2 骨巨細胞腫

12 骨幹部病変の鑑別（橘川 薫）.. S72
症例1 多発性骨髄腫（BJP型）／症例2 線維性骨異形成

13 皮質内病変の鑑別 (矢ケ部浩之, 小橋由紋子) ················ S76
　症例1　アダマンチノーマ／症例2　骨線維性異形成／症例3　線維性骨異形成／
　症例4　非骨化性線維腫／症例5　類骨骨腫／症例6　疲労骨折

14 骨膜性および傍骨性病変の鑑別 (小橋由紋子, 矢ケ部浩之) ················ S84
　症例1　傍骨性骨肉腫／症例2　表在性低分化骨肉腫／症例3　骨膜性骨肉腫／
　症例4　傍骨性軟骨腫／症例5　傍骨性軟骨肉腫
　　豆知識　paro-, peri, juxta-corticalという言葉の問題 ················ S91

15 液面形成の鑑別 (米永健徳, 福田国彦) ················ S92
　症例1　動脈瘤様骨嚢腫／症例2　二次性動脈瘤様骨嚢腫 (骨巨細胞腫)

16 脂肪を含む病変の鑑別 (鈴木美知子) ················ S96
　症例1　吸収過程の単純性骨嚢腫／症例2　骨粗鬆症／症例3　脊椎血管腫／
　症例4　liposclerosing myxofibrous tumor

17 ガスを含む骨・軟部病変の鑑別 (川島和哉, 江原 茂) ················ S100
　症例1　Kümmell病／症例2　骨内気胞 (intraosseous pneumatocyst) (骨内ガングリオン疑い)

18 endosteal scallopingと"mini-brain appearance"の鑑別
　(篠崎健史, 福田友紀子, 伊東典子, 杉本英治) ················ S104
　症例1　病的骨折を伴う単純性骨嚢腫／症例2　非骨化性線維腫／症例3　内軟骨腫／
　症例4　形質細胞腫

19 手指の反応性変化の鑑別 (神島 保) ················ S110
　症例1　化骨性筋炎 (MO)／症例2　開花性反応性骨膜炎 (FRP)／
　症例3　傍骨性骨軟骨異形増生 (BPOP)

20 二次性悪性腫瘍の鑑別 (江原 茂) ················ S114
　症例1　放射線治療後の骨外骨肉腫／症例2　慢性骨髄炎に続発した扁平上皮癌

21 骨転移の鑑別 (藤本 肇) ················ S118
　症例1　造骨型骨転移 (前立腺癌原発)／症例2　溶骨型骨転移 (肺腺癌原発)／
　症例3　混合型骨転移 (乳癌原発)／症例4　骨梁間型骨転移 (肝細胞癌原発)／
　症例5　末節骨の溶骨型骨転移 (膵癌原発)

22 肥厚性骨関節症 (二次性) の鑑別 (鈴木智大) ················ S126
　症例1　肥厚性骨関節症 (二次性)

23 顎骨の良性骨形成性腫瘍の鑑別 (武田泰典, 泉澤 充) ················ S130
　症例1　セメント質骨形成線維腫／症例2　骨芽細胞腫

24 FDG-PETの集積の鑑別－低集積の悪性腫瘍と高集積の良性病変－ (隅屋 寿) ················ S136
　症例1　低悪性度軟骨肉腫／症例2　仙骨部骨巨細胞腫

第2章 軟部腫瘍　S141

1 軟部腫瘍の大きさと良悪性の鑑別（青木隆敏）……S142
　症例1　神経鞘腫／症例2　粘液線維肉腫

2 幼少期軟部腫瘍と思春期の悪性軟部腫瘍の鑑別（藤川あつ子，野坂俊介）……S146
　症例1　横紋筋肉腫（胎児型）／症例2　左下腿滑膜肉腫

3 脂肪腫の亜型，中間群脂肪性腫瘍と脂肪肉腫，脂肪腫症の鑑別
　（久岡正典，青木隆敏）……S152
　症例1　紡錘形細胞脂肪腫／症例2　異型脂肪腫様腫瘍／症例3　脱分化型脂肪肉腫／
　症例4　対称性脂肪腫症

4 多発軟部病変の鑑別（中田和佳）……S158
　症例1　リンパ管奇形／症例2　glomus腫瘍

5 囊胞性病変と液面形成の鑑別（名川恵太，新津 守）……S164
　症例1　肘頭滑液包炎／症例2　ガングリオン／症例3　表皮囊胞／粥腫／
　症例4　慢性拡張性血腫／症例5　脈管奇形（静脈奇形）／症例6　滑膜肉腫

6 粘液腫性（腫瘍性）病変の鑑別（山本麻子）……S172
　症例1　粘液腫／症例2　粘液型脂肪肉腫／症例3　骨外（性）粘液型軟骨肉腫／
　症例4　粘液炎症性線維芽肉腫

7 メラニンを含む骨・軟部腫瘍の鑑別（江原 茂）……S178
　症例1　メラニンの信号を呈する悪性黒色腫の頸椎転移／
　症例2　大きく不均一な信号を呈する明細胞肉腫

8 線維腫・線維組織球性病変の鑑別（元井 亨，大隈知威）……S182
　症例1　デスモイド型線維腫症／症例2　弾性線維腫／症例3　孤立性線維性腫瘍／
　症例4　低悪性度線維粘液性肉腫

**9 出血・ヘモジデリン沈着（T2*強調像でのblooming effect）と
flow voidを来す腫瘍の鑑別**（小黒草太，樋口順也）……S188
　症例1　色素性絨毛結節性滑膜炎／症例2　胞巣状軟部肉腫

10 骨化・石灰化病変の鑑別（大木 望，上谷雅孝）……S194
　症例1　骨化性筋炎／症例2　傍骨性骨肉腫／症例3　骨巨細胞腫の軟部組織再発／
　症例4　痛風結節／症例5　大腿直筋腱の石灰沈着性腱炎／
　症例6　結節状偽痛風（CPPD沈着症，偽痛風）

11　軟部腫瘍の画像サインの鑑別 (長田周治，西村 浩) ……………………………… S200
　症例1　神経線維腫／症例2　脂肪腫性巨大症／症例3　筋サルコイドーシス／
　症例4　未分化多形肉腫／症例5　慢性拡張性血腫
　豆知識　mosaic pattern ……………………………………………………………………… S203

12　筋間腫瘍の鑑別 (常陸 真) ………………………………………………………… S206
　症例1　神経鞘腫／症例2　デスモイド

13　筋膜病変の鑑別－fascial tail signをもつもの－ (常陸 真) ………………… S210
　症例1　結節性筋膜炎／症例2　足底線維腫症

14　間葉系腫瘍のリンパ節転移の鑑別 (松木 充) ……………………………… S214
　症例1　明細胞肉腫のリンパ節転移／症例2　類上皮肉腫のリンパ節転移／
　症例3　胞巣型横紋筋肉腫のリンパ節転移／症例4　血管肉腫のリンパ節転移／
　症例5　脱分化型脂肪肉腫のリンパ節転移／症例6　骨肉腫のリンパ節転移

15　皮膚・皮下病変の間葉系腫瘍と皮膚腫瘍の鑑別 (田村明生) ……………… S220
　症例1　基底細胞癌／症例2　有棘細胞癌／症例3　表皮囊腫／症例4　隆起性皮膚線維肉腫

16　関節内・関節周囲病変の鑑別 (荒井 学，野崎太希) ……………………… S224
　症例1　滑膜性骨軟骨腫症／症例2　樹枝状脂肪腫

17　腫瘍性骨軟化症とその他の傍腫瘍症候群の鑑別 (鈴木智大) ……………… S228
　症例1　腫瘍性低リン血症性骨軟化症／
　症例2　成人T細胞白血病/リンパ腫(PTHrP産生腫瘍)による手指の骨吸収

18　^{18}F-FDG-PET/CT高集積の良性腫瘍と低集積の悪性腫瘍の鑑別 (瀧 淳一) ………… S232
　症例1　腱滑膜巨細胞腫／症例2　粘液型脂肪肉腫
　豆知識　^{201}Tl，^{99m}Tc-MIBI ……………………………………………………………… S237

19　高ADC腫瘍の鑑別 (中西克之，長田盛典，中 紀文) ………………………… S238
　症例1　ガングリオン／症例2　内軟骨腫／症例3　神経鞘腫／症例4　粘液型脂肪肉腫／
　症例5　粘液線維肉腫／症例6　骨外性粘液型軟骨肉腫

索引(INDEX) …………………………………………………………………………… S243

第1章

骨腫瘍

第1章 骨腫瘍

1 類骨形成を来す腫瘍と骨肉腫の亜型の鑑別

蛭田啓之，杉浦善弥，阿江啓介，稲岡 努

症例 1 10歳台，女性．脛骨近位．誘因なく膝下部の疼痛が出現し，受診．

A 単純X線写真（化学療法前）
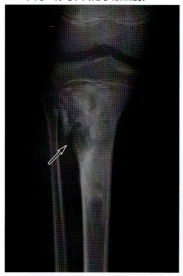

B 単純X線写真（化学療法後）
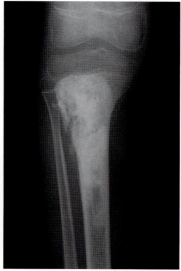

C 肉眼像（前額断）
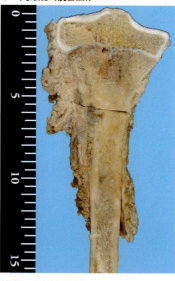

D 病理組織像（HE染色，化学療法前）
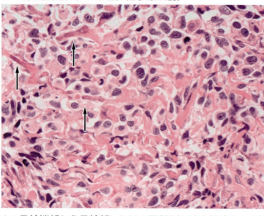

E 病理組織像（HE染色，化学療法後）
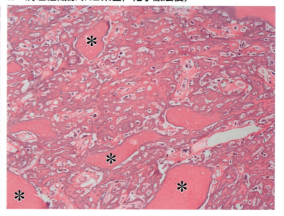

A：骨幹端部から骨幹部にかけて不規則な溶骨性陰影と造骨性陰影が混在し，骨皮質の破壊を示す（→）．
B：化学療法後には硬化像が目立ち，治療効果がうかがえる．
C：硬化性変化により，灰白色調を呈する．
D：異型細胞間に好酸性を示す細い骨梁状の類骨形成がみられ，一部に石灰化（→）がうかがわれる．
E：化学療法後では，腫瘍細胞の著しい減少とともに類骨形成の増加，硬化像などが目立ち，残った既存の骨梁（＊）間に網目状にみえる．治療の効果と考えられる変化である．

診断 通常型骨肉腫（骨芽細胞型）

症例 2　10歳台，男性．上腕骨近位．肩から上腕部の痛みと腫脹により精査．

A　単純X線写真

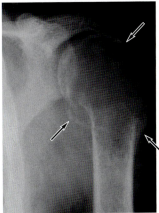

B　造影CT

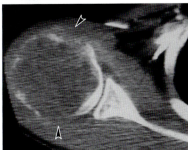

C　肉眼像（前額断）

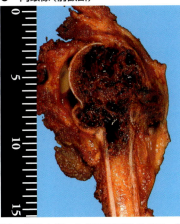

A，B：骨頭から骨幹端部にかけて溶骨性変化が目立ち（A；→），骨皮質の菲薄化・消失を伴った腫瘤が認められる．骨内には濃淡がみられ，多房性の嚢胞性変化がうかがえる（B；▶）．
C：肉眼的には血液を容れた大小多数の嚢胞を形成し，明瞭な充実性病変は認められない．

診断　血管拡張型骨肉腫

症例 3　20歳台，女性．大腿骨遠位．大腿下部に硬い腫瘤を触知するようになり受診．

A　静電像

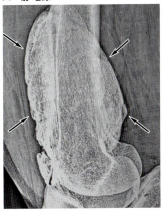

B　単純CT（骨条件）

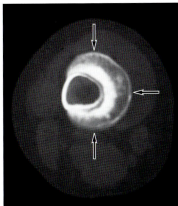

C　肉眼像（水平断）

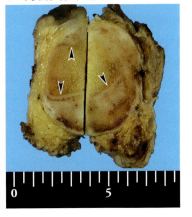

D　病理組織像（HE染色）

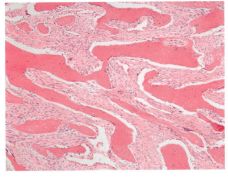

A，B：骨化の著しい腫瘤が，骨表面を取り巻くように広がり外向性の発育を示し，大腿骨の3/4周程度が腫瘤に覆われる（→）．腫瘤の硬化性変化は中心部で強く，辺縁部で弱い傾向を示し，辺縁部で線維成分の割合が多くなることがうかがえる．
C：灰白色調の腫瘍が骨皮質を取り巻いているが，皮質（▶）や骨髄は保たれており，周囲組織との境界は明瞭である．
D：規則性のうかがわれる比較的成熟した骨梁が形成され，間には紡錘形細胞を混じえた線維性組織の増生が認められるが，細胞密度は高くない．（文献1）より改変して転載）

診断　傍骨性骨肉腫

症例 4 30歳台，男性．大腿骨近位．軽度の運動時痛があり，精査．

A 単純X線写真

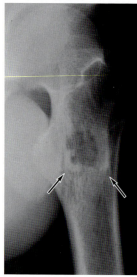

B 病理組織像（HE染色）

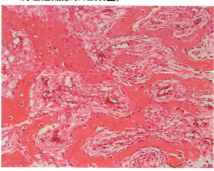

A：不規則な溶骨像を主体とするが，硬化像が混在する．境界は比較的明瞭であり，類骨骨腫よりも軽い辺縁硬化を伴っている（→）．

B：骨芽細胞の縁取りを伴った幼若な骨梁を形成し，骨梁間には線維・血管性組織の増生をみる．細胞密度は高くなく，異型も目立たない．

診断 骨芽細胞腫

類骨形成を来す腫瘍と骨肉腫の鑑別診断リスト

1. **髄内骨肉腫**
   - 通常型骨肉腫（骨芽細胞型，軟骨芽細胞型，線維芽細胞型）
   - 血管拡張型骨肉腫
   - 小細胞骨肉腫
   - 二次性骨肉腫（Paget肉腫，放射線照射後肉腫，良性病変に伴う骨肉腫）
   - 骨内高分化型骨肉腫

2. **表在性骨肉腫**
   - 傍骨性骨肉腫
   - 骨膜性骨肉腫
   - 表在性高悪性度骨肉腫

3. **その他の骨肉腫**
   - 皮質骨内骨肉腫
   - 多中心性骨肉腫
   - 骨外性骨肉腫

4. **その他の類骨形成性腫瘍**
   - 骨芽細胞腫・類骨骨腫
   - 骨巨細胞腫
   - 間葉性軟骨肉腫

所見ないし疾患（群）の概念

　　腫瘍性類骨を形成する腫瘍（鑑別診断リスト）の形態や悪性度は様々であり，多彩な組織像を呈する．骨肉腫（osteosarcoma；OS）は，原発性骨悪性腫瘍の中で最も頻度が高く，大まかに発生部位と悪性度により分類されているが，頻度の高い髄内骨肉腫と，骨表面に発生する表在性骨肉腫に分けられる．前者には悪性度の高い通常型・特殊型と，低悪性度の骨内高分化型があり，通常型が大部分を占めている．後者はいずれも稀で，低悪性度の腫瘍が多い．また，高悪性度の骨肉腫は軟部組織からも発生し，骨近傍の場合には骨表面発生との鑑別が必要となる[2)〜4)]．

診断のポイント

1）髄内骨肉腫　intramedullary osteosarcoma

腫瘍細胞が類骨あるいは幼若骨を形成しながら，破壊浸潤性に増殖する悪性腫瘍と定義され，造血器系腫瘍を除き，原発性悪性骨腫瘍の中で最も頻度が高い．

通常型骨肉腫（conventional OS）が骨肉腫の全体の90％程度を占めているが，特殊型として，血管拡張型骨肉腫（telangiectatic OS），小細胞骨肉腫（small cell OS），二次性骨肉腫（secondary OS）が分類されている．この他，通常型の中には組織形態の特徴により，富巨細胞型，骨芽細胞腫類似亜型，軟骨芽細胞腫類似亜型，上皮型，明細胞型などが提唱されている．

本項では，2013年のWHO分類[2]に基づいて紹介する．

a．通常型骨肉腫　conventional osteosarcoma ▶症例❶

臨床的および組織学的特徴を備えた最も一般的なタイプの高悪性骨肉腫で，わが国での年間総発生数は200例程度と考えられる．10歳台後半に最も多く，10～20歳台で全体の60％を超えている．大腿骨，脛骨，上腕骨など長管骨の骨幹端部に好発し，大腿骨遠位に最も多く，膝関節周囲で50～65％を占めている[5)6)]．

単純X線写真では，骨内の溶骨性陰影と造骨性陰影が不規則に混在し，骨皮質の破壊，骨膜反応［Codman三角，spicula］などが認められる．

肉眼的に，典型例では灰白色～黄白色調の腫瘤を形成し，骨皮質を破壊して周囲の軟部組織に突出するように発育する．種々の程度に出血や壊死を伴い，嚢胞性変化を示すこともある．軟骨成分が多い症例では灰白色，半透明の腫瘤として認められる．腫瘍が皮質骨を越えて骨膜をもち上げると，反応性骨形成を示す．最近では術前化学療法が標準治療となっているため，著明な壊死や線維化，硬化を示す症例が多くなっている．

組織学的には，異型性の強い骨芽細胞様の腫瘍細胞が不規則な形の類骨・幼若骨組織を形成し，破壊浸潤性に増殖する．組織標本上で，類骨は膠原線維よりもやや好酸性の構造物として認識される（図1-A～C）．軟骨肉腫様や，膠原線維を伴った紡錘形細胞の密な増生よりなる線維肉腫様の像を示すこともあり，腫瘍細胞の形態および基質の優位な組織像により，①骨芽細胞型（症例1，図1-A, B），②軟骨芽細胞型（図1-C），③線維芽細胞型に亜分類され，①が80％程度を占めている．骨形成は症例により様々であり，骨・軟骨基質や石灰化の多寡が画像所見に反映される．また，多数の破骨細胞様多核巨細胞が混在して，骨巨細胞腫や動脈瘤様骨嚢腫との鑑別が問題となる富巨細胞型を経験することがある．部分像では鑑別が難しい場合があり，画像所見と併せ慎重に検討する必要がある（図2）．

鑑別には，類骨・骨形成腫瘍である類骨骨腫や骨芽細胞腫が挙げられる．類骨形成が乏しい場合，軟骨芽細胞型では軟骨肉腫，線維芽細胞型では平滑筋肉腫や線維肉腫などの紡錘形細胞肉腫，未分化高悪性度多形肉腫などとの鑑別が必要である．

なお，骨肉腫は骨軟部腫瘍の中でも化学療法が有効な腫瘍であり，その効果を画像・組織学的に判定することは，薬剤選択の良否や予後の予測に非常に重要である[3)7)]．効果のある症例では腫瘍細胞の消失や減少を示し，残存した細胞には多彩な変性像も認められる．基質の変化が骨肉腫に特徴的で，類骨形成の増加・顕在化，類骨の硬化・成熟像などが認められ（症例1-E，図1-D），画像所見にも反映されている（症例1-B，図7-B, C参照）．

治療は，化学療法あるいは放射線療法を併用し，広範切除あるいは切断が原則である．

過去には肺転移により高い死亡率を示していたが，近年では化学療法の進歩により70〜80％の5年生存率が得られるようになった[6)7)]．

b. 血管拡張型骨肉腫 telangiectatic osteosarcoma ▶症例❷

稀な亜型で，血液を容れた多房性の囊胞性腫瘤を形成する高悪性の骨形成性腫瘍である．骨肉腫全体の4％に満たないとされているが，好発年齢，好発部位は通常型骨肉腫と変わらない[8)9)]．

画像的，病理学的にも，動脈瘤様骨囊腫や動脈瘤様骨囊腫様変化を伴った骨巨細胞腫との鑑別が問題となる．生検では，凝血を伴った比較的量の少ない材料が提出されることが多いが，隔壁様構造がうかがわれ，多形性を伴った異型の強い腫瘍細胞が確認できる．類骨形成は乏しいことが多く，破骨細胞様多核巨細胞の混在もみられる．

原則として，充実成分や骨硬化性変化を示す成分はないとされているが，最近では定義がやや曖昧になり，通常型との組織学的鑑別が問題となる[9)]．当初は通常型より悪性度が高いとされていたが，現在では治療方針や予後に違いはない．

c. 小細胞骨肉腫 small cell osteosarcoma

きわめて稀な亜型で全骨肉腫の約1.5％であるが，通常型骨肉腫と同様，10歳台の長管骨の骨幹端に好発する[10)]．画像所見や治療方針にも大きな違いはない．組織学的には，類円形核と乏しい細胞質よりなる小型腫瘍細胞の増殖を示している．類骨形成の乏しい場合には，Ewing肉腫や悪性リンパ腫，間葉性軟骨肉腫などとの鑑別が問題となることがある．

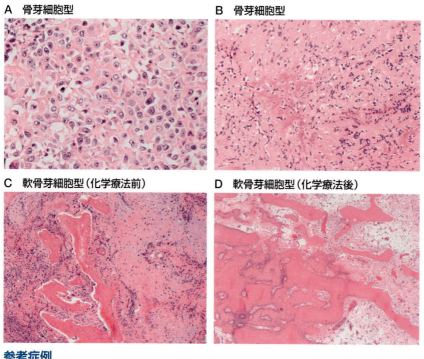

参考症例

図1 通常型骨肉腫の病理組織像（HE染色）

A〜D：症例により様々であるが，異型の目立つ腫瘍細胞間に細いレース状（A），シート状（B），骨梁状（症例1-D）などの類骨形成がみられ，一部に石灰化（紫色）を伴っている．軟骨芽細胞型では，やや好塩基性の豊富な軟骨基質（C；右側）の形成を示し，化学療法後（D）には既存骨梁間に類骨形成の増加，硬化像などを伴って腫瘍細胞は著しく減少している．治療の効果がうかがわれる．

d. 骨内高分化型骨肉腫　low-grade central osteosarcoma

傍骨性骨肉腫と同様に，高分化型の組織像を呈する骨肉腫が骨内に発生したものであり，悪性度は低くgrade 1相当である．きわめて稀な発生で，全骨肉腫の1～2%を占めるに過ぎない[11]．通常型骨肉腫と同様，四肢長管骨の骨幹端部，特に膝関節周囲に多いが，発症年齢はやや上の20歳台にピークがあり，20～30歳台に好発する．疼痛と腫脹を主訴とするが経過は長い．

単純X線写真では大きな溶骨性病変を呈し，不規則な石灰化陰影が混在することもある．皮質骨の膨隆と破壊，軟部組織浸潤など悪性腫瘍の所見がみられるが，病巣の大きさに比し破壊が少ないことが特徴である（図3-A, B）．

組織学的には，異型の乏しい線維芽細胞様の紡錘形細胞が豊富な膠原線維を伴って増殖し，様々な程度に類骨・骨形成を伴う（図3-C）．比較的よく分化した類骨・骨組織の形成を特徴としており，線維性骨異形成や傍骨性骨肉腫（症例3-D）に類似した像を呈することもある．*MDM2*，*CDK4*遺伝子増幅があり，免疫染色が診断に有用である[12]．

2）表在性骨肉腫　surface osteosarcoma

骨表面に発生する骨形成性の悪性腫瘍で，髄内発生と同様，低悪性度（高分化型）と高悪性度の通常型があり，特徴的な画像所見を呈する．低悪性度（grade 1～2）の傍骨性骨肉腫（parosteal OS），中～高悪性度（grade 2～3）の骨膜性骨肉腫（periosteal OS），grade 3～4の表在性高悪性度骨肉腫（high-grade surface OS）に分類され，組織学的にはそれぞれ髄内発生の低悪性度高分化型骨肉腫，軟骨芽細胞型骨肉腫，通常型骨肉腫の像を示す．表在性骨肉腫の中では傍骨性骨肉腫が最も多く，全骨肉腫の約4%を占めている．次に骨膜性骨肉腫で1～2%未満，高悪性度表在性骨肉腫は1%未満と非常に稀である．

以前は，骨膜性骨肉腫および表在性高悪性度骨肉腫について髄内病変がないことが原則とされていたが，2013年のWHO分類では髄内進展を示す症例も含まれている．髄内病変を伴う場合，髄内発生の同様の肉腫との鑑別が問題となる[2)3)]．

a. 傍骨性骨肉腫　parosteal osteosarcoma　▶症例❸

皮質骨に接して発生し，骨外に緩徐な発育を示す比較的予後良好な低悪性骨肉腫で，大

参考症例
図2　10歳台，男性　富巨細胞型の通常型骨肉腫（大腿骨近位）

他院にて臨床的および術中迅速診断にて骨巨細胞腫と診断され，搔爬された．
A：大腿骨近位骨幹端部を主体に不規則な溶骨像（→）を示しているが，その外側には硬化像がうかがえる．
B：骨巨細胞腫に類似した組織像を示している．搔爬材料には類骨形成を伴った異型の強い領域が認められ，骨肉腫と診断された．

A　単純X線写真（治療前）

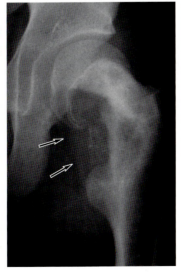

B　病理組織像（術中診断材料，HE染色）

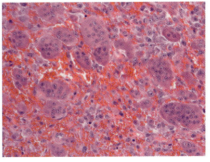

部分がgrade 1に，一部がgrade 2に相当する．若年成人に好発し20歳台が約1/3を占め，女性にやや多い．10歳台にも発生するが，小児には稀である．長管骨の骨幹端部もしくは骨幹端〜骨幹移行部にかけて発生し，扁平骨には稀である．約60〜70％が大腿骨遠位，特に後方部にみられ，脛骨および上腕骨の近位にも比較的多い[13) 14)]．

臨床的には骨性腫瘤として触れ，単純X線写真では骨外の境界明瞭な硬化陰影像を示す．広基性に骨表面に付着して外向性に発育し，骨化の目立つ不整分葉状・キノコ状の結節として認められる．腫瘤は既存骨を取り巻くように存在する傾向があり，深部で硬化性変化が強く，辺縁部で弱くなる傾向を示す（症例3-A, B）．30〜50％程度の症例に髄内進展がみられる[14) 15)]．腫瘍が大きくなると，外向性に発育した腫瘍と骨皮質との間に若干の隙間，透明帯（lucent zone）を形成する（図4）．腫瘍内部に石灰化の少ない領域がみられた場合は，脱分化の可能性を考える（図5）．

組織学的には，比較的規則的もしくは平行に配列する骨梁形成と，線維芽細胞様の紡錘形細胞の増殖よりなる（症例3-D）．骨梁の分化は概ね良く，時に層板構造を示すこともあり，一見，悪性腫瘍にみえないこともある．紡錘形細胞には軽度から中等度の異型を示すが，細胞密度はそれほど高くはなく，核分裂像は少ない．半数の症例で軟骨成分を伴う．16〜43％程度[15) 16)]の症例において線維成分で脱分化（progressionに相当するが，本腫瘍では一般的にdedifferentiationが使われている）を示す．脱分化領域は必ずしも境界明瞭な発育を示すのではなく，低悪性度領域との移行像も認められる．生検材料における診断には，骨内と同様，免疫染色でMDM2・CDK4の発現が有用である[12) 17)]．

鑑別は，画像所見を含む全体像からそれほど難しくないが，生検組織のみで問題となることがあり，画像・臨床情報を確認する必要がある．傍骨性骨腫は非常に稀で，成熟した

A 単純X線写真　**B 単純CT**

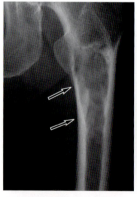
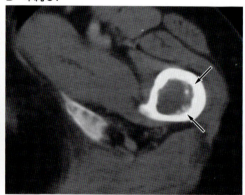

C 病理組織像（HE染色）

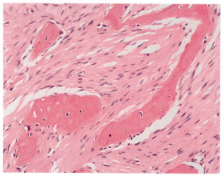

参考症例
図3 20歳台，男性
骨内高分化型骨肉腫（大腿骨近位）
A：溶骨性変化と不規則な石灰化陰影が混在し，骨皮質はやや不整であるが，比較的保たれている（→）．
B：髄内に硬化像が認められる（→）．
C：線維性骨異形成に類似した像を呈しているが，紡錘形細胞に若干の核異型が認められる．傍骨性骨肉腫（症例3）と同様の組織像を示す．

層板骨が主体で，紡錘形細胞・線維増生は認められない．骨近傍に発生した骨化性筋炎では，病変の辺縁部で成熟傾向のある骨形成，中心部に未熟な線維芽細胞増生を示す，いわゆるzoning phenomenonを呈し，傍骨性骨肉腫とは逆のパターンを示す．高悪性度の骨肉腫成分をみる場合，部分的でも低悪性度成分が認められれば脱分化型傍骨性骨肉腫を考える．

治療は広範切除が行われるが，高悪性度の脱分化巣を伴っている場合は化学療法を考慮する必要がある．5年生存率は90％以上で，比較的予後は良好である．

b. 骨膜性骨肉腫　periosteal osteosarcoma

骨膜に発生し，骨膜と皮質骨との間に腫瘤を形成する軟骨優位の骨肉腫である[18]．発生のピークは10〜20歳台であるが，10％程度は50歳以上に発生する．傍骨性骨肉腫が骨幹端に多いのに対し，本腫瘍は骨幹部から骨幹端骨幹移行部に好発する．大腿骨遠位，脛骨近位で全体の80％を占め[18]，次いで上腕骨，腓骨，橈骨・尺骨，骨盤に多い．

画像上，骨皮質上の軟部陰影として認められ，骨皮質の肥厚，表面の不整像や陥凹・削り取り（scalloping）を示す．軟部腫瘤内には不規則な雲状，もしくは点状の石灰化像（図6-A）がみられ，骨皮質から垂直状に立ち上がるspicula状あるいは放射状にみえるsunburst状の骨膜反応を伴う．CTやMRIでは境界明瞭であり，髄内進展を含む腫瘍範囲の評価が可能である（図6-B）．MRIでは，豊富な軟骨基質を反映した像として描出される．

肉眼的には，肥厚した骨膜や線維性偽被膜を有し，境界は明瞭である．割面は軟骨様の光沢を示す（図6-C）が，腫瘍基部側で骨化が目立つ傾向にある．

組織学的には，軟骨芽細胞型骨肉腫の像が主体を占め，悪性度は傍骨性骨肉腫と通常型骨肉腫の中間で，多くがgrade 3，一部がgrade 2に相当する[19]．

鑑別は，骨表面に発生する軟骨性腫瘍として，骨膜性軟骨肉腫と骨膜性軟骨腫が挙げられるが，腫瘍性類骨形成が確認できれば鑑別可能である．生検組織のみでは，軟骨芽細胞

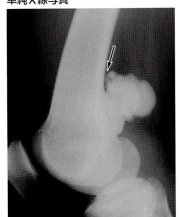

単純X線写真

参考症例
図4　20歳台，女性　傍骨性骨肉腫（大腿骨遠位）
骨化の著しい腫瘍が，骨幹端部後方からキノコ状の発育を示し，骨皮質との間にlucent zone（→）を形成する．この部位の発生が最も多い．

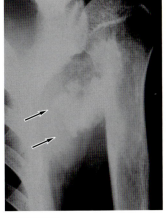

A　単純X線写真

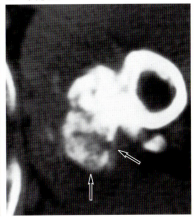

B　単純CT

参考症例
図5　40歳台，男性　脱分化型傍骨性骨肉腫（上腕骨近位）
A，B：近位内側の骨幹端部から骨幹部に，硬化性変化の強い不整な隆起性腫瘤を形成する（A；→）．皮質骨近くでは骨形成が目立ち，辺縁部では弱いが，むしろ形成された骨の破壊をうかがわせる像も伴う（B；→）．
（文献1）より改変して転載）

型の通常型骨肉腫と本症との鑑別は不可能である．髄内進展の有無・程度が鑑別診断および予後に関与する．骨芽細胞型の通常型骨肉腫の像を示す場合や，軟骨分化が優位であってもgrade 4に相当する異型・多形性がみられる場合は，表在性高悪性度骨肉腫を考える．

治療は広範切除が勧められ，多くの症例で患肢が温存されている．予後は通常型骨肉腫に比べ良好で，5年および10年生存率はそれぞれ89%，83%とされている[18) 19)]．

c. 表在性高悪性度骨肉腫　high-grade surface osteosarcoma

骨表面に発生する非常に稀な高悪性度骨形成性腫瘍で，全骨肉腫の1%未満に過ぎない．好発年齢は通常型骨肉腫と同様の分布を示している．長管骨の骨幹端部および骨幹部で，大腿骨に最も多く全体の約50%を占め，次いで脛骨，上腕骨に発生する[20) 21)]．

骨表面広基性に接し，部分的に石灰化・骨化を示す腫瘤としてみられ，周囲の軟部組織へ進展している．石灰化の程度は症例により様々であるが，毛羽立ち様，雲状の像を示し，骨膜反応を示すものもある（図7-A）．傍骨性骨肉腫のような強い骨化・石灰化や，透明帯（lucent zone）は認められない．

肉眼的に，腫瘍は骨皮質表面に広く接し，皮質を侵襲する例が多いが，骨外に主座がある（図7-D）．主な構成要素が骨・類骨，軟骨，線維性組織であるかによって硬さが異なる．隣接する軟部組織に進展し，一般には境界の明瞭な分葉状の腫瘤を形成する．

組織学的には，通常型骨肉腫と同様，高悪性度骨肉腫の像でgrade 4の骨芽細胞型の像（症例1-D, 図1-A, B）を示すことが多く，軟骨芽細胞型，線維芽細胞型の像をとる場合もある．しばしば骨皮質を破壊し，50%の症例で髄内進展を伴うとの報告もある[22)]．組織所見のみからは通常型骨肉腫と区別できない．病変の局在から鑑別し，髄内進展の目立つ例は，通常型骨肉腫の骨外進展とすべきである．低悪性度の高分化型骨肉腫成分を含む場合は，傍骨性骨肉腫の脱分化を考える．軟骨芽細胞型の通常型骨肉腫の所見が優勢の場合，grade 4相当の領域が明らかでなければ，骨膜性骨肉腫とみなされる．骨外性骨肉腫が骨と接している場合，骨表面での局在や範囲，骨との関係，腫瘍の主座が鑑別点と

A　単純X線写真

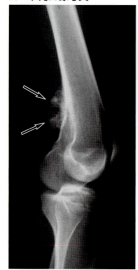

B　造影CT

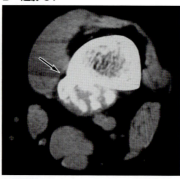

C　肉眼像（水平断）

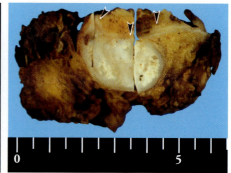

参考症例
図6　20歳台，女性　骨膜性骨肉腫（大腿骨遠位）

A：骨皮質に接して後方へ発育する腫瘤が認められ，雲状もしくは点状の石灰化像を伴う（→）．
B：内側で骨膜の立ち上がり（→）がうかがわれ，骨皮質と硬化病巣が連続してみえる．
C：周囲との境界が明瞭で，軟骨様の透明感のある領域と，石灰化を伴った黄白色～灰白色調領域が混在している（骨皮質；▶）．
（文献1）より改変して転載）

なる．

治療および予後は，通常型骨肉腫とほぼ同様である．術前化学療法に対する反応性（図7-B, C）は予後の指標にならないとする報告と，腫瘍の壊死率が予後と相関するとの報告が見受けられる．

3) その他の類骨形成性腫瘍と鑑別診断

a. 類骨骨腫 osteoid osteoma

疼痛を特徴とし，骨皮質内に限局性に発育する2cm以下の良性病変である[23]．比較的稀で，10〜20歳台の四肢長管骨（脛骨，大腿骨）に好発する．安静時，特に夜間に疼痛が出現あるいは増強し，半数以上はアスピリンにて緩解する．

単純X線写真では，皮質骨内に限局性の溶骨像（nidus）と，その周囲の反応性骨硬化像が特徴的である．組織学的には，nidusに相当する部分には類骨，セメント線の不規則な幼若な骨梁を密に形成し，骨芽細胞に縁取りされているが，強い異型や多形性は認められない（症例4-B）．血管結合織が豊富にみられる．周囲には骨硬化像を示す．

b. 骨芽細胞腫 osteoblastoma ▶症例❹

中間性（局所侵襲性）に分類される骨形成性腫瘍であり，類骨骨腫に類似するが，大きさは2cm以上の病変と定義されている[24]．非常に稀な腫瘍で，10〜30歳台の脊椎，長管骨の骨幹部に好発し，扁平骨にも認められる．類骨骨腫に特徴的な夜間痛を欠くことが多い．

A　単純X線写真（化学療法前）　B　単純X線写真（化学療法後）　C　単純CT（化学療法後）

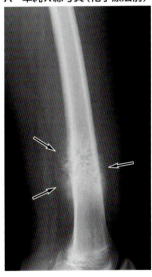
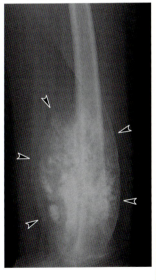
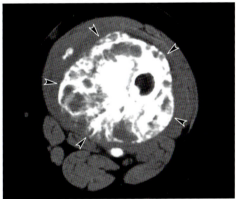

D　肉眼像（水平断）

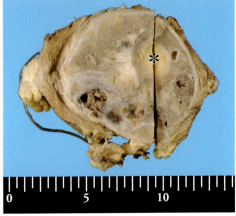

参考症例
図7　20歳台，女性　表在性高悪性度骨肉腫（大腿骨）
A：骨幹部周囲を主体に，骨形成を伴った巨大な軟部腫瘤を形成する（→）．骨皮質は保たれている．傍骨性骨肉腫のような高度の石灰化はない．
B，C：化学療法後には硬化像が目立ち，腫瘍境界が明瞭である（▻）．
D：全周性に境界の明瞭な腫瘤を形成し，骨皮質と接しているが，皮質に明らかな破壊は認められない（＊）．

単純X線写真では不規則な硬化像と溶骨像が混在するが，境界は比較的明瞭であり，辺縁硬化を伴っても軽い傾向を示す（症例4-A）．動脈瘤様骨囊腫様の囊胞性変化を示すことがある．類骨骨腫とほぼ同様の組織像を呈する（症例4-B）．鑑別には，類骨骨腫や動脈瘤様骨囊腫，骨線維性異形成などが挙げられ，生検組織だけでは骨肉腫との鑑別が困難なことがある．

c. 骨巨細胞腫　giant cell tumor of bone

富破骨細胞性巨細胞腫瘍の中間性腫瘍に分類され"巨細胞腫"と呼ばれているが，腫瘍の本質は単核細胞にある．いわゆる間質細胞には，多核巨細胞と同様の核を有する類円形細胞と，骨芽細胞様〜線維芽細胞様の紡錘形〜多角形細胞が認められる．後者が腫瘍細胞とされ，破骨細胞分化因子RANKL(receptor activator of NF-κB ligand)を発現して，反応性に破骨細胞様多核巨細胞が増殖して骨融解性病変を形成している．

基本的には腫瘍性類骨など，明瞭な基質の形成を示さないとされているが，デノスマブ（抗RANKL抗体）治療例では，腫瘍内に硬化像がみられ（図8-A, B），組織学的には細胞密度の著明な減少と多核巨細胞の消失および類骨の形成（図8-C）を示し，腫瘍細胞に骨芽細胞の表現型がうかがわれる[25]．

A　単純CT（治療前）

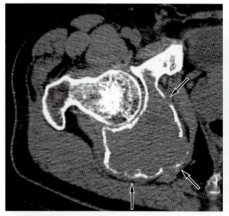

B　単純CT（治療後）

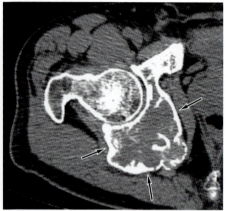

C　病理組織像（HE染色，治療後）

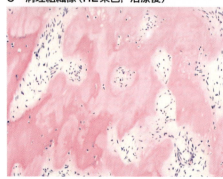

参考症例
図8　30歳台，男性　骨巨細胞腫（坐骨）
A：骨皮質の菲薄化，膨隆を伴った腫瘤が認められる（→）．
B：デノスマブ治療後には，皮質および腫瘍内に硬化像がみられる（→）．
C：細胞密度の著明な減少と多核巨細胞の消失がみられ，骨梁状に豊富な類骨の形成を示す．

文献

1) 笹井大督, 下地 尚, 蛭田啓之：表在性骨肉腫. 青笹克之, 小田義直（編）；癌診療指針のための病理診断プラクティス 骨・軟部腫瘍. 中山書店, p.91-102, 2013.
2) Fletcher CDM, Bridge JA, Hogendoorn PCW, et al (eds); WHO classification of tumours of soft tissue and bone, 4th ed. IARC press, Lyon, p.277-296, 2013.
3) 日本整形外科学会・日本病理学会（編）；悪性骨腫瘍取扱い規約, 第4版. 金原出版, p.117-136, 2015.
4) 石田 剛：悪性骨形成性腫瘍. 骨腫瘍の病理. 文光堂, p.57-118, 2012.
5) Dorfman HD, Czerniak B: Bone tumors. Mosby, St Louis, p.85-252, 1998.
6) Rosenberg AE, Cleton-Jansen A-M, de Pinieux G, et al: Conventional osteosarcoma. In Fletcher CDM, Bridge JA, Hogendoorn PCW, et al (eds); WHO classification of tumours of soft tissue and bone, 4th ed. IARC press, Lyon, p.282-288, 2013.
7) 蛭田啓之, 町並陸生, 神田浩明・他：骨肉腫の術前化学療法−組織学的効果判定と問題点. 日整会誌 **84**: 1120-1125, 2010.
8) Matsuno T, Unni KK, Mcleod RA, et al: Telangiectatic osteogenic sarcoma. Cancer **38**: 2538-2547, 1976.
9) Oliveira AM, Okada K, Squire J: Telangiectatic osteosarcoma. In Fletcher CDM, Bridge JA, Hogendoorn PCW, et al (eds); WHO classification of tumours of soft tissue and bone, 4th ed. IARC press, Lyon, p.289-290, 2013.
10) Kall RK, Squire J: Small cell osteosarcoma. In Fletcher CDM, Bridge JA, Hogendoorn PCW, et al (eds); WHO classification of tumours of soft tissue and bone, 4th ed. IARC press, Lyon, p.291, 2013.
11) Inwards C, Squire J: Low-grade central osteosarcoma. In Fletcher CDM, Bridge JA, Hogendoorn PCW, et al (eds); WHO classification of tumours of soft tissue and bone, 4th ed. IARC press, Lyon, p.281-282, 2013.
12) Yoshida A, Ushiku T, Motoi T, et al: Imunohistochemical analysis of MDM2 and CDK4 distinguishes low-grade osteosarcoma from benign mimics. Mod Pathol **23**: 1279-1288, 2010.
13) Lazer A, Mertens F：Parosteal osteosarcoma. In Fletcher CDM, Bridge JA, Hogendoorn PCW, et al (eds); WHO classification of tumours of soft tissue and bone, 4th ed. IARC press, Lyon, p.292-293, 2013.
14) Okada K, Frassica FJ, Sim FH, et al: Parosteal osteosarcoma. A clinicopathological study. J Bone Joint Surg Am **76**: 366-378, 1994.
15) Sheth DS, Yasko AW, Raymond AK, et al: Conventional and dedifferentiated parosteal osteosarcoma. Diagnosis, treatment and outcome. Cancer **78**: 2136-2145, 1996.
16) Hang JF, Chen PC: Parosteal osteosarcoma. Arch Pathol Lab Med **138**: 694-699, 2014.
17) Yoshida A, Ushiku T, Motoi T, et al: MDM2 and CDK4 immunohistochemical coexpression in high-grade osteosarcoma: correlation with a dedifferentiated subtype. Am J Surg Pathol **36**: 423-431, 2012.
18) Montag AG, Squire J: Periosteal osteosarcoma. In Fletcher CDM, Bridge JA, Hogendoorn PCW, et al (eds); WHO classification of tumours of soft tissue and bone, 4th ed. IARC press, Lyon, p.294-295, 2013.
19) Cesari M, Alberghni M, Vanel D, et al: Periosteal osteosarcoma: a single-institution experience. Cancer **117**: 1731-1735, 2011.
20) Wold LE, McCarthy EF, Squire J: High-grade surface osteosarcoma. In Fletcher CDM, Bridge JA, Hogendoorn PCW, et al (eds); WHO classification of tumours of soft tissue and bone, 4th ed. IARC press, Lyon, p.295-296, 2013.
21) Okada K, Unni KK, Swee RG, et al: High grade surface osteosarcoma: a clinicopathologic study of 46 cases. Cancer **85**: 1044-1054, 1999.
22) Staals EL, Bacchini P, Bertoni F: High-grade surface osteosarcoma: a review of 25 cases from the Rizzoli Institute. Cancer **112**: 1592-1599, 2008.
23) Horvai A, Klein M: Osteoid osteoma. In Fletcher CDM, Bridge JA, Hogendoorn PCW, et al (eds); WHO classification of tumours of soft tissue and bone, 4th ed. IARC press, Lyon, p.277-278, 2013.
24) De Andrea CE, Bridge JA, Schiller A: Osteoblastoma. In Fletcher CDM, Bridge JA, Hogendoorn PCW, et al (eds); WHO classification of tumours of soft tissue and bone, 4th ed. IARC press, Lyon, p.279-280, 2013.
25) Girolami I, Mancini I, Simoni A, et al: Denosumab treated giant cell tumour of bone:a morphological, immunohistochemical and molecular analysis of a series. J Clin Pathol **69**: 240-247, 2016.

第 1 章 骨腫瘍

2 類軟骨骨化を来す腫瘍と軟骨肉腫の亜型の鑑別

戸田 雄，小田義直

 症例 1　40歳台，男性．2年前からの股関節痛，重たいものを抱えた時に疼痛増強，恥骨に腫瘍を指摘．

A　単純X線正面像　　　　B　病理組織像（HE染色）

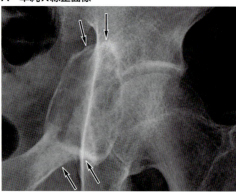
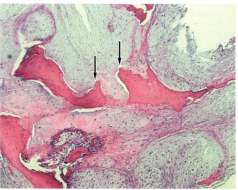

A：恥骨上枝に溶骨性病変，endosteal scalloping，皮質骨の膨隆を認める（→）．
B：粘液変性を来し，異型を有する腫瘍細胞が豊富な軟骨基質を伴って増殖，既存の骨梁を破壊し，浸潤している様子がわかる（permeating pattern；→）．

診断 通常型軟骨肉腫（grade 2）

 症例 2　30歳台，男性．上腕のしこり・腫脹を自覚し，腫瘤は増大傾向であり，単純X線写真・MRIにて腫瘤を指摘．

A　単純X線正面像　　　　B　病理組織像（HE染色）

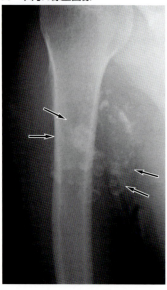
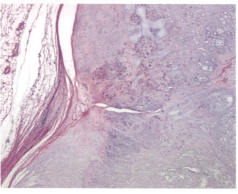

A：上腕骨近位骨幹部内側に，石灰化を伴う軟部病変を認める（→）．
B：異型を有する軟骨性病変が分葉状に増殖し，軟部組織へ広がっている様子がわかる．

診断 骨膜性軟骨肉腫

> **症例 3** 60歳台，女性．大腿部痛．単純X線写真・MRIで右大腿部腫瘍を指摘．

A 単純X線正面像　　B 病理組織像（HE染色）

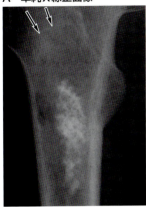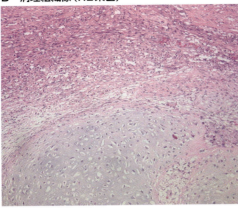

A：大腿骨骨幹端から骨幹にかけて，石灰化を伴う骨溶解像を認める（→）．

B：画像下方が通常型軟骨肉腫であり，画像上方が脱分化を来した軟骨肉腫である．脱分化した部分は紡錘形ないし多角形の腫瘍細胞の増殖を認めており，軟骨基質は伴わない．なお，脱分化した部分と通常型軟骨肉腫の部分の境界は明瞭である．

診断 脱分化型軟骨肉腫

> **症例 4** 30歳台，女性．臀部痛．単純X線写真・MRIにて仙骨部腫瘍を指摘．

A 単純X線正面像　　B 病理組織像（HE染色）

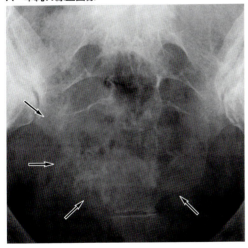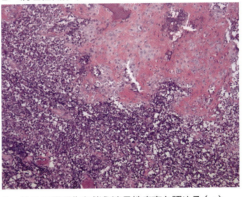

A：仙骨に石灰化を伴う溶骨性病変を認める（→）．

B：画像上右方に硝子軟骨基質を認め，他の部分はクロマチン濃染性核を有する小円形腫瘍細胞が，細胞密度が高く増殖している．

診断 間葉性軟骨肉腫

類軟骨骨化を来す腫瘍の鑑別診断リスト

- 軟骨肉腫（通常型，骨膜性，脱分化型，間葉性，淡明細胞型）
- 軟骨芽細胞型骨肉腫
- 内軟骨腫
- 滑膜軟骨腫症
- ピロリン酸カルシウム結晶沈着症

疾患の概念・診断のポイント

1) 通常型軟骨肉腫　conventional chondrosarcoma ▶症例❶

　40〜50歳台の中高年に多く[1]，男女比では男性が1.5〜2倍である．発生頻度は骨肉腫に続き，原発性悪性骨腫瘍の中では20%を占める[2]．発生部位は体幹部，大腿骨，上腕

骨で75%を占める．指や足趾のような短管骨にも発生する．臨床症状としては局所疼痛・腫脹が主体で，病的骨折を来すこともある．鑑別疾患である内軟骨腫は，発生年齢が若年であり疼痛を来さないことが多く，鑑別のポイントとなる[1)2)]．

画像所見としては溶骨・硬化性病変が混在し，リング状の石灰化が特徴的である．また，緩徐な腫瘍発育として，皮質骨の肥厚や骨皮質が内面から腫瘍に侵食されるscallopingがみられるが，骨膜反応はみられないことがほとんどである．全体としての5年生存率は76%であり[1)]，断端，発生部位と組織学的gradeに由来し，病的骨折の有無は規定因子にならない．grade 1の軟骨肉腫はWHO基準では中間悪性に属し[2)]，転移することはほとんどない．grade 2あるいはgrade 3の軟骨肉腫になると，5年生存率は53%まで低下する．

2) 骨膜性軟骨肉腫 periosteal chondrosarcoma ▶症例❷

軟骨肉腫の亜型で骨膜を起源とし，骨表面から発生する．全体の骨腫瘍の0.2%で，軟骨肉腫の4%を占める[1)]．好発年齢は20〜40歳台である．若干，男性優位に発生する．長管骨，主に大腿骨や上腕骨に発生する．臨床症状は疼痛が主体で，局所の腫脹は伴わないことがある．鑑別疾患である骨膜性軟骨腫においては疼痛を伴わず，5cmを超えることもない[1)2)]．

画像所見では，5cmを超える分葉状の腫瘍で骨皮質に限局する．典型的な類軟骨骨化も認められる．皮質骨の破壊もみられない．予後は良く5年生存率83%であるが[1)]，転移を来した症例の報告もある[1)2)]．

3) 脱分化型軟骨肉腫 dedifferentiated chondrosarcoma ▶症例❸

通常型の高分化の軟骨肉腫の部分と，高悪性度の軟骨基質を伴わない部分が，2相性に存在する．約10%の通常型軟骨肉腫に発生する[1)2)]．発生年齢の中央値は59歳である．性差はやや男性優位である．好発部位は大腿骨，骨盤骨，上腕骨である．主訴は疼痛，腫瘤，病的骨折である[2)]．

CTやMRIでの所見では通常型軟骨肉腫の所見に加え，2相性の所見を示すことがあり，脱分化を疑う一助となる[1)]．また，骨腫瘍に加え軟部組織への腫瘍の浸潤も認められる．脱分化している部分は造影剤で増強される．転移を来すことがしばしばあり，予後不良である．5年生存率は7〜24%と報告されている[1)2)]．化学療法の効果は不明瞭ではあるが[2)]，若い年代の患者では考慮されることもある．予後不良因子としては，病的骨折，骨盤発生，高齢である．

4) 間葉性軟骨肉腫 mesenchymal chondrosarcoma ▶症例❹

全体の軟骨肉腫のうち2〜13%であり，稀な腫瘍である．通常型よりも若い年代に発生し，20〜30歳台が好発年齢である[1)]．男女差はない．好発部位としては，顔面骨（特に顎骨），肋骨，腸骨，椎体である．軟部組織にも発生するが，内臓には発生しない[2)]．臨床症状としては通常型軟骨肉腫と同様で，局所疼痛を認めることが多い．

通常型軟骨肉腫よりも画像所見は浸潤傾向が強く，皮質骨の表面には侵襲的なびらんを示す．骨肥厚，皮質骨の破壊，骨外腫瘍が特徴的である．治療は外科的切除が第一選択であり，化学療法の効果は不明瞭であると報告されている．5年生存率は52%であり，肺転移を来す症例もある．若年発生の症例の方が予後は良いとされている[1)2)]．

5) 淡明細胞型軟骨肉腫 clear cell chondrosarcoma

軟骨肉腫の稀な亜型で，全体の軟骨肉腫の約2%に発生する．疫学では男性が女性の3倍である．様々な年代に発生する．頭蓋骨，脊椎，短管骨を含め骨全体に発生するが，約2/3は上腕骨頭あるいは大腿骨頭に発生する[1)2)]．疼痛が主な症状である．

画像所見では，境界明瞭の溶骨性の病変で長管骨の骨幹端に存在する．硬化した辺縁も認めることもある．治療は広範切除が主体である[1)2)]．辺縁切除では86%が再発したとの報告がある．肺や他の骨に転移することが知られており，転移を来すと生存率は15%となる．高悪性度肉腫へと脱分化することもある．

6）軟骨骨化を来す軟骨肉腫以外の代表的な病変（表）[1)～3)]

a. 軟骨芽細胞型骨肉腫　chondroblasts type osteosarcoma

軟骨芽細胞型骨肉腫は通常型骨肉腫の亜型であり，画像ではspicula状の骨膜反応などが認められる．組織学的所見が重要であり，骨肉腫は類骨あるいは骨基質を形成することが特徴的であるため，鑑別のポイントとなる．

b. 内軟骨腫　enchondroma

内軟骨腫は高齢者にも発生するが，若年発生例が多い．手足の短管骨に好発する[1)]．長管骨では大腿骨に好発する．画像所見ではリング状の石灰化を呈する．組織学的には，低悪性度の軟骨肉腫と鑑別することは難しい[1)]．特に，grade 1の軟骨肉腫とはpermeating pattern（症例1-B）の有無でしか鑑別できない．

c. 滑膜軟骨腫症　synovial chondromatosis

滑膜軟骨腫症は30～50歳台に好発し，膝関節・股関節に好発する．画像所見では石灰化や骨化を認める．石灰化は，単発のものもあれば多発するものもある[2)]．滑膜に軟骨基質を伴った白色の遊離体を認める．

d. ピロリン酸カルシウム結晶沈着症　calcium pyrophosphate dihydrate deposition（CPPD）disease

高齢者の膝関節・椎間板・手関節などに好発する．単純X線写真では石灰沈着を認める．組織学的には結晶成分が認められ，周囲に軟骨化生を来す．化生軟骨細胞が異型を有し，悪性腫瘍と鑑別を要することがある．病変の主体は腫瘍ではなく，腫瘍類似疾患に分類される．

表　主な軟骨骨化を来す軟骨肉腫以外の代表的な病変の比較

	軟骨芽細胞型骨肉腫	内軟骨腫	滑膜軟骨腫症	ピロリン酸カルシウム結晶沈着症
悪性度	悪性	良性	良性	腫瘍類似性病変
好発年齢	10～14歳，40歳以降の2峰性	様々な年齢だが若年者に多い	30～50歳台	高齢者
性差（M：F）	1.35：1	1：1	2：1	1：1
好発部位	遠位大腿骨，近位脛骨，近位上腕骨が主な発生部位	・手指の短管骨 ・長管骨では近位上腕骨，遠位脛骨，大腿骨	膝関節・股関節	膝関節，椎間板，手関節
臨床所見	疼痛のない増大する腫瘤	疼痛の有無を問わず局所腫脹を来す	疼痛，腫脹，可動域制限	疼痛や腫脹を来す
画像所見	・境界不明瞭で，溶骨性変化や硬化性変化を来す ・骨膜反応を来すこともある	・境界明瞭で偏心性の腫瘤 ・石灰化を来すこともある	小さな，辺縁が石灰化した腫瘍が関節内に存在	関節周囲に石灰化を来す
組織所見	・異型の強い腫瘍細胞が主体 ・細胞外基質として軟骨形成が著明	豊富な軟骨基質に細胞密度の低い腫瘍細胞	硝子軟骨からなる結節が多発性	結晶物がみられ，その周囲に軟骨化生や異物反応を伴う
予後	肺転移がない症例は5年生存率が約70％，肺転移を来すと30％に低下	再発は稀	・再発が15～20％ ・悪性化は稀	腫瘍類似病変に分類される

文献

1) Douis H, Saifuddin A: The imaging of cartilaginous bone tumors. II. Chondrosarcoma. Skeletal Radiol **42**: 611-626, 2013.
2) Fletcher CDM, Bridge JA, Hogendoorn PCW, et al (eds); WHO classification of tumours of soft tissue and bone, 4th ed. International Agency for Research on Cancer, Lyon, p.261, p.264-p.274, 2013.
3) Douis H, Saifuddin A: The imaging of cartilaginous bone tumors. I. Benign lesions. Skeletal Radiol **41**: 1195-1212, 2012.

第1章 骨腫瘍

3 軟骨腫瘍の良悪性の境界

青木隆敏

症例 50歳台，女性．肺癌術前に施行した骨シンチグラフィで，左上腕骨への異常集積を指摘．

A 左上腕骨単純X線正面像
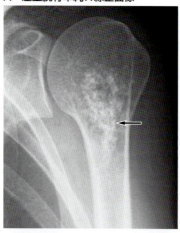

B T1強調像
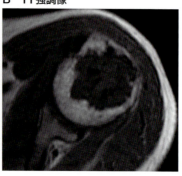

C T2強調像
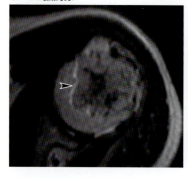

D 脂肪抑制造影T1強調像
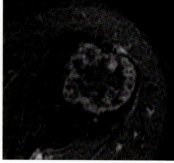

A：左上腕骨の近位骨幹端に，点状や輪状の石灰化が密に分布している（→）．骨皮質の破壊はない．
B：左上腕骨に分葉状辺縁を伴う低信号病変が認められる．
C：病変は高信号を示し，内部には点状や結節状の低信号が混在している．また骨髄との境界には，周波数方向の化学シフトアーチファクトが認められる（▷）．
D：辺縁主体に輪状あるいは弧状（rings and arcs）の染まりが認められる．

診断 内軟骨腫

軟骨腫瘍の鑑別診断リスト

1. 良性
- 骨軟骨腫
- 軟骨腫（内軟骨腫，骨膜性軟骨腫）
- 骨軟骨粘液腫
- 爪下外骨腫
- 傍骨性骨軟骨異形増生
- 滑膜性骨軟骨腫症

2. 中間性（局所侵襲型）
- 軟骨性粘液線維腫
- 異型軟骨性腫瘍／軟骨肉腫グレードⅠ

3. 中間性（稀少転移型）
- 軟骨芽細胞腫

4. 悪性
- 通常型軟骨肉腫グレードⅡ〜Ⅲ
- 脱分化型軟骨肉腫
- 間葉性軟骨肉腫
- 淡明細胞型軟骨肉腫

症例 2 10歳台，男性．左下腿を打撲した際に撮影した単純X線写真で，左腓骨の異常を指摘．

A 左腓骨単純X線正面像

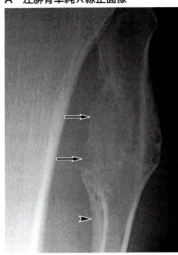

B 左腓骨単純CT（骨条件）

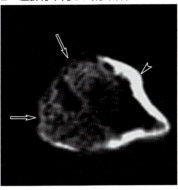

C T2強調像

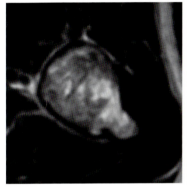

D 脂肪抑制造影T1強調像

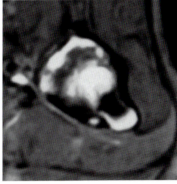

A：左脛骨の近位骨幹端から骨幹に膨隆性の溶骨性病変が認められ，点状や輪状の石灰化を伴う．内側の骨皮質は断裂し（→），その遠位側には骨皮質の肥厚（▶）が認められる．
B：骨皮質の断裂が明瞭で（→），近傍には皮質の肥厚がみられる（▶）．
C：膨隆した骨内は，不均一な中等度～高信号を示す．
D：島状に結節状増強部位が認められる．

診断 通常型軟骨肉腫

所見ないし疾患（群）の概念

　2013年のWHO分類では，骨腫瘍の悪性度が良性，中間性，悪性の3つに分かれ，中間性は局所侵襲型（locally aggressive）と稀少転移型（rarely metastasizing）に再分類された[1]．

　軟骨性腫瘍のカテゴリーでは，良性として新たに，骨軟骨粘液腫（osteochondromyxoma），爪下外骨腫（subungual exostosis），傍骨性骨軟骨異形増生（bizarre parosteal osteochondromatous proliferation）が加えられた．また，軟骨肉腫の中で悪性度がグレードIのものは，異型軟骨性腫瘍（atypical cartilaginous tumour/chondrosarcoma grade I）という名称となり，軟骨性粘液線維腫とともに中間性（局所侵襲型）に分類され，軟骨芽細胞腫は中間性（稀少転移型）に分類された．

鑑別診断のstrategy

1) 軟骨性腫瘍の悪性度評価

良性骨腫瘍で最も頻度の高い骨軟骨腫(osteochondroma)など,多くの軟骨性腫瘍は画像所見に特徴があり,特異的な診断が可能である.一方,内軟骨腫(enchondroma)と低悪性度の軟骨肉腫(chondrosarcoma)との鑑別については,いずれも軟骨性腫瘍の診断は容易なことが多いが,両者の区別はしばしば難しい.

2) 内軟骨腫と通常型軟骨肉腫の鑑別　▶症例❶　▶症例❷

両腫瘍ともに,単純X線写真やCTにて中心性の溶骨性病変として認められる.しばしば骨皮質の内側からの侵食像(endosteal scalloping)や,点状,輪状あるいは弧状(rings and arcs)といわれる軟骨性基質を反映した石灰化を伴う.強い骨皮質の破壊や軟部腫瘤形成は,悪性を示唆する所見である.また長管骨病変では,膨隆性変化や骨皮質の肥厚は悪性に多い所見と報告されている[2)3)](表1).

MRIにて両腫瘍は分葉状の形態を示すことが多く,T1強調像で低~中等度の信号を示す.T2強調像では,硝子軟骨や粘液様軟骨に水親和性の高いプロテオグリカンが多く含まれるため高信号を呈し,骨髄との境界には周波数方向の化学シフトアーチファクトがしばしば認められる.また,病変内には線維組織や石灰化を示す低信号も混在する.造影では,軟骨性部分が成熟している場合,分葉の辺縁や隔壁部分の線維血管束が増強され,輪状あるいは弧状の染まりが認められる.

内軟骨腫や低悪性度の軟骨肉腫では,分化した軟骨成分を多く含むため,輪状あるいは弧状の造影パターンを示すことが多いが,悪性度の高い病変では,病変内部に結節状ないしびまん性の増強効果を認める傾向があり,鑑別の一助となる[4)].骨内と同様の信号を示す病変が,骨皮質を破壊して軟部組織へ進展する所見も,高悪性度病変を示唆するとされている.ただし,内軟骨腫症(多発病変)の短管骨病変は,良性でもしばしば骨外へ突出するので注意が必要である.

軟骨肉腫は病変内の組織像に不均一性があるため,高悪性度病変であっても,生検では良性や低悪性病変と過小評価してしまうことがあり,病変の全体を把握しうる画像検査は,正確な診断や適切な生検部位の決定に役立つ.一方,詳細な組織学的検索を行っても内軟骨腫と低悪性度の軟骨肉腫との区別が難しい場合があり,画像上の鑑別には限界があって,無理な判定を避けなければならないこともある.

表1 内軟骨腫と通常型軟骨肉腫の画像所見

	内軟骨腫	通常型軟骨肉腫
単純X線写真・CT所見	・中心性溶骨性病変 ・点状・輪状・弧状の石灰化 ・endosteal scalloping ＊内軟骨腫症(多発病変)の短管骨病変は,しばしば骨外へ突出	・中心性溶骨性病変 ・点状・輪状・弧状の石灰化 ・endosteal scalloping(長管骨では皮質の厚み2/3以上の侵食) ・軟部腫瘤形成 ・膨隆性変化(長管骨) ・骨皮質の肥厚(長管骨)
MRI所見	・T1強調像で低~中等度の信号 ・T2強調像で高信号 ・輪状/弧状の造影パターン	・T1強調像で低~中等度の信号 ・T2強調像で高信号 ・輪状/弧状の造影パターン ・結節状/びまん性の増強域 ・骨皮質を破壊して軟部組織へ進展

3) 骨軟骨腫と続発性軟骨肉腫との鑑別

　骨軟骨腫では軟骨肉腫が続発し，組織学的に低悪性度を示すことがある．単純X線写真で，骨軟骨腫は骨表面から突出する骨性隆起として認められる．有茎性と広基性のものがあり，有茎性では関節から遠ざかる方向に成長する．CTやMRIで骨髄腔の連続が良好に描出され，骨性隆起先端の軟骨帽は，T2強調像やSTIR像で高信号となる（図1）．

　続発性軟骨肉腫が生じた場合，先行する既存病変の特徴を残して，浸潤性に広がる破壊性病変が認められ，大きな軟部腫瘤を伴うことも多い．また，骨軟骨腫の軟骨帽は薄く表面平滑であるが，軟骨肉腫が生じた場合は，表面の軟骨組織が厚く（2cm以上），分葉状となる[5]（表2）．

| A 左脛骨単純CT冠状断像 | B T1強調像 | C T2強調像 |

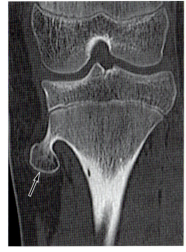
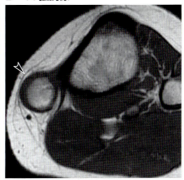
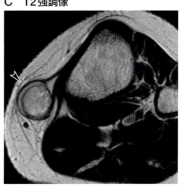

参考症例

図1 10歳台前半，女児　骨軟骨腫

A：左脛骨の近位骨幹端内側に棍棒状の骨性隆起が認められ（→），骨髄腔との連続が明瞭である．

B，C：骨性隆起の先端には，T1強調像（B）で低信号，T2強調像（C）で高信号の薄い軟骨帽（▶）が認められる．

骨軟骨腫の典型的な画像所見で，疾患特異的である．

表2 骨軟骨腫と続発性軟骨肉腫の画像所見

	骨軟骨腫	続発性軟骨肉腫
単純X線写真・CT所見	● 骨表面から突出する骨性隆起 ● 骨髄腔の連続	● 骨表面から突出する骨性隆起 ● 骨髄腔の連続 ● 既存病変を残した骨破壊
MRI所見	● 隆起先端にT2強調像やSTIR像で高信号の軟骨帽（厚みは2cm未満）	● 隆起先端にT2強調像やSTIR像で高信号の軟骨帽（厚みは2cm未満，分葉状） ● 大きな軟部腫瘤形成

文献

1) Fletcher CDM, Bridge JA, Hogendoorn, et al: WHO classification of tumours of soft tissue and bone, 4th ed. IARC Press, Lyon, 2013.
2) Crim J, Schmidt R, Layfield L, et al: Can imaging criteria distinguish enchondroma from grade 1 chondrosarcoma? Eur J Radiol **84**: 2222-2230, 2015.
3) Murphey MD, Flemming DJ, Boyea SR, et al: Enchondroma vs chondrosarcoma in the appendicular skeleton: differentiating features. RadioGraphics **18**: 1213-1237, 1998.
4) Zhao F, Ahlawat S, Farahani SJ, et al: Can MR imaging be used to predict tumor grade in soft-tissue sarcoma? Radiology **272**: 192-201, 2014.
5) Bernard SA, Murphey MD, Flemming DJ, et al: Improved differentiation of benign osteochondromas from secondary chondrosarcomas with standardized measurement of cartilage cap at CT and MR imaging. Radiology **255**: 857-865, 2010.

第1章 骨腫瘍

4 線維性・線維組織球性腫瘍／線維・骨形成病変の鑑別

吉田朗彦

> **症例 ** 40歳台, 女性. 脛骨に腫瘤を認め, 精査.

A 造影CT

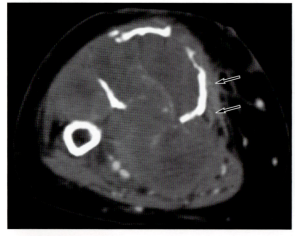

B T2強調像

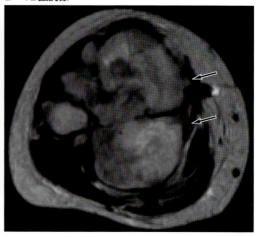

C 病理組織像（HE染色）

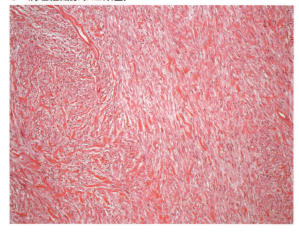

A：脛骨髄腔内から皮質を破壊して軟部へ進展する腫瘤を認める（→）．
B：腫瘤は分葉状で，低～高信号を呈する（→）．
C：線維性～一部浮腫性の背景に，異型に乏しい紡錘形細胞が疎な束状に増殖する．

診断　類腱線維腫

線維性・線維組織球性腫瘍／線維・骨形成病変の鑑別診断リスト

1. common
- 非骨化性線維腫（NOF）
- 線維性骨異形成（FD）

2. rare
- 類腱線維腫
- 線維肉腫

症例 2　30歳台，女性．橈骨に腫瘤を認め，精査．

A　T1強調像

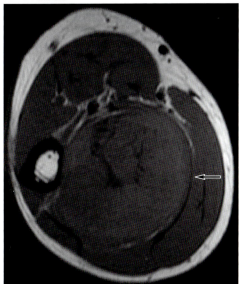

B　T2強調像

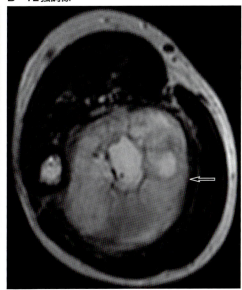

C　病理組織像（HE染色）

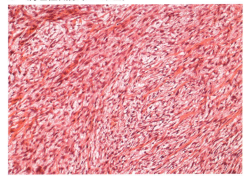

A：橈骨から軟部に進展する分葉状の腫瘤は低信号を呈する（→）．
B：腫瘤は低〜高信号を呈する（→）．
C：異型紡錘形細胞が，線維性〜粘液性の背景に密度高く増殖する．

診断　線維肉腫

疾患の概念と診断のポイント

1）類腱線維腫　desmoplastic fibroma ▶症例❶

きわめて稀な線維性腫瘍であり，成人の顎骨，骨盤骨，長管骨などに発生する．境界明瞭な溶骨性病変であるが，皮質の破壊や軟部への進展など浸潤性の画像を呈する局所侵襲性腫瘍である．組織学的には，線維性背景に異型に乏しい紡錘形細胞が疎に増殖する．軟部のデスモイド型線維腫症とは別の疾患であり，組織像もやや異なり，*CTNNB1*遺伝子変異も認められない[1]．

低悪性度線維肉腫との鑑別が問題となり，核異型や分裂像に乏しいことが鑑別点である．骨形成の少ない線維性骨異形成や低悪性度骨肉腫の部分像との鑑別も問題となりうる．

2）線維肉腫　fibrosarcoma ▶症例❷

組織学的には，多形を欠く，均一な異型長紡錘形細胞が束状に増殖し，herring boneパターンが認められることもある．花筵状の配列や粘液変性が一部に認められることも

症例 3 10歳台，男性．大腿骨に腫瘤を認め，精査．

A 単純X線写真

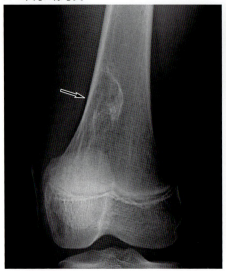

B 単純CT

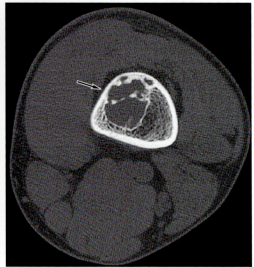

C 病理組織像（HE染色）

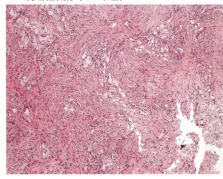

A：大腿骨遠位骨幹端～骨幹に境界明瞭で辺縁硬化を伴う偏心性の溶骨像を認める（→）．
B：病変（→）は，不完全な隔壁により一部多房性にみえる．
C：異型に乏しい紡錘形細胞が線維性の背景に花筵状に増殖し，泡沫組織球の集簇を伴う．

診断　非骨化性線維腫

ある．骨や軟骨の形成は認められず，免疫染色を用いても腫瘍細胞の分化方向は明らかでない．腫瘍は骨梁間や皮質外に浸潤する．

　骨原発の線維肉腫については分類学上の問題が多い．かつて線維肉腫と分類されていた骨腫瘍のほとんどは，現在の診断基準では他の腫瘍型に分類される[2]．例えば，腫瘍細胞の核に多形性が認められる症例は，未分化多形肉腫と分類するのがふさわしい．また，免疫組織化学的に平滑筋への分化 [smooth muscle actin (SMA)，desmin，h-caldesmon陽性など] が認められる症例は，骨原発の平滑筋肉腫と分類すべきである．また，骨原発の滑膜肉腫や悪性末梢神経鞘腫瘍と診断すべき症例もある．むろん，腫瘍性の骨が一部にでも認められれば線維形成性骨肉腫とすべきであり，どこかに1か所でも高分化な軟骨成分が存在するなら，脱分化型軟骨肉腫と分類すべきである．

　したがって，骨原発の線維肉腫の診断は，上記の可能性を注意深く除外した後に付与されるべきであり，そのように厳密に定義された線維肉腫はきわめて稀な病態である．分類基準のこうした不安定性のため，過去に報告された骨線維肉腫に関する研究結果のほとんどは現在参照に耐えず，骨線維肉腫の発生部位，性比，遺伝子異常，予後などについて正確な情報を得ることは難しい．

症例 4 20歳台，女性．大腿骨に腫瘤を認め，精査．

A　単純X線写真

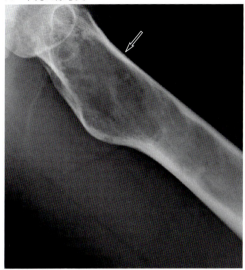

B　単純CT

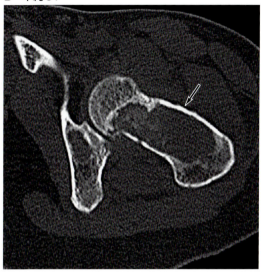

C　病理組織像（HE染色）

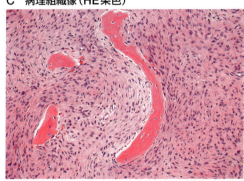

A：大腿骨近位骨幹端から骨幹にかけて，骨を膨隆させるすりガラス病変を認める（→）．
B：病変（→）は境界明瞭で硬化縁を伴い，内部に石灰化を認める．
C：異型に乏しい短紡錘形細胞が緩やかな花筵状に増殖し，骨芽細胞に縁取られない不整形の線維骨が形成される．

診断　線維性骨異形成

3）非骨化性線維腫 non-ossifying fibroma；NOF ▶症例❸

　NOFは非常に頻度の高い小児の骨病変であり，5〜10歳台に多い．画像的には，大腿骨遠位，脛骨近位などの骨幹端〜骨幹に偏心性の境界明瞭な溶骨像がみられ，辺縁硬化を伴う．線維性骨皮質欠損（fibrous cortical defect）とも呼ばれる．NOFが多発する症例も，神経線維腫症1型（neurofibromatosis type 1）やJaffe-Campanacci症候群などが知られている．画像所見が特徴的な良性病変であり，経過で自然退縮することが多いから，"don't touch lesion"と呼ばれ，通常は生検されることがない．したがって，病理組織学的検索に供される症例は少ない．組織学的には，異型に乏しい紡錘形細胞が線維性の背景に花筵状に増殖し，これに泡沫組織球集簇，炎症細胞浸潤，破骨細胞型巨細胞を混ずる．反応性骨形成がみられる症例もある．

　他の骨腫瘍と同様，NOFの診断には臨床像・画像との対比が欠かせない．NOFと全く同一の組織像を呈していても，画像所見によってはNOFと診断すべきでない場合がある．例えば，成人の骨端部を侵す境界明瞭な溶骨像からの生検でNOFと区別できない像がみられた場合には，骨巨細胞腫の二次性変化が考えやすい．また，FD（fibrous dysplasia）の二次的変性でも同様の像が出現しうる．こうした二次性変化では説明できず，またNOF

としては非典型的な部位（扁平骨など）に発生した症例では，NOFと同様の組織像であっても良性線維性組織球腫（benign fibrous histiocytoma）という名称が用いられる．

4）線維性骨異形成　fibrous dysplasia；FD　▶症例❹

　FDは頻度の高い良性骨腫瘍である．どのような年齢にも発生しうるが，若年成人に発生のピークがある．好発部位は，大腿骨，顔面骨，顎骨，脛骨，肋骨などである．肋骨例は中年以降の成人に多くみられる．単骨性の病変が多骨性病変より多い．長管骨に生じる場合，骨幹端〜骨幹に骨中心性に存在し，境界明瞭で辺縁硬化を伴う溶骨像を呈する．病変内部は典型的にはすりガラス様の濃度を呈するが，骨と線維との量比次第で，硬化の度合いは様々である．骨皮質の膨隆はみられるが，原則として破綻はみられない．顎骨原発例では，やや境界不明瞭に片側の顎骨を全長にわたって膨隆させることが多い．

　組織学的には，線維性の背景に骨形成が認められる．線維組織内には，異型に乏しい卵円形核を有する短紡錘形細胞が緩やかな花筵状に増殖する．骨成分は不規則な形態を示す線維骨であり，骨芽細胞の縁取りを欠く．境界は鮮明で周囲骨梁間に浸潤することはないが，骨髄脂肪織を島状に取り込むことはしばしばみられる．骨成分の少ない症例では線維組織がとても目立ち骨成分がはっきりしなくなり，類腱線維腫に類似する．骨成分が多い症例は顎骨に多く，一部成熟が進んで層板骨となった太い骨もみられ，低悪性度骨肉腫に類似する．症例によっては，骨が小型類円形で顎骨の骨化性線維腫（ossifying fibroma）に類似するが，骨化性線維腫とは画像所見や遺伝子異常が異なり，別の腫瘍である[3]．

　FDに二次性の変化が加わることがあり，線維化，粘液変性，出血，泡沫組織球集簇，二次性動脈瘤様骨囊腫が有名である．こうした症例の一部は，骨原発の線維粘液腫（fibromyxoma）として報告されることもある．大腿骨骨幹端に好発する，いわゆるliposclerosing myxofibrous tumorと報告される腫瘍と変性FDとの間には組織像の重複が多く，変性FDと解釈することもできる[4]．

　FDには稀に腫瘍性軟骨が認められることがある．これらの軟骨は成熟し異型に乏しく島状に認められ，線維軟骨性異形成（fibrocartilaginous dysplasia）と呼ばれている．また，線維軟骨性間葉腫（fibrocartilaginous mesenchymoma）と呼ばれている病変と線維軟骨性異形成との間の異同についても議論があるが，前者は軟骨島成分が成長板軟骨に類似した柱状配列を伴って，軟骨内骨化を呈するのが特徴である[5]．

　FDは，*GNAS*遺伝子の活性化変異により特徴づけられる良性腫瘍である．鑑別が問題となりうる低悪性度骨肉腫と異なり*MDM2*遺伝子の増幅はない[6]．

文献

1) Hauben EI, Jundt G, Cleton-Jansen AM, et al: Desmoplastic fibroma of bone: an immunohistochemical study including beta-catenin expression and mutational analysis for beta-catenin. Hum Pathol **36**: 1025-1030, 2005.
2) Romeo S, Bovée JV, Kroon HM, et al: Malignant fibrous histiocytoma and fibrosarcoma of bone: a re-assessment in the light of currently employed morphological, immunohistochemical and molecular approaches. Virchows Arch **461**: 561-570, 2012.
3) Tabareau-Delalande F, Collin C, Gomez-Brouchet A, et al: Diagnostic value of investigating GNAS mutations in fibro-osseous lesions: a retrospective study of 91 cases of fibrous dysplasia and 40 other fibro-osseous lesions. Mod Pathol **26**: 911-921, 2013.
4) Heim-Hall JM, Williams RP: Liposclerosing myxofibrous tumour: a traumatized variant of fibrous dysplasia? Report of four cases and review of the literature. Histopathology **45**: 369-376, 2004.
5) Gambarotti M, Righi A, Vanel D, et al: Fibrocartilaginous mesenchymoma of bone: a single-institution experience with molecular investigations and a review of the literature. Histopathology **71**: 134-142, 2017.
6) Dujardin F, Binh MB, Bouvier C, et al: MDM2 and CDK4 immunohistochemistry is a valuable tool in the differential diagnosis of low-grade osteosarcomas and other primary fibro-osseous lesions of the bone. Mod Pathol **24**: 624-637, 2011.

5 骨小円形細胞腫瘍の鑑別
－Ewingファミリー腫瘍を含めて－

山口岳彦，秋山 達

症例 1 10歳台前半，女性．1か月前から左膝痛が出現し，増悪してきたため前医を受診．

A 単純X線正面像

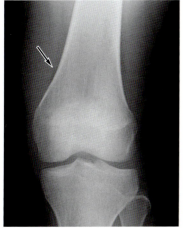

B 単純X線側面像

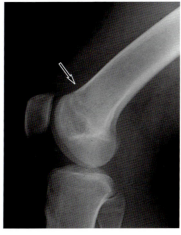

C T1強調像

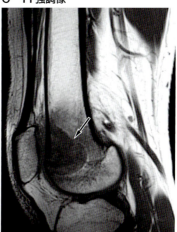

D STIR像

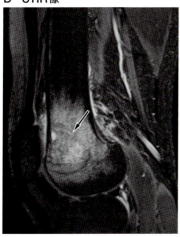

E 脂肪抑制造影T1強調像

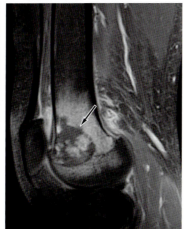

A，B：左大腿骨遠位骨幹端部外側に，不明瞭な溶骨像をみる（→）．
C〜E：T1強調像（C）で低信号を示す境界明瞭な骨内腫瘤を遠位骨幹端部に認め，STIR像（D）は高信号を示し，造影T1強調像（E）では低信号内に高信号域を認める（→）．腫瘤周囲には骨髄浮腫を示す信号域もみられる．

診断 Ewing肉腫

骨小円形細胞腫瘍の鑑別診断リスト

- Ewing肉腫
- Ewing様肉腫
- 小細胞型骨肉腫
- 間葉型軟骨肉腫
- 悪性リンパ腫・白血病
- 多発性骨髄腫
- Langerhans細胞組織球症
- 転移性腫瘍（神経芽細胞腫，横紋筋肉腫など）

> 症例 2　10歳台後半，男性．1か月前から生じた右大腿中央部から膝にかけた疼痛のため，前医を受診．

A　単純X線正面像
B　単純X線側面像
C　単純CT

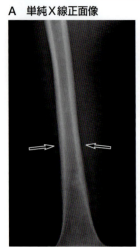
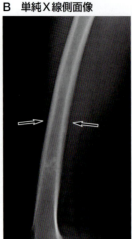
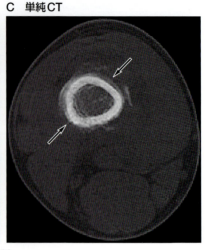

D　T1強調像
E　STIR像
F　脂肪抑制造影T1強調像

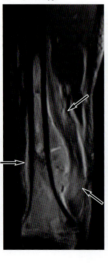
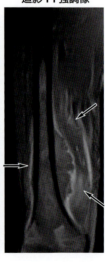

A，B：右大腿骨遠位骨幹部に髄内骨化を示す不規則な溶骨像を認める（→）．皮質骨は保たれているが，sunburst型の骨膜反応を示している．
C：全周性の層状骨膜反応と軟部腫瘤形成を認める（→）．
D：骨幹部中央部から遠位成長軟骨板を越え，骨端部に達する低信号域と骨外腫瘤形成を認める（→）．
E：骨内外の腫瘤は中〜高信号を示し，不規則な低信号域が混在している（→）．
F：腫瘤は軽度造影され，骨外腫瘤により挙上された骨膜がよく造影される（→）．

診断　小細胞型骨肉腫

所見ないし疾患（群）の概念

　Ewing肉腫は，小円形細胞が増殖する代表的原発性骨腫瘍として知られてきたが，近年の分子病理学の発達により，その概念に変化がみられ，加えて新たな疾患概念も知られるようになってきた．また骨発生の小円形細胞腫瘍には，Ewing肉腫との鑑別を要する様々な腫瘍が含まれ，それらの多くはEwing肉腫と類似した画像所見を示すことが多い．
　本項では，鑑別を要する腫瘍の紹介に留め，個々の腫瘍の画像所見の詳細は成書に譲る．

1）Ewing肉腫の概念の変遷

　Ewing肉腫は，James Ewingにより小児に発生した小円形細胞肉腫をdiffuse endothelioma of boneとして報告されたことに始まった．当初，骨腫瘍として知られていたが，軟部にも同様の腫瘍が発生することが知られるようになり，1990年代になる

表1 Ewing肉腫の代表的な融合遺伝子

t(11;22)(q24;q12)	EWSR1-FLI1（約85%）
t(21;22)(q22;q12)	EWSR1-ERG（約15%）
t(7;22)(p22;q12)	EWSR1-ETV1
t(17;22)(q21;q12)	EWSR1-ETV4
t(2;22)(q35;q12)	EWSR1-FEV
t(16;21)(p11;q22)	FUS-ERG
t(2;16)(q35;p11)	FUS-FEV

表2 Ewing様肉腫に含まれる融合遺伝子

t(4;19)(q35;q13)	CIC-DUX4
t(X;19)(q13;q13.3)	CIC-FOXO4
inv(X)(p11.4;p11)	BCOR-CCNB3
t(6;22)(p22;q12)	EWSR1-POUSF1
t(20;22)(q13;q12)	EWSR1-NFATC2
inv(22) in t(1;22)(p34;q12)	EWSR1-PATZ1
t(6;22)(p21;q12)	EWSR1-SMARCA5
t(2;22)(q31;q12)	EWSR1-SP3
t(20;22)(q13;q12)	EWSR1-NFATC2

とEWSR1遺伝子とFLI1遺伝子による染色体相互転座がEwing肉腫の特異的遺伝子変異であることが明らかになった．未分化神経外胚葉性腫瘍（primitive neuroectodermal tumor；PNET）と呼ばれてきた神経分化を示唆するロゼット形成を示す円形細胞腫瘍も，Ewing肉腫と同じ染色体相互転座を有することがわかり，Ewing/PNETグループと呼ばれ，神経系腫瘍の可能性が指摘されるようになった．

その後，続々とEWSR1-FLI1融合遺伝子とは異なる染色体相互転座がみつかり，現在ではEWSR1遺伝子とETSファミリー遺伝子の染色体相互転座を有する円形細胞腫瘍を，Ewing肉腫あるいはEwingファミリー腫瘍（Ewing family of tumors）と呼ぶようになった[1]．Ewing肉腫は，WHO分類2013年版では細胞分化が不明なその他の腫瘍に分類されている．

一方，Ewing肉腫を除く円形細胞肉腫は，WHO分類2013年版では未分化円形細胞肉腫（undifferentiated round cell sarcoma）と分類されていたが，近年，染色体相互転座によるCIC-DUX4融合遺伝子やBCOR-CCNB3融合遺伝子を有する円形細胞腫瘍群が明らかとなり，Ewing様肉腫（Ewing-like sarcoma）と呼ばれるようになった[2) 3)]．CIC遺伝子もBCOR遺伝子もキメラ遺伝子のパートナーが複数あることもわかり，CIC遺伝子変異を有する円形細胞肉腫はCIC関連腫瘍，BCOR遺伝子変異を含むものをBCOR関連腫瘍と呼んでいる．これらの腫瘍はEwing肉腫とは若干予後が異なることが知られている．

2) Ewing肉腫とEwing様肉腫の定義

Ewing肉腫は，EWSR1遺伝子とFLI1などETSファミリーに属する遺伝子との相互転座を有する円形細胞肉腫で，Ewingファミリー腫瘍とも呼ばれる（表1）．

一方，Ewing様肉腫は，EWSR1遺伝子とETSファミリー遺伝子による染色体相互転座を有さない未分化円形細胞肉腫である．その中には，CIC-DUX4融合遺伝子やBCOR-CCNB3融合遺伝子などを有する円形細胞肉腫も含まれる（表2）．

3) 関連遺伝子の説明

EWSR1遺伝子：EWSR1（Ewing sarcoma breakpoint region 1）遺伝子は22番染色体長腕上にあり，EWS蛋白質をコードし，様々な転写因子をコードする染色体とキメラ遺伝子を形成する．Ewing肉腫ばかりでなく，様々な肉腫でEWSR1遺伝子を含むキメラ遺伝子が同定される．

FUS遺伝子：FUSはfused in sarcomaの略であり，EWSR1遺伝子と相同性が高いため，FUS遺伝子とETSファミリー遺伝子と相互転座を生じる円形細胞肉腫もEwing肉腫と呼ばれる．

ETSファミリー：E26 transformation-specific familyと呼ばれる癌原遺伝子で，約30種類が知られている．

診断のポイント

Ewing肉腫を含む小円形細胞肉腫や鑑別を要する腫瘍の多くは，局所浸潤性が高い傾向があり画像所見は類似し，単純X線写真での骨破壊領域を著しく越えた骨内腫瘍であることや，骨外腫瘤を形成していることが多い．各々の腫瘍に特異的画像所見はないため，年齢・部位・生化学検査結果や骨膜反応・石灰化/骨化の有無など，臨床・画像所見および生検組織所見から総合的に鑑別診断を行う．なお本項では詳述しないが，骨円形細胞腫瘍の鑑別には骨髄炎も含まれる．

1) Ewing肉腫　Ewing sarcoma　症例❶

小児の長管骨骨幹部や骨盤などの扁平骨に好発し，しばしば炎症反応を伴う．

単純X線所見は虫喰い状の骨破壊を生じ，タマネギの皮 (onion skin) 状の多層性骨膜反応や，スピクラ (spicula) 状の骨膜反応を示す．CTでは，皮質骨が保たれているにもかかわらず骨外腫瘤を形成することが多い．MRIでは，T1強調像にて低〜等信号，T2強調像にて高信号を示し，造影にて不規則に増強される．

組織学的には，円形腫瘍細胞が密に増殖し，基質形成を認めない（図1）．核は均一で細胞質は乏しい．ロゼットを形成するものは未分化神経外胚葉性腫瘍 (PNET) とも呼ばれる．免疫染色では，CD99が細胞膜に一致して陽性を示すが，特異性は低い．一方，NKX2.2やPAX7の陽性所見は特異性が高い．RT-PCRやFISH法にて，*EWSR1*遺伝子を含むキメラ遺伝子，あるいは染色体相互転座を証明することで確定診断が得られる．

2) Ewing様肉腫　Ewing-like sarcoma/undifferentiated round cell sarcoma

*CIC*関連腫瘍，*BCOR*関連腫瘍，その他の遺伝子変異を有する円形細胞肉腫および遺伝子変異の同定されない未分化円形細胞肉腫を含む概念である．*CIC*関連腫瘍は軟部に好発し，Ewing肉腫より予後は不良である．*BCOR-CCNB3*融合遺伝子を有する腫瘍は骨に発生する傾向があり，経過は緩徐で予後は比較的良好とされる．

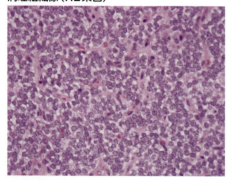

参考症例
図1　Ewing肉腫
小円形細胞がびまん性に増殖し，腫瘍血管が介在している．核は円形均一で核小体は目立たず，細胞質は乏しい．

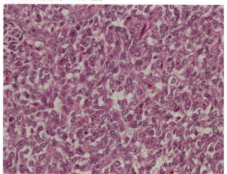

参考症例
図2　Ewing様肉腫
類円形というより，楕円からやや紡錘形を示す腫瘍細胞が密に増殖する．本症例では，腫瘍細胞は免疫染色にて抗CCNB3抗体に陽性を示した．

画像所見はEwing肉腫に類似する．画像に関する報告は乏しく，詳細な評価は今後に委ねられる．

組織学的には，円形細胞が密に増殖しEwing肉腫に類似するが，より分葉状構造や核の多形，明瞭な核小体，紡錘形腫瘍細胞の混在，粘液腫状変化を示す傾向がある（図2）．*CIC*関連腫瘍は，免疫染色でETV4，WT1，calretininに対し陽性を示し，NKX2.2は陰性である．*BCOR*関連腫瘍はcyclin B3に陽性を示す．

3）小細胞型骨肉腫 small cell osteosarcoma ▶症例❷

Ewing肉腫に類似した小円形腫瘍細胞がびまん性に増殖し，腫瘍細胞間には腫瘍性類骨/骨形成を示す骨肉腫の亜型である．好発年齢や好発部位は通常型骨肉腫と同様であるが，やや骨幹部に発生する傾向がある．画像所見および組織所見はEwing肉腫にきわめて類似する．

画像所見は，浸潤傾向が強くEwing肉腫に類似するが，単純X線写真やCTにて腫瘤に一致した骨形成を示す．

組織学的には，Ewing肉腫に類似した類円形核を有する腫瘍細胞が密に増殖するが，少なくとも一部では腫瘍性類骨/骨形成を示す（図3）．

4）間葉型軟骨肉腫 mesenchymal chondrosarcoma

小円形腫瘍細胞増殖と硝子軟骨島形成を特徴とする軟骨肉腫で，軟部にも発生する．

画像所見は，単純X線写真にて浸潤性あるいは虫喰い状骨破壊を生じ，しばしば骨内外に石灰化/骨化を示す．CTでは，石灰化/骨化を伴う骨外腫瘤を認めることが多い．MRIではEwing肉腫に類似するが，石灰化/骨化に一致した低信号領域を示す．

組織学的には，分化傾向の乏しい円形あるいは短紡錘形腫瘍細胞が密に増殖し，しばしばhemangiopericytomatous patternと呼ばれる拡張血管が目立つ（図4）．硝子軟骨島が形成され，石灰化や骨化を示す．軟骨島形成の乏しい例では，他の円形細胞肉腫との鑑別が難しい．免疫染色ではSOX9が腫瘍細胞に陽性を示し，分子病理学的な（8;8）（q21;q13）による*HEY1-NCOA2*融合遺伝子の同定は診断に有用である．

5）悪性リンパ腫・白血病 malignant lymphoma / leukemia

悪性リンパ腫は，高齢者の大腿骨近位・脊椎椎体・骨盤に好発するのに対し，白血病は

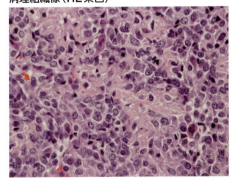

病理組織像（HE染色）

参考症例
図3 小細胞型骨肉腫
類円形核を有する腫瘍細胞が密に増殖し，腫瘍細胞間に類骨を形成する．

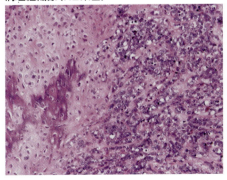

病理組織像（HE染色）

参考症例
図4 間葉型軟骨肉腫
石灰化を示す軟骨島周囲に，円形腫瘍細胞の密な増殖を認める．

びまん性に骨髄浸潤を示す．骨に原発する悪性リンパ腫には，びまん性大細胞型B細胞リンパ腫（diffuse large B-cell lymphoma；DLBCL）が多い．

画像所見では，悪性リンパ腫の単純X線写真は虫喰い状の溶骨像を示すことが多く，軽微な皮質骨変化を示すのみで，骨破壊が目立たないこともある．Hodgkinリンパ腫は硬化像を示すこともある．単純X線写真では，白血病の病変を指摘することは難しい．MRIは，悪性リンパ腫では限局性病変を，白血病ではびまん性病変を示し，腫瘍はT1強調像で低信号，T2強調像で等～高信号を示す．

組織学的には，びまん性大細胞型B細胞リンパ種などの非Hodgkinリンパ腫では，細胞質が乏しく大型円形核を有する異型リンパ球様細胞がびまん性に増殖する（図5）．骨に多いDLBCLは，免疫染色にてCD20，CD79aに陽性を示す．Hodgkinリンパ腫は，リンパ球や好酸球などの多数の炎症細胞を背景に，2つの大型核を有するReed-Sternberg（RS）細胞が散在する．RS細胞は免疫染色ではCD15，CD30に陽性を示す．白血病では，特に急性リンパ球性白血病がEwing肉腫との鑑別を要し，リンパ芽球性リンパ腫/白血病では，リンパ球系マーカーが陰性でTdTのみが陽性を示すことがあるため注意を要する．

6）多発性骨髄腫　multiple myeloma

中高年者に好発する形質細胞分化を示す悪性腫瘍で，通常びまん性に骨浸潤を生じるが，稀に孤立性病変を生じる．

画像所見は，単純X線写真やCTでは境界明瞭な溶骨性打ち抜き像（punched out lesion）を特徴とし，骨膜反応を伴わない．全身性に骨濃度の低下を示すが，POEMS（polyneuropathy, organomegaly, endocrinopathy, M protein, skin changes）症候群では骨硬化を示すことがある．MRIでは，腫瘍はT1強調像で低信号，T2強調像で等～高信号を示す．

組織学的には，偏在性の円形核を有する腫瘍細胞が，びまん性に増殖する（図6）．核周囲には核周明庭と呼ばれるゴルジ野がみられ，核にはクロマチンの凝集をみる．しばしば2核細胞を含む．免疫染色にてCD79a，CD136に陽性を示し，κ鎖/λ鎖の染色性に著

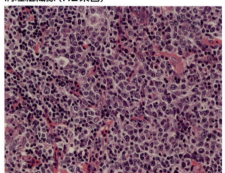

病理組織像（HE染色）

参考症例
図5　びまん性大細胞型B細胞リンパ腫
小型核小体を有する大型異型リンパ球様細胞がびまん性に増殖し，非腫瘍性の小型リンパ球が介在している．

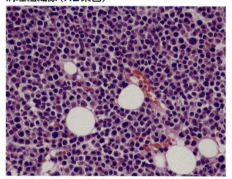

病理組織像（HE染色）

参考症例
図6　多発性骨髄腫
濃縮した類円形核が偏在し，比較的豊富な細胞質を有する腫瘍細胞がびまん性に増殖する．

しい偏りをみる．

7）Langerhans細胞組織球症　Langerhans cell histiocytosis；LCH

　小児に好発する単発性あるいは多発性病変で，骨病変は通常良性であり，自然消退例も知られているが，内臓病変の合併は予後不良因子である．

　画像所見は単純X線写真やCTで溶骨像を示し，境界明瞭な打ち抜き像を示したり，罹患椎体は扁平椎を呈することもある．しばしば骨膜反応を伴う．MRIでは，T1強調像で等信号，T2強調像で高信号を示し，造影効果が高く，病変周囲に浮腫を示すことも多い．

　組織学的には，好酸球・リンパ球・形質細胞といった多彩な炎症細胞浸潤を伴い，腎型のくびれた核やコーヒー豆様の核溝を示すLangerhans細胞が，集簇性あるいは散在性に増殖する．多核巨細胞もしばしば出現する（図7）．免疫染色にて，Langerhans細胞はCD1aやlangerinに陽性を示す．

8）転移性腫瘍（神経芽細胞腫，横紋筋肉腫など）metastatic tumor（neuroblastoma, rhabdomyosarcoma）

　Ewing肉腫の好発年齢での癌骨転移は稀であるが，小児に好発する神経芽細胞腫や横紋筋肉腫の骨転移の鑑別は必要である．

　画像所見は，転移性腫瘍は多発傾向があり，FDG-PET/CTが診断に適しているとされる．神経芽細胞腫では，^{123}I-MIBGが腫瘍に特異的に集積することから，^{123}I-MIBGシンチグラフィが診断に有用とされる．

　組織学的には，神経芽細胞腫は，細胞質が乏しくクロマチンに富む多稜形核を有する腫瘍細胞が密に増殖し，しばしばロゼットを形成する（図8）．核分裂に加え核破砕物（アポトーシス）が目立つ．免疫染色にて，腫瘍細胞はchromogranin Aやsynaptophysinに陽性を示す．横紋筋肉腫の中では，胞巣型横紋筋肉腫（alveolar rhabdomyosarcoma）の転移がEwing肉腫に類似し，鑑別を要する．腫瘍細胞は，やや豊富な淡好酸性細胞質と単一な類円形核を有し，密に増殖する．細胞質がより豊富で，好酸性を示す腫瘍細胞が混在する（図9）．免疫染色では，desminやmyogeninが腫瘍細胞に陽性を示す．t（2;13）（q35;q14）による*PAX3-FOXO1*キメラ遺伝子あるいはt（1;13）（p36;q14）による*PAX7-FOXO1*キメラ遺伝子の同定は確定診断に貢献する．

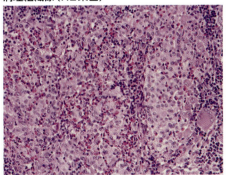

病理組織像（HE染色）

参考症例

図7 Langerhans細胞組織球症
腎型核と比較的豊富な細胞質を有するLangerhans細胞が集簇し，多数の好酸球やリンパ球を伴う．しばしば多核巨細胞も出現する．

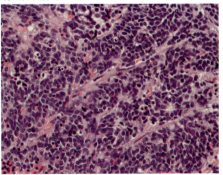

病理組織像（HE染色）

参考症例

図8 神経芽細胞腫
クロマチンに富む多稜形核を有する腫瘍細胞が充実性あるいはロゼットを形成し増殖する．

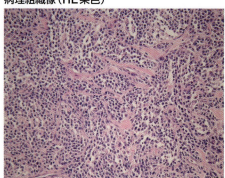

参考症例
図9 胞巣型横紋筋肉腫
やや豊富な淡好酸性細胞質と単一な類円形核を有する腫瘍細胞が密に増殖し，細胞質がより豊富で好酸性を示す腫瘍細胞が混在する．

病理組織像（HE染色）

鑑別診断のstrategy

骨小円形細胞腫瘍の画像所見は類似するが，多発性/単発性，基質形成の有無，骨外病変の有無などにより，ある程度の鑑別は可能である（図10）．しかし，例外的な症例もあることや，確定診断のためには生検による組織・遺伝子診断は必須である．

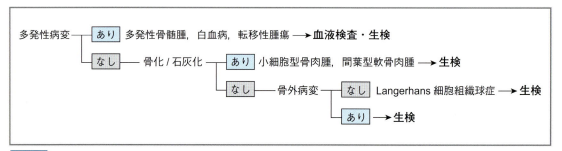

図10 骨小円形細胞腫瘍の画像所見による鑑別

文献

1) Ordóñez JL, Osuna D, Herrero D, et al: Advances in Ewing's sarcoma research: where are we now and what lies ahead? Cancer Res **69**: 7140-7150, 2009.
2) Yoshida A, Arai Y, Kobayashi E, et al: *CIC* break-apart fluorescence *in-situ* hybridization misses a subset of *CIC-DUX4* sarcomas: a clinicopathological and molecular study. Histopathology **71**: 461-469, 2017.
3) Pierron G, Tirode F, Lucchesi C, et al: A new subtype of bone sarcoma defined by *BCOR-CCNB3* gene fusion. Nat Genet **44**: 461-466, 2012.

第1章 骨腫瘍

6 巨細胞を含む骨腫瘍の鑑別

野島孝之

> **症例 1** 30歳台，女性．右手首の腫脹と疼痛で受診．

A 単純X線正面像

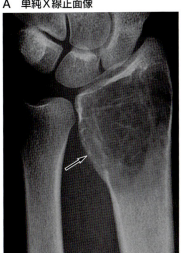

B 手術材料割面肉眼像

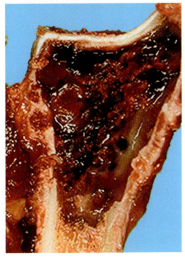

C 病理組織像（HE染色）

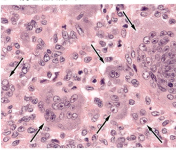

D H3.3G34W免疫染色

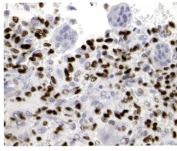

E 病理組織像（HE染色，デノスマブ投与後）

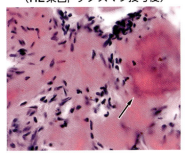

F H3.3G34W免疫染色（デノスマブ投与後）

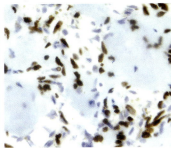

A：橈骨の骨幹端から骨端に，比較的境界明瞭な溶骨性病変をみる（→）．皮質の膨隆を伴う．
B：赤褐色調で軟らかく，出血を伴う．
C：単核細胞と多核巨細胞（→）のびまん性の増殖をみる．
D：単核細胞の核が陽性を示す．多核巨細胞は陰性である．
E：多核巨細胞は消失し，紡錘形の単核細胞からなる．背景の基質は，好酸性の類骨と石灰化骨（→）をみる．
F：紡錘形の単核細胞の核が陽性を示す．

診断 骨巨細胞腫

症例 2 60歳台，女性．1年半前から誘因なく，右臀部痛を自覚．

A 単純X線正面像

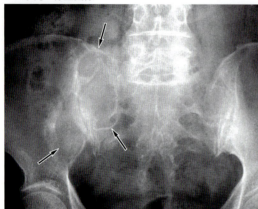

B 単純CT

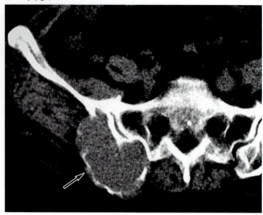

C 病理組織像（HE染色）

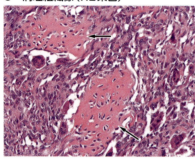

A：右腸骨に大きな骨融解性病変（→）を認める．
B：腸骨内から軟部組織に膨隆性の病変を認め，腫瘤辺縁に反応性骨硬化をみる（→）．
C：破骨細胞型多核巨細胞と単核細胞の増殖がみられる．腫瘍細胞間に分葉状の好酸性軟骨基質（→）をみる．

診断 軟骨芽細胞腫

症例 3 10歳台後半，女性．右膝の腫脹と疼痛で受診．

A 手術材料割面肉眼像

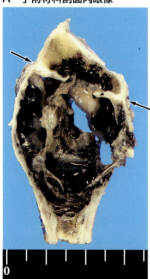

B 病理組織像（HE染色）

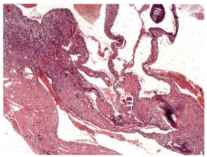

A：腓骨頭の骨幹端は外側に膨隆し，血液を容れる多房性嚢胞性病変をみる．病変は成長板（→）を越え，骨端に進展している．
B：多核巨細胞を含む細胞成分に富む膜状の嚢胞壁がみられ，嚢胞腔内に血液を容れる．

診断 動脈瘤様骨嚢腫

症例 4 20歳台，男性．2年前から右頸部に痛みを自覚．外傷歴や神経学的所見はない．

A 単純X線正面像

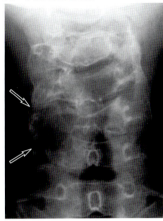

B 単純CT

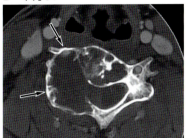

C 病理組織像（HE染色）

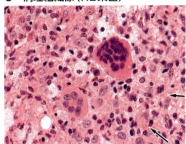

D 病理組織像（鉄染色）

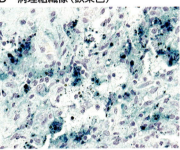

A：頸椎C5/6右側に骨破壊性病変（→）をみる．
B：C5/6の関節突起を中心に大きな膨隆性病変を認め，病変辺縁に骨硬化像をみる（→）．
C：核にくびれを有する単核細胞の増殖を認め，泡沫細胞や破骨細胞型多核巨細胞を伴う．単核細胞の細胞質内にヘモジデリンを示唆する褐色顆粒をみる（→）．
D：出血後の多量のヘモジデリン顆粒が青く染色される．

診断　色素性絨毛結節性滑膜炎

症例 5 10歳台後半，男性．左膝の腫脹と疼痛で受診．

A 単純X線正面像

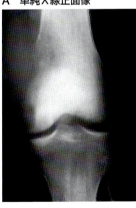

B 手術材料割面肉眼像

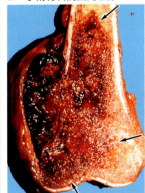

C 病理組織像（HE染色）

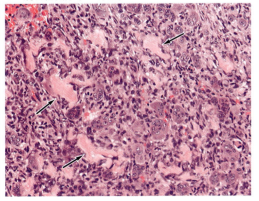

A：左大腿骨遠位の骨幹端から骨端に，広範な骨融解像，皮質骨の消失を認める．
B：髄内に大きな腫瘍（→）を認め，外側の皮質骨は途絶し，骨外に凝血塊を容れる囊胞性変化をみる．
C：多数の破骨細胞型多核巨細胞が出現し，骨巨細胞腫との鑑別に苦慮するが，単核細胞に異型，多形性があり，細胞間に類骨産生像（→）がみられる．

診断　骨肉腫

巨細胞を含む骨腫瘍および腫瘍様病変の鑑別診断リスト

1. **良性腫瘍および腫瘍様病変**
- 骨巨細胞腫
- 軟骨芽細胞腫
- 軟骨粘液線維腫
- 動脈瘤様骨嚢腫
- 非骨化性線維腫
- 良性線維性組織球腫
- 好酸球性肉芽腫
- 副甲状腺機能亢進症
- 巨細胞性修復性肉芽腫
- 色素性絨毛結節性滑膜炎

2. **悪性腫瘍**
- 悪性骨巨細胞腫
- 骨肉腫（富巨細胞性，血管拡張型）
- 未分化多形肉腫

所見ないし疾患（群）の概念

　正常の骨組織には多核巨細胞である破骨細胞が存在し，骨組織の破壊・吸収に関与しているため，骨腫瘍および腫瘍様病変には，破骨細胞型多核巨細胞の出現を伴うことが多い．代表は骨巨細胞腫で，多核巨細胞が真の腫瘍細胞であるか，多核巨細胞を含む他の多くの骨腫瘍同様に反応性であるか異論のあるところであったが，現在は骨巨細胞腫では単核細胞が腫瘍細胞で，多核巨細胞は二次的に増殖した反応性と考えられている．

診断のポイント

1）骨巨細胞腫　giant cell tumor of bone；GCT　▶症例❶

　好発年齢は20〜40歳で，15歳以下は稀である．大腿骨遠位，脛骨近位，橈骨遠位の骨幹端から骨端に，偏在性の骨融解性病変として好発する．肉眼的には赤褐色調・軟で出血巣を伴い，骨皮質は非薄化するが，よく保たれる．

　組織学的には，間質細胞と呼ばれる類円形ないし短紡錘形の単核細胞と，破骨細胞様の多核巨細胞の増殖よりなる．多核細胞の核は数個〜100個にも達し，間質細胞の核と類似する．二次的な変性として泡沫細胞の集簇像，線維芽細胞の増生，出血，壊死とそれに続発する嚢胞化（動脈瘤様骨嚢腫状変化）がみられる．辺縁部に反応性の骨形成もみられる．組織学的に血管侵襲像を約30％の症例にみる．1〜2％の頻度で肺転移が生じるが，通常の癌の肺転移と異なり腫瘍死することはきわめて稀で，予後は良好でbenign metastasizing GCTと呼ばれる．肺転移した腫瘍の増殖はゆっくりしており，しばしば自然退縮する[1]．

　近年，腫瘍細胞である単核細胞にH3.3G34Wが免疫組織化学的に特異的に陽性になることが知られ，病理診断に有用となっている[2]．GCTにデノスマブが投与されると多核巨細胞は消失し，類骨や骨形成を伴った単核細胞のみの組織像になる．

2）軟骨芽細胞腫　chondroblastoma　▶症例❷

　GCTよりも若い10〜20歳台に好発し，男性にやや多く，大腿骨近位部や上腕骨近位部の骨端が好発部位である．

　画像所見は，境界明瞭な辺縁の硬化像を示す骨融解性病変で，しばしば石灰沈着を認める．肉眼的には充実性灰白色調，軟骨様で石灰沈着巣を認める．出血と嚢胞化を伴って動脈瘤様骨嚢腫状変化を示すことがある．組織学的には，多数の破骨細胞型多核巨細胞と単核細胞が出現するが，単核細胞は類円形から不整多角形で細胞境界が明瞭である．核は均一で，組織球の核に似た切れ込みをみる．産生される軟骨基質は一般に淡好酸性で，類骨との鑑別に注意を要する．分葉状軟骨基質と個々の細胞を区画する石灰化（chicken-wire calcification）を認めることが診断に有用な所見である．

3）軟骨粘液線維腫　chondromyxoid fibroma

10〜30歳台の骨幹端に偏在性に生じる良性の軟骨性腫瘍で，脛骨近位に好発する．組織学的に粘液様軟骨基質の分葉状構造が特徴的で，分葉の周辺部で細胞密度が高くなる．分葉間に紡錘形単核細胞，破骨細胞型多核巨細胞，血管や膠原線維の増生をみる．

4）動脈瘤様骨嚢腫　aneurysmal bone cyst；ABC　▶症例❸

10〜20歳台で，長管骨の骨幹端に多くみられる．膨隆状，骨破壊性に発育する限局性の多房性骨嚢胞性病変で，内腔に多量の血液を容れる．成因は骨内の動静脈瘻や外傷に基づく血流異常と考えられている．

組織学的には，血液を容れた大小の不規則な腔からなり，その壁は硝子化，時に類骨形成や網目状の好塩基性軟骨形成を伴う線維組織で，炎症細胞や破骨細胞型多核巨細胞の出現を認める．間質細胞の核は，GCTの単核細胞の核に比べて紡錘形である．二次的に嚢胞状変化を示し，ABC状の組織像を呈する骨腫瘍と鑑別する必要がある．代表的な腫瘍はGCT，軟骨芽細胞腫，骨芽細胞腫，線維性異形成，骨肉腫（特に血管拡張型）であることが多い．

5）非骨化性線維腫（線維性皮質欠損）
non-ossifying fibroma；NOF（fibrous cortical defect）

小児，若年者の長管骨骨幹端に発生する良性の線維性病変で，経過観察中に自然消退することもあり，真の腫瘍というよりは腫瘍様病変と考えられる．皮質に限局する小さい病変を線維性皮質欠損，髄内に広がった病変を非骨化性線維腫と呼んでいる．

組織学的には，紡錘形細胞や組織球様細胞が車軸状，花筵状配列を示しながら増生する．泡沫細胞の集族やヘモジデリン貪食細胞の出現もみられ，多核巨細胞を種々の程度に混在する．骨や軟骨の形成はなく，核異型も認めない．非骨化性線維腫と組織学的に類似する良性線維性組織球腫は，臨床的には非骨化性線維腫よりも発生年齢は高く，骨幹端以外にみられる．骨端にみられる良性線維性組織球腫はGCTの二次的な変性である可能性が示唆されている[3]．

6）Langerhans細胞組織球症　Langerhans cell histocytosis；LCH

組織球であるLangerhans細胞の増殖する病変で，好酸球性肉芽腫（eosinophilic granuloma）とも呼ばれる．小児から若年者に好発し，性差はなく，単発あるいは多発する．

画像所見は多様で，境界明瞭な抜き打ち像から骨皮質の侵食，骨膜反応を伴い，悪性腫瘍を疑わせる像もみられる．組織学的には，コーヒー豆様の核の切れ込みを示す組織球が肉芽腫様に集簇し，多数の好酸球も出現する．免疫染色ではS100蛋白質，CD1a，langerinが陽性を示す．

7）副甲状腺機能亢進症による褐色腫瘍　brown tumor of hyperparathyroidism

副甲状腺ホルモンの過剰により破骨細胞が活性化され，骨の吸収と破壊が促進される．吸収，破壊された部分では線維組織が増生し，破骨細胞と出血やヘモジデリンの沈着を伴う．肉眼的に褐色を呈するため褐色腫瘍と呼ばれる．全身の骨変化と高カルシウム血症，低リン血症，副甲状腺ホルモン値の上昇などの臨床検査所見により診断は容易であるが，組織像のみではGCTや修復性巨細胞肉芽腫との鑑別が困難である．

8）巨細胞性修復性肉芽腫　giant cell reparative granuloma

出血に対する修復性の病変で，出血巣を中心に線維芽細胞と多数の多核巨細胞の出現を認める．顔面骨，指趾の短管骨が好発部位である．GCTと比べて多核巨細胞の出現分布が均一ではなく，出血巣を中心とする巣状が特徴である．

9）色素性絨毛結節性滑膜炎　pigmented villonodular synovitis　▶症例❹

滑膜の被覆細胞が赤褐色調を呈し，絨毛状かつ結節状に増殖する関節内病変であるが，しばしば骨が直接侵食され，臨床的に骨病変として発見されることもあり，GCTとの鑑別

が必要となる．

　組織学的には，くびれた核や腎形核を有する組織球様細胞のびまん性から胞巣状の増殖で，出血を伴ったヘモジデリンを貪食した含鉄細胞，泡沫細胞，リンパ球主体の炎症細胞浸潤に混じり，破骨細胞型多核巨細胞をみる．2013年のWHO分類で腱滑膜巨細胞腫（tenosynovial giant cell tumor）に集約され，関節内・びまん型に分類される．

10）悪性骨巨細胞腫　malignant giant cell tumor of bone, malignancy in GCT

　悪性骨巨細胞腫の診断は慎重でなければならない．典型的なGCTの像とともに線維肉腫，未分化多形肉腫，骨肉腫を併存したり，GCTの治療（特に放射線治療）後，同部に悪性変化として肉腫が発生するものと定義されている．前者を原発性，後者を二次性として区別するが，破骨細胞型多核巨細胞を多数含む骨肉腫や未分化多形肉腫を，安易に原発性悪性骨巨細胞腫と診断してはいけない．

11）骨肉腫（富巨細胞性，血管拡張型）
giant cell rich osteosarcoma, telangiectatic osteosarcoma　▶症例❺

　骨肉腫は「悪性の間質細胞が類骨や骨を直接産生する腫瘍」と定義され，一部にでも腫瘍性類骨や骨を見出せば骨肉腫と診断する．明らかな多形性，異型を有する悪性の巨細胞をみることもあるが，多数の破骨細胞型多核巨細胞の出現を伴う骨肉腫もあり，GCTとの鑑別が要求される．診断のポイントは，悪性細胞が類骨や骨を産生している像を確認することである．

12）未分化多形肉腫　undifferentiated pleomorphic sarcoma；UPS

　従来，悪性線維性組織球腫（malignant fibrous histiocytoma；MFH）と呼ばれてた疾患であるが，2013年のWHO分類でUPSと分類されるようになった．中高齢者の大腿骨や脛骨の骨幹端に好発する．

　画像的には，境界不明瞭な浸潤性の骨破壊像を示す．肉眼像は，既存の皮質骨や骨梁破壊性で，出血・壊死を混在し，泡沫細胞の集族像を反映する黄色部を伴う．組織学的には，明らかに異型を有する紡錘形細胞が花筵状に増生し，大型核に多形性や奇怪な巨細胞が出現し，しばしば異常核分裂像がみられる．

鑑別診断のstrategy

　多くの骨腫瘍および腫瘍様病変では，破骨細胞型多核巨細胞の出現を伴っていることを理解することは重要である．骨に発生する巨細胞性病変の代表はGCTであり，まず第一にGCTであるか否かを検討することになる．GCTの組織学的ポイントは，単核細胞の核は多核巨細胞の核と類似している．多核巨細胞は組織面全体に均一に分布し，偏在しない．多核巨細胞は腫大し，核は50個を超えることが多い．核分裂像はよくみられるが，異常分裂像はない．単核細胞の核の大小不同，不整核や奇怪な核は悪性腫瘍を考慮することになる[1]．

　多核巨細胞が出現する骨腫瘍は，軟骨芽細胞腫，骨肉腫，UPSをはじめ多数ある．骨腫瘍の病理診断においては，組織像のみではなく，発生部位，年齢，性別や画像所見，臨床検査値などの臨床事項の把握が大切である．

文献

1) Czerniak B: Giant-cell lesions. *In* Dorfman and Czerniak's bone tumors, 2nd ed. Elsevier Saunders, Philadelphia, p.692-742, 2016.
2) Amary F, Berisha F, Ye H, et al: H3F3A (Histone 3.3) G34W immunohistochemistry. A reliable marker defining benign and malignant giant cell tumor of bone. Am J Surg Pathol 41: 1059-1068, 2017.
3) Matsuno, T: Benign fibrous histiocytoma involving the ends of long bone. Skeletal Radiol 19: 561-566, 1990.

第1章 骨腫瘍

7 女性に多い骨腫瘍と男性に多い骨腫瘍の鑑別

上谷雅孝，大木 望

> 症例 1 　10歳台，男児．右大腿の腫脹と痛み．

A　右大腿骨単純X線側面像

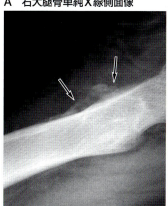

B　右大腿骨単純CT

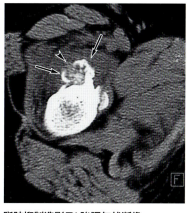

C　T2強調像

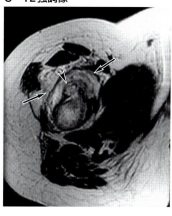

D　T2強調矢状断像

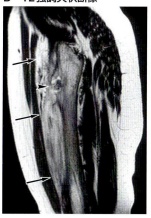

E　脂肪抑制造影T1強調矢状断像

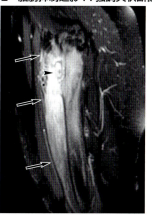

F　ダイナミック・スタディ（3秒ごと）

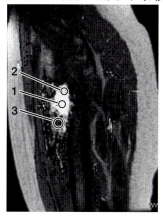

A：右大腿骨近位前面に厚い骨膜反応がみられる（→）．
B：大腿骨前面に点状石灰化を含む病変があり（▶），周囲に骨膜反応を認める（→）．
C〜E：大腿骨前面の病変はT1強調像（非提示）で低信号，T2強調像（C，D）で低・高信号の混在した不均一な信号，高信号を示し，造影効果を認める（▶）．周囲の骨髄と軟部組織に広範な浮腫性変化が認められる（→）．
F：病変の中心部（1）は急速な造影効果の立ち上がりと洗い出しを示し，血流の豊富な病変であることがわかる．これに対して，周囲の浮腫性変化（2，3）は緩徐な立ち上がりを示す．

診断 骨芽細胞腫

症例 2 70歳台, 女性. 両下肢の不全麻痺.

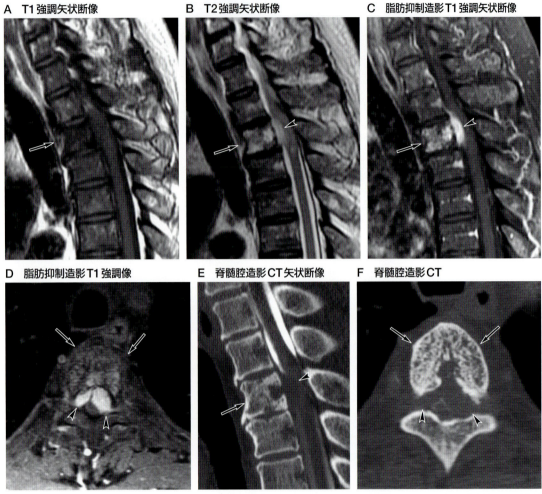

A T1強調矢状断像
B T2強調矢状断像
C 脂肪抑制造影T1強調矢状断像
D 脂肪抑制造影T1強調像
E 脊髄腔造影CT矢状断像
F 脊髄腔造影CT

A, B：Th6椎体にT1強調像（A）で低信号, T2強調像（B）で不均一な高信号を示す病変がある（→）. 椎体後面の硬膜外腫瘤を伴い, 脊髄の圧迫を来している（B；▶）.

C, D：椎体（→）と硬膜外腫瘤（▶）に造影効果があり, 特に硬膜外病変の造影効果が強い.

E, F：椎体の病変は, 骨梁肥厚と溶骨性変化が混在している（→）. 横断像では, 肥厚した骨梁がいわゆるpolka dot patternを呈している（▶）. 硬膜外腫瘤による脊髄圧迫が明らかである.

診断　椎体血管腫

女性に多い骨腫瘍と男性に多い骨腫瘍または腫瘍症候群の鑑別診断リスト[1)2)]

1. 男性に多い骨腫瘍（男女比）
- 単純性骨嚢腫（3：1）
- 類骨骨腫（2〜3：1）
- 骨芽細胞腫（2.5：1）
- 軟骨芽細胞腫（2：1）
- 孤立性形質細胞腫（2：1）
- Langerhans細胞組織球症（2：1）
- 多発性骨軟骨腫症（1.5：1）

2. 女性に多い骨腫瘍（男女比）
- 巨細胞修復性肉芽腫（1：2）
- 椎体血管腫（1：1.3）
- 傍骨性骨肉腫（1：1.3）
- McCune-Albright症候群（1：3）

所見ないし疾患（群）の概念

骨腫瘍は概して男性に多い．そのため男性にみられた腫瘍では，鑑別診断に寄与することは少ない．一方，女性にみられる骨腫瘍は比較的少ないため，時に鑑別診断を考える上で役に立つことがある．

診断のポイント

1）骨芽細胞腫 osteoblastoma ▶症例❶

組織学的には類骨骨腫（osteoid osteoma）と類似しているが，同一疾患か否かについては議論がある．類骨骨腫と比較すると，病変がより大きく（2cm以上），夜間痛やサリチル酸製剤による疼痛緩和の頻度は比較的少ない．約10％で局所再発がみられ，稀に悪性転化の報告がある．体幹骨に好発し，脊椎（特に椎弓），四肢骨，上・下顎骨の順に多い．長管骨では骨幹に発生することが多く，海綿骨，皮質骨，稀に骨膜に認められる．本症例は骨表面に首座があり，骨膜性骨芽細胞腫と考えられた[3)]．

単純X線写真では比較的境界明瞭な透亮像としてみられ，様々な程度の石灰沈着を伴う．周囲の反応性骨硬化や骨膜反応が著明で，しばしば悪性腫瘍と紛らわしい所見を示すことがある．MRIでは周囲の反応性浮腫または炎症性変化が高度にみられ，これも悪性腫瘍と紛らわしい所見である．ダイナミック・スタディでは早期相における急速な造影効果を示し，後期相の洗い出しを認める．

2）椎体血管腫 vertebral body hemangioma ▶症例❷

椎体血管腫は日常診療で偶発的にみられることが多く，脊椎では胸腰椎の椎体に好発する．大部分は静脈奇形であり無症状のことが多いが，稀に増大し症状を来す場合がある．

CTでは，polka-dot patternと呼ばれる骨梁の肥厚が特徴的である．MRIでは，典型的には脂肪成分を反映してT1強調像・T2強調像で高信号を呈するが（typical hemangioma），含有する脂肪・血管成分の割合によって非典型的なパターンを示すことも多い（atypical hemangioma, 表）．また，肥厚した骨梁により低信号が混在する．

症状を伴うものは海綿状血管腫の成分の大きいものが典型的で，aggressive hemangiomaと呼ばれることがあり，海綿状血管腫の成分が主体で椎体外腫瘤の形成を来し，

表 椎体血管腫の3パターン

	MRI所見		臨床所見
	T1強調像	T2強調像	
typical VH	高信号	高信号	無症状
atypical VH	等〜低信号	高信号	無症状
aggressive VH	低信号	低〜高信号	● 脊柱管狭窄・神経根圧迫による神経症状 ● 骨折,硬膜外血腫,血流障害

VH：vertebral hemangioma

典型的なMR信号パターンを示さないことから悪性腫瘍との鑑別が問題となる．CTにおける肥厚した骨梁の存在は，鑑別の一助となる．ダイナミック・スタディにおける造影効果は，ピークの低い漸増パターンが典型的だが，骨転移と類似した早期濃染パターンを示す場合もあるので，注意が必要である．

文献

1) Fletcher CDM, Bridge JA, Hogendoorn PCW, et al (eds); WHO classification of tumours of soft tissue and bone, 4th ed. WHO, 2013.
2) Nielsen GP, Rosenberg AE (eds); Diagnostic pathology bone, 2nd ed. Elsevier, Philadelphia, 2017.
3) Marui T, Hitora T, Kawamoto T, et al: Periosteal osteoblastoma of the distal femur. Skeletal Radiol **33**: 107-111, 2004.
4) Gaudino S, Martucci M, Colantonio R, et al: A systematic approach to vertebral hemangioma. Skeletal Radiol **44**: 25-36, 2015.
5) Morales KA, Arevalo-Perez J, Peck KK, et al: Differentiating atypical hemangiomas and metastatic vertebral lesions: the role of T1-weighted dynamic contrast-enhanced MRI. AJNR **39**: 968-973, 2018.

8 乳幼児の溶骨性疾患の鑑別

小山雅司

症例 8か月，男児．左下肢の動きが悪く，荷重を嫌がる．

A　単純X線写真（下肢正面像）

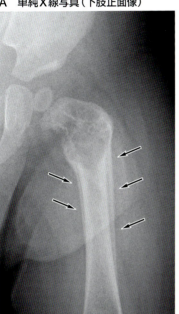

B　単純X線写真（胸腹部正面像）

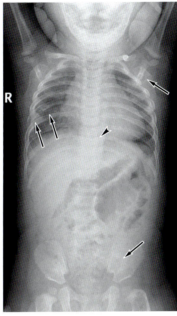

C　脂肪抑制造影T1強調冠状断像

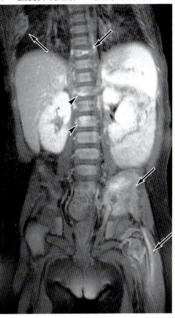

A：左大腿骨の近位骨幹端に地図状溶骨像と充実性の骨膜反応を認める（→）．
B：左腸骨と右第6肋骨，左肩甲骨にも溶骨像を認め（→），第9胸椎は扁平化している（▶）．
C：左大腿骨や腸骨，右第6肋骨，第9胸椎では，病変（→）とともに周辺組織に造影増強域が広がっている．第12胸椎や第2腰椎にも病変を認める（▶）．
左大腿骨の病変が生検され，Langerhans細胞組織球症と診断された．

診断 Langerhans細胞組織球症

乳幼児の溶骨性疾患の鑑別診断リスト

- Langerhans細胞組織球症（LCH）
- 神経芽腫の骨・骨髄転移
- 白血病
- 急性化膿性骨髄炎
- 乳児筋線維腫症
- 骨線維性異形成

症例 2　2歳8か月，男児．下肢痛を訴えて近医を受診．

A　単純X線写真（膝部正面像）　　B　造影CT冠状断像　　C　^{123}I-MIBGシンチグラフィ（正面像）

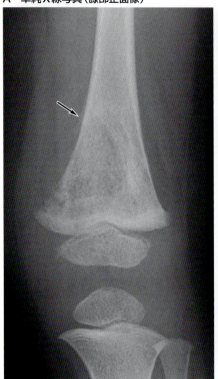
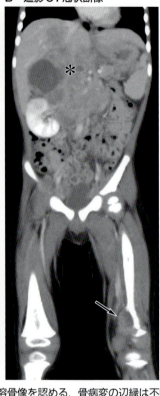
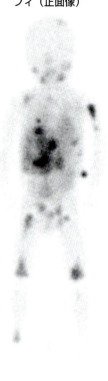

A：左膝に軟部影の膨隆と大腿骨遠位骨幹端の溶骨像を認める．骨病変の辺縁は不明瞭で，皮質の破壊や骨膜反応の途絶を伴う（→）．
B：右上腹部に内部不均一な腫瘤を認める（＊）．左大腿骨遠位内側は腫瘤によって破壊されている（→）．
C：腹部腫瘤に一致する多結節状の集積と，四肢骨幹端や骨盤，頭蓋，肋骨の集積亢進を認める．
腹部腫瘤が生検され，神経芽腫と診断された．

診断　神経芽腫の骨・骨髄転移

所見ないし疾患（群）の概念

　　骨は骨芽細胞による骨形成と破骨細胞による骨吸収を繰り返しながら，常に改変されている（リモデリング）．疾患によるリモデリングの変容が，骨の形状に異常をもたらす．
　　溶骨像は骨の吸収が形成を上回る病態で認められ，一般に吸収が激しい病変の辺縁は不明瞭となり，虫喰い状や浸透状の溶骨像を呈する．逆に吸収が緩やかな場合は境界明瞭で，硬化縁を伴う場合もある．
　　骨膜反応についても疾患活動性が高いとその連続性が失われ，層状や垂直の所見を示す．

診断のポイント

1) Langerhans細胞組織球症 Langerhans cell histiocytosis；LCH　症例❶

　Langerhans細胞の異常増殖を特徴とする肉芽腫性疾患である．この細胞は骨髄由来の樹状細胞で，免疫組織学的にCD1aやS100，CD207に陽性を示し，細胞内にBirbeck顆粒を有する．主に骨や皮膚，肺，中枢神経を侵す．傷害臓器と病変の数によって病型分類され，複数の臓器に病変が多発する型は乳幼児期に多い．

　骨病変は本症の80〜90%に認められ，扁平骨に好発する．頭蓋骨では"punched out"と形容される境界明瞭な溶骨病変を生じ，内外板の破壊程度が異なる特徴を示す（beveled edge）．椎体はしばしば扁平化する（vertebra plana）．病変活動性による所見の多様も特徴のひとつで，活動期の長管骨病変は境界不明瞭となり，骨膜反応や周囲組織の浮腫を伴う[1]．

2) 神経芽腫の骨・骨髄転移　症例❷

　神経芽腫は胎生期の神経堤細胞を起源とする腫瘍で，副腎髄質や交感神経節に発生する．約40%は1歳未満に発見され，新生児例も稀ではない．約70%は発症時に転移を認め，転移先として骨髄や骨，リンパ節の頻度が高い[2]．

　骨・骨髄転移では，眼窩や長管骨の骨幹端が侵されやすい．単純X線写真では骨濃度低下や浸透状溶骨像を認め，時に非連続性や放射状の骨膜反応を伴う．しばしば両側性，びまん性に分布する．質的診断や病変分布の評価にはMRIや^{123}I-MIBGシンチグラフィが必要である．

3) 白血病 leukemia

　遺伝子変異を伴う造血細胞が異常増殖する疾患群で，最も頻度の高い小児悪性腫瘍である．急性リンパ性白血病がその75%以上を占め，2〜5歳の乳幼児に好発する．

　骨関節痛を訴える例は少なくないが，単純X線写真で異常を指摘できるのは半数程度である．膝を中心とする下肢骨に好発し，主に骨濃度の低下や浸透状溶骨像，骨幹端の横走透亮像（metaphyseal band），骨膜反応を認める．

4) 急性化膿性骨髄炎 acute pyogenic osteomyelitis

　骨髄に生じる化膿性炎症で，感染から発症2週間以内を急性ととらえる．起炎菌は黄色ブドウ球菌の頻度が高い．感染経路は外傷などによる直接感染，周辺感染巣からの波及，菌血症に伴う播種に分けられ，乳幼児では血行播種が多い[3]．血流に富み流速の遅い骨幹

A 単純X線写真（膝部正面像）　　**B** 脂肪抑制造影T1強調冠状断像

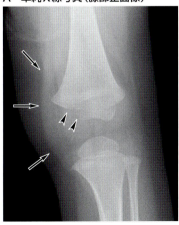
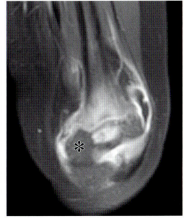

参考症例
図1 1歳5か月，男児　急性化膿性骨髄炎/化膿性膝関節炎

A：左膝周囲の軟部影が腫脹し（→），大腿骨遠位骨幹端と骨端内側に浸透状溶骨像を認める（▶）．
B：大腿骨遠位骨幹端や骨端骨化核，滑膜が造影増強されている．骨端軟骨内側の造影が不良で（＊），感染に伴う虚血が疑われる．

端に初発巣が形成されやすく，乳児では骨幹端と骨端をつなぐ血管（transphyseal vessel）によって，感染は容易に骨端へと波及する．炎症に伴う骨髄内圧の上昇が感染の骨外進展や骨軟骨の虚血を引き起こす．

単純X線写真で認める初期変化は軟部影の腫脹だが，異常を同定できないことも多い．骨には境界不明瞭な浸透状の溶骨像や連続性の骨膜反応を認めるが（図1），所見は発症から2～3週間を経ないと出現しない．

5）乳児筋線維腫症　infantile myofibromatosis

線維芽細胞や筋線維芽細胞が増生する間葉系腫瘍で，乳児の良性線維性腫瘍中，最多を占める．約90％は2歳未満に生じ，その半数は新生児例である．

孤発型と多発型に分けられ，骨病変は後者の17～77％に認められる．地図状溶骨像を呈し，硬化縁を伴うこともある．長管骨の骨幹端に偏在しやすく，骨盤や肋骨，椎体も侵

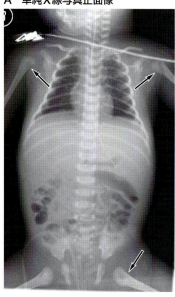

A　単純X線写真正面像

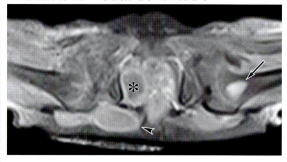

B　脂肪抑制造影T1強調像（両大腿外転位）

参考症例

図2 日齢14日，女児　乳児筋線維腫症

A：四肢長管骨の近位骨幹端に偏在する地図状溶骨像を認める（→）．

B：直腸の右側（＊），右臀部皮下（▶）に輪状造影される軟部腫瘤を認める．左大腿骨の病変は濃染されている（→）．

単純X線写真（右下腿側面像）

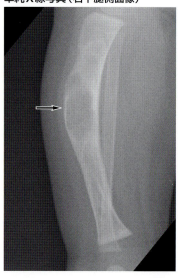

参考症例

図3 5か月，男児　骨線維性異形成

右脛骨は前方凸に彎曲し，骨幹前方に地図状の溶骨像を認める（→）．周囲には淡い硬化を伴う．

される(図2).通常は1～2年の経過で自然退縮するが,内臓病変の存在が予後不良因子となる.

6) 骨線維性異形成　osteofibrous dysplasia

骨芽細胞が縁取る線維性骨(woven bone)と,異型のない線維成分からなる腫瘍類似疾患である.病変の90%は脛骨に生じる.骨幹中央の前方骨皮質に好発し,周囲に硬化を伴う類円形溶骨像を認める.しばしば罹患骨が腫大し,前方凸に彎曲する(図3).自然退縮の傾向があるため保存的対応が勧められる.

鑑別診断のstrategy

溶骨病変の評価でまず注目すべきは,児の年齢である.骨病変に限らず小児疾患には好発時期をもつものが多く,特に乳幼児期に生じる疾患は限られる(表).

次に病変の性状,部位,数に着目する.性状については,骨破壊や骨膜反応の形態が病変の良悪性や活動性を推定する指標となる.さらに病変の単発,多発や骨外病変の有無を評価することで,診断に近づくことができる.

表 乳幼児(<5歳)の溶骨性病変を来す主な疾患の比較

	Langerhans細胞組織球症	神経芽腫の骨・骨髄転移	白血病	急性化膿性骨髄炎	乳児筋線維腫症	骨線維性異形成
溶骨像	地図状～浸透状(病変活動性により多様)	・浸透状 ・虫喰い状	・浸透状 ・骨濃度低下 ・骨幹端横走透亮像(metaphyseal band)	浸透状	地図状	地図状
骨膜反応	連続性	・非連続性 ・放射状	・非連続性 ・連続性	連続性	ー	ー
局在	骨髄	骨髄,骨皮質	骨髄,骨皮質	骨髄	骨髄(偏在性)	骨皮質
数	・多発(特に乳幼児) ・単発	・多発 ・両側性 ・びまん性	・多発 ・びまん性	・単発 ・多発(特に新生児)	多発	単発
好発部位	扁平骨(特に頭蓋骨),長管骨,椎体	長管骨(骨幹端),扁平骨(特に眼窩),椎体	長管骨,扁平骨,椎体	長管骨(骨幹端)	長管骨(骨幹端)	脛骨(骨幹)
その他	しばしば他臓器病変を合併	・腹部腫瘍(神経芽腫) ・尿中VMA・HVA高値	・出血傾向 ・骨関節痛	発赤,熱感,腫脹	・2歳未満 ・軟部腫瘤	前方凸彎曲

HVA：homovanillic acid, VMA：vanillylmandelic acid

文献

1) Zaveri J, La Q, Yarmish G, et al: More than just Langerhans cell histiocytosis: a radiologic review of histiocytic disorders. RadioGraphics **34**: 2008-2024, 2014.
2) Swift CC, Eklund MJ, Kraveka JM et al: Updates in diagnosis, management, and treatment of neuroblastoma. RadioGraphics **38**: 566-580, 2018.
3) Kan JH, Meyers AB, Azouz EM: Musculoskeletal infections. In Coley BD(ed); Caffey's pediatric diagnostic imaging, 13th ed. Elsevier, Philadelphia, p.1349-1364, 2018.

9 悪性骨腫瘍の所見

寺村易予, 植野映子, 阿江啓介, 松枝 清

症例 60歳台, 男性. 左上腕部痛.

A 単純X線写真

B 造影T1強調冠状断像

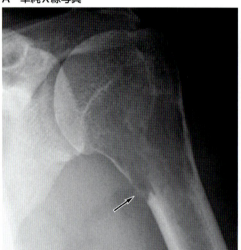
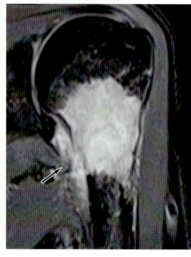

A：上腕骨近位骨幹端に境界不明瞭な移行帯の広い病変がある. 内側では骨皮質の破壊もみられる（→）.
B：内側の皮質断裂部には骨外腫瘤が認められる（→）.

診断　多発性骨髄腫

症例 2　10歳台, 男児. 左肩の痛みと疼痛を自覚.

A 単純X線写真

B 造影T1強調冠状断像

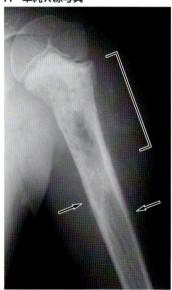
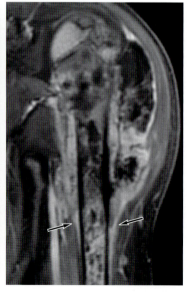

A：上腕骨近位骨幹端〜骨幹部に不均一な骨破壊があり, 骨幹端には硬化がある. 骨膜反応の断裂があり（Codman三角；→）, 同部位より近位側で骨外腫瘤が形成されている. 骨幹端外側では, 骨膜に対し垂直に伸びる線状の骨膜反応が認められる（sunburst状；⌒）. 骨外腫瘤部分にも石灰化がみられる.
B：骨膜反応の断裂部分から大きな骨外腫瘤が形成されているのがわかる（→）.

診断　骨肉腫

症例 3 70歳台，男性．右肩痛．

A 単純X線写真

B 脂肪抑制T2強調冠状断像

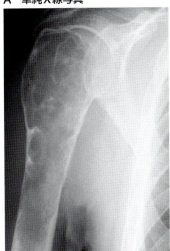
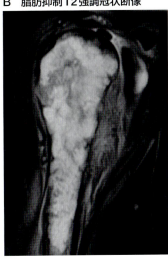

A：上腕骨近位骨端〜骨幹部に分葉状で境界明瞭な溶骨性病変がある．内部には隔壁様構造もみられる．広範にわたって皮質を圧排し菲薄化している（endosteal scalloping）が，皮質の断裂はない．
B：内部は著明な高信号を示す．骨外腫瘤はない．

診断　軟骨肉腫

症例 4 40歳台，男性．右大腿部痛．

A 単純X線写真

B T2強調像

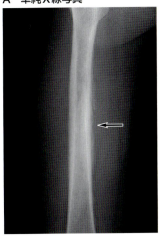
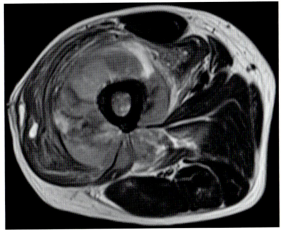

A：大腿骨骨幹部に多層性の非連続骨膜反応がある（→）．骨破壊は軽微である．
B：大腿骨から骨外に広がる大きな腫瘤がある．

診断　Ewing肉腫

良悪性の鑑別に用いられる所見

- 辺縁性状，移行帯
- 皮質破壊
- 骨膜反応
- 骨外腫瘤

所見ないし疾患(群)の概念

骨腫瘍の画像を読影する上で重要なことのひとつは，病変の良悪性(もしくは活動性)を正しく評価することである．良悪性の判断は診断・鑑別につながるのみならず，その後の治療方針に大きく影響する．骨腫瘍の多くは単純X線写真で診断することができ，最も重要な検査である．単純X線写真の評価法は腫瘍の発育速度に基づいて作られており，良悪性の評価に有用だからである．

一般的に悪性腫瘍は増殖・増大スピードが速く，良性腫瘍は増殖・増大スピードが遅い．骨腫瘍による骨破壊のスピードと，それに反応して起こる正常骨の反応を評価することで，その病変の活動性を評価できる．ただし，一過性でも増殖・増大スピードが速く活動性の高い良性病変は，悪性腫瘍に類似した所見を呈することがあり注意が必要である．

診断のポイント

A. 辺縁性状，移行帯 ▶症例❶

病変の辺縁性状は，病変の増大速度を反映する．緩徐に増大する腫瘍には辺縁に硬化縁がみられる(図1)．硬化縁は，病変による骨破壊に対する反応性の骨形成である．これは，骨芽細胞が骨を形成する時間があったことを意味し，増大の緩徐な良性病変であると判断できる．一方，病変と周囲骨との境界は明瞭であるが硬化縁がないものは，硬化縁のある病変よりは増大速度が速いということになる(図2)．さらに，病変と正常骨との境界が明瞭でないものは，もっと増大速度が速い病変であることが示唆され，より悪性を疑う所見である．

単純X線写真では，辺縁の評価を移行帯と表現することもある．狭い移行帯とは，病変の辺縁を尖った鉛筆の先でなぞれるような境界明瞭な病変のことを指し，良性を示唆する所見である．硬化縁のある病変は，最も狭い移行帯をもつといえる．一方，病変の境界が明瞭に定まらないことを移行帯が広いと表現し，浸潤性の高い，悪性度の高い病変を示唆する．

B. 骨膜反応 ▶症例❷

通常，骨膜は画像では認識できない構造であるが，腫瘍の増大や血流増加などの刺激に反応して骨膜がもち上げられると，骨膜のinner layerに骨形成が生じるために認識できるようになる[1]．骨膜反応は骨に何かが起こっているサインであるが，その原因は良悪性を問わず多岐にわたる．どのような骨膜反応がみられるかは，骨膜をもち上げる病変の種類と持続期間に影響を受ける．良悪性を考える際には，単層性(図3)か多層性か，連続性か非連続性か，というように分けると理解しやすく，多層性や非連続性の骨膜反応は悪性を考える所見である．

1) 良性病変を疑う骨膜反応：単層性，連続性の骨膜反応

基本的に単層性の骨膜反応は，炎症や骨折などの非腫瘍性病変や良性腫瘍でみられることが多い(図3)．中でも，単層性の厚い骨膜反応はsolidと表現される．層が癒合したり骨化したりしてできるsolidな骨膜反応は，慢性的な良性の経過を示唆する所見である．

単純X線写真

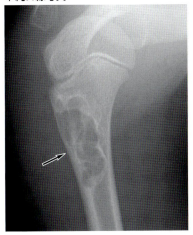

参考症例
図1 10歳台, 男児　非骨化性線維腫
上腕骨近位骨幹端から骨幹部にかけて, 硬化縁を伴う境界明瞭な溶骨性病変がある (→). 良性腫瘍と考えられる.

単純X線写真

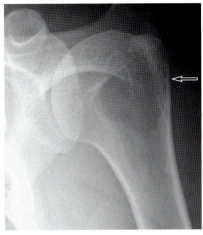

参考症例
図2 30歳台, 女性　骨巨細胞腫
左肩痛.
上腕骨近位骨端部からやや骨幹端部にかけて, 境界明瞭な硬化縁のない骨透亮像がある (→).

A　単純X線写真　　　　　　　　B　造影T1強調冠状断像

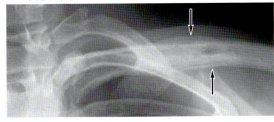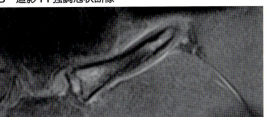

参考症例
図3 10歳台, 男児　骨髄炎
誘因なく鎖骨部痛, 熱発.
A：鎖骨に単層性の骨膜反応を認める (→).
B：骨外腫瘤は認めない.

2) 悪性（活動性の高い）病変を疑う骨膜反応：多層性, 非連続性の骨膜反応　▶症例❷

a. 多層性骨膜反応, onion-skin appearance

多層性の骨膜反応は, 骨皮質を超えた複数箇所で骨膜反応が生じることで形成される. つまり, 骨膜反応を形成しつつ持続的に進行する病変が存在することを示す. 単層性の骨膜反応より活動性の高い病変を疑う所見である.

b. Codman三角

腫瘍の骨外進展によって骨膜反応が破壊されることにより形成される, 非連続性の骨膜反応である. 残された骨膜反応の断端が三角形にみえることからCodman三角といわれる. 骨膜の欠損部には骨外腫瘤がある. Codman三角は基本的には悪性を疑う所見である. 時に動脈瘤様骨嚢腫や軟骨粘液線維腫など, 膨隆傾向の強い良性病変の辺縁に骨膜

反応を伴うことがある．この場合，骨膜反応部分は悪性の場合とは異なりsolidな性状をとる[1) 2)]（図4）．辺縁部の骨膜反応の性状にも着目する必要がある．

c. sunburst appearance

非連続性の骨膜反応のひとつであり，骨膜に対して垂直にみられる線状の淡い骨膜反応のことである．骨皮質と骨膜の間にあるSharpey線維に沿って腫瘍が骨外進展していることを示す．急速に増大する，血流豊富な活動性の高い病変でみられる．

C. 皮質破壊

骨皮質を破壊し，骨外腫瘤を形成するような腫瘍は悪性を疑う（症例1）．皮質の断裂には至らなくても，骨髄内から骨皮質を圧排し，菲薄化させるような病変にはある程度の活動性を疑うべきである（症例3）．また，骨から外方性に膨張性の発育形態をとる性質をもつ良性腫瘍では，骨皮質が引き伸ばされ菲薄化するが，連続性は保たれる（図4）．骨皮質がかなり菲薄化している場合，皮質破壊の有無の評価は難しいことがある．

D. 骨外腫瘤

基本的には良性骨腫瘍は骨外腫瘤を認めないため，骨外腫瘤は悪性を疑う所見のひとつである．前述のように，Codman三角やsunburst状の骨膜反応は骨外腫瘤の存在を示す．

Ewing肉腫や悪性リンパ腫のような小円形細胞腫瘍は，骨破壊を伴わない，もしくはごく軽微な骨破壊に不釣り合いな大きな骨外腫瘤を形成することがあり，特徴的である（症例4）．また，これらの腫瘍は複数のコンパートメントにわたって病変が広がるという特徴もある．筋骨格系では骨膜や筋膜によりコンパートメントが分かれている．それらの構造は腫瘍進展の障壁となるため，肉腫ではコンパートメントをまたがって腫瘍が広がることは稀である．よって，複数のコンパートメントにわたって広がる病変をみたら，小円形細胞腫瘍を考える根拠になりうる．骨外腫瘤の広がりの評価にはCTやMRIが有用である．

鑑別診断のstrategy

骨腫瘍の発症年齢と発生部位は，骨腫瘍の鑑別に重要な情報である．若年者であれば良性腫瘍の割合が多く，偶然に指摘される腫瘍も多い．一方，中高年者であれば転移性骨腫瘍や多発性骨髄腫を主とした悪性腫瘍の割合が多くなる．辺縁性状，移行帯，骨膜反応，皮質破壊，骨外腫瘤のひとつでもあれば悪性腫瘍を疑うということではなく，これらの所見を総合的にみて病変の悪性度を判断する．

若年者で悪性骨腫瘍と判断すれば，頻度からはまず骨肉腫とEwing肉腫を考える．骨肉腫は骨基質を産生する腫瘍であり，単純X線写真やCTで塊状・雲状・象牙状と表現される骨基質形成を示唆する所見が指摘できれば診断できるが，なければ断定が難しい．Ewing肉腫でも硬化しているようにみえることもある．最終診断には生検が必要である．若年者において，悪性腫瘍との鑑別に苦慮する疾患にLangerhans細胞組織球症（Langerhans cell histiocytosis；LCH）がある．LCHは自然治癒しうる良性腫瘍であるが，活動期には周囲の浮腫性変化や軟部組織への波及など，浸潤性発育を疑う所見をとりうる．しかし，活動性の低下に伴い良性腫瘍を反映した所見が混在しうるため，これを指摘することで診断できる場合がある（図5）．また，感染や骨折などの非腫瘍性病変も時に激しい骨膜反応を伴うなど，悪性骨腫瘍と鑑別を要することがある．

中高年者で頻度の高い原発性悪性骨腫瘍は多発性骨髄腫と軟骨肉腫である．多発性骨髄腫は硬化縁のない，均質な骨破壊をとることが多い．軟骨肉腫は単純X線写真やCTで軟骨基質

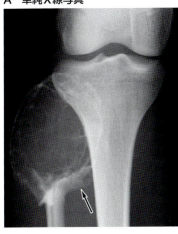
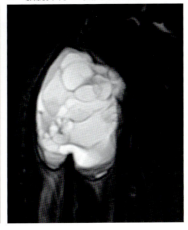

参考症例

図4 10歳台，女児　骨巨細胞腫

膝外側部痛，安静時痛．

A：腓骨遠位端に膨張性骨変形を伴う骨破壊がある．骨皮質はshell状に残存し，連続性は保たれている．内部に隔壁構造もみられる．遠位内側には三角形に取り残されたsolidな骨膜反応もある（→）．

B：内部には多数の液面形成を伴う．

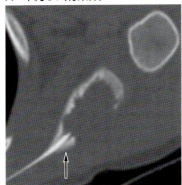
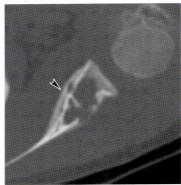
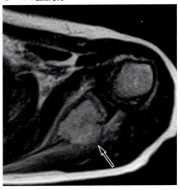

参考症例

図5 10歳台，男児　Langerhans細胞組織球症

左肩甲骨部痛．

A, B：肩甲骨に地図状骨破壊がある．後方では皮質の断裂を伴い，辺縁にCodman三角がみられる．内部はsolidである（A；→）．前方には単層性でsolidな骨膜反応がある（B；▶）．

C：後方では骨外腫瘤がある（→）．

を疑う弧状，リング状の石灰化，MRIで軟骨基質を確認できれば診断は容易である．grade 1の軟骨肉腫と内軟骨腫の鑑別は画像では難しい．大きさや骨皮質の圧排所見（endosteal scalloping）が強い場合には軟骨肉腫を考慮する（症例3）．悪性度の高くない軟骨性腫瘍の所見に隣接して非軟骨性の悪性を疑う所見を認めた場合には，脱分化型軟骨肉腫を疑う．

中高年者や担癌者に骨病変が出現した場合には，転移性骨腫瘍を鑑別に入れる．転移性骨腫瘍は多彩な所見を示し非特異的なことが多いが，がん腫によってとりやすい画像所見は押さえておくとよい．単発か多発か，原発巣となりうる病変がないかなどの全身検索が必要である．

文献

1) Bisseret D, Kaci R, Lafage-Proust MH, et al: Periosteum: characteristic imaging findings with emphasis on radiologic-pathologic comparisons. Skeletal Radiol **44**: 321-338, 2015.
2) Greenspan A, Jundt G, Remagen W: Differential diagnosis in Orthopaedic Oncology, 2nd ed. Lippincott Williams and Wilkins, p.11, 2007.

第1章 骨腫瘍

10 T2強調像での広範な反応性変化の鑑別

福庭栄治

症例 9歳, 男児. 腰痛を伴う側弯.

A 腰椎単純X線写真正面像

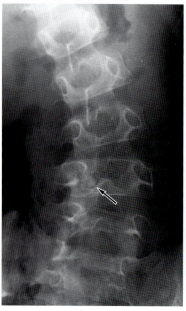

B T2強調矢状断像

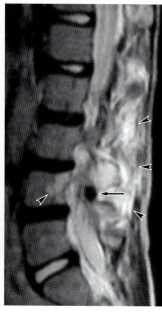

A：著明な側彎を呈し，第4腰椎の右椎弓根近傍に円形石灰化陰影を認める（→）．椎弓根の輪郭は，病変と接する部分で不鮮明となっている．
B：単純X線写真（A）でみられる石灰化陰影は低信号に描出され（→），その周囲の椎体，軟部組織に広範な高信号域が広がる（▶）．
（岩手医科大学医学部放射線医学講座 江原 茂先生のご厚意による）

診断 類骨骨腫

症例 10歳台, 男性. 右肩痛.

A 右上腕骨単純X線写真

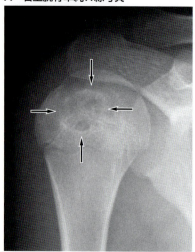

B 脂肪抑制T2強調冠状断像

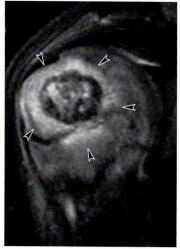

A：上腕骨近位骨端に境界明瞭な骨透亮像を認める（→）．病変の境界は薄い硬化縁を呈する．病変内部に明確な石灰化は認められない．
B：病変中心部は軽度高信号〜高信号を示し，辺縁部は低信号を示す．病変周囲の骨髄にびまん性の高信号域が広がる（▶）．
（岩手医科大学医学部放射線医学講座 江原 茂先生のご厚意による）

診断 軟骨芽細胞腫

T2強調像での広範な反応性変化の鑑別診断リスト

- 類骨骨腫
- 骨芽細胞腫
- 軟骨芽細胞腫
- Langerhans細胞組織球症
- Ewing肉腫
- 悪性リンパ腫
- 急性骨髄炎
- 疲労骨折

所見ないし疾患（群）の概念

　良性骨腫瘍や腫瘍類似病変の中には，病変周囲の骨髄や軟部組織に強い浮腫を伴うものがあり，T2強調像では広範な高信号域として描出される．この変化は病変に起因した反応性変化であり，時として悪性腫瘍や血液疾患，感染症，外傷性変化と紛らわしい像を示すことがある．

診断のポイント

1）類骨骨腫　osteoid osteoma　▶症例❶

　10〜20歳台の男性に好発する良性骨腫瘍で，非ステロイド性抗炎症薬（non-steroidal anti-inflammatory drugs；NSAIDs）が奏効する夜間痛を臨床的特徴とする．

　単純X線写真やCTでは，病変の中心部にnidusと呼ばれる1cm以下の骨吸収域を認める．nidusの内部は様々な程度の石灰化を示す．骨皮質に生じた病変では，周囲に著明な反応性骨硬化や層状の骨膜反応を伴う．MRIでは，T2強調像で病変周囲の骨髄や軟部組織に高信号域が広がり，若年者ほど顕著な傾向がある[1]．ダイナミック・スタディを行うとnidusの豊富な血流を反映して，早期の信号上昇を示す．

2）骨芽細胞腫　osteoblastoma

　病理組織学的には類骨骨腫と同一の病変である．類骨骨腫ほどの激しい疼痛はなく，NSAIDsが奏効することはない．

　単純X線写真やCTでは，病変の大きさは一般的に類骨骨腫より大きく，1〜2cm以上である．大きな病巣を有するものや膨隆性変化，骨皮質の破壊が著しいものがあり，悪性腫瘍との鑑別が難しいことがある．MRIでは類骨骨腫と同様，病変周囲に著明な反応性変化を伴うフレア現象（flare phenomenon）[2]として知られ，悪性リンパ腫やEwing肉腫との鑑別が問題となる．

3）軟骨芽細胞腫　chondroblastoma　▶症例❷

　骨端線閉鎖前の長管骨骨端に好発する．単純X線写真では境界明瞭な骨透亮像を示し，薄い硬化縁を伴う．25〜50％に石灰化を認める．しばしば病変が骨端から骨端線を越えて骨幹端に及び，さらに広汎な反応性変化により骨幹端や骨幹に骨膜反応を示すこともある．MRIでは，軟骨基質や高い細胞密度を反映してT2強調像で高信号を示す．病変内部に出血や囊胞性変化を来すことが多く，しばしば液面形成が認められる．病変周囲の骨髄や軟部組織にT2強調像で高信号域を認め，プロスタグランジンなどの液性因子が関与するとされる[3]．

　鑑別診断として，骨端線閉鎖前ならばLangerhans細胞組織球症や骨髄炎，骨端線閉鎖後ならば骨巨細胞腫が挙げられる．

4) Langerhans細胞組織球症　Langerhans cell histiocytosis ; LCH

　Langerhans細胞組織球症は，Langerhans細胞がクローン性に腫瘍性増殖する疾患であり，単一臓器型と多臓器型に分類される．10歳未満の小児に好発し，男児にやや多くみられる．臨床的には疼痛や炎症症状で発症する．

　単純X線写真では地図状，浸透性の骨破壊あるいは虫喰い像を示す．脊椎病変が進行すると扁平椎（vertebra plana）と呼ばれる椎体高の著しい減少を示す．CTでは骨破壊とともに軟部腫瘤の形成を認める．MRIでは病変周囲の骨髄や軟部組織に著明な浮腫を伴い，Ewing肉腫や急性骨髄炎との鑑別を要する．

5) Ewing肉腫　Ewing sarcoma

　小児期の原発性悪性骨腫瘍の中では2番目に頻度の高い疾患である．病理学的には未分化小円形細胞の増殖からなる．20歳以下の若年者で男性にやや多くみられる．大腿骨などの長管骨の骨幹部，骨幹端が好発部位で，骨盤骨，肋骨，脊椎にも好発する．臨床的には疼痛，腫瘤形成，発熱，白血球増加などの炎症所見がみられる．

　単純X線写真では浸透性，虫喰い状の骨破壊を示し，多層状，放射状の骨膜反応を伴う．骨皮質表面に皿状の骨圧排侵食像（saucerization）を来すことがある．MRIでの信号パターンは非特異的であり，骨髄内に異常信号が広範に波及し，骨外の軟部腫瘤を形成する．Langerhans細胞組織球症，骨肉腫，悪性リンパ腫，急性骨髄炎との鑑別を要する．

6) 悪性リンパ腫　malignant lymphoma

　骨原発悪性リンパ腫は稀であり，血行性ないしは直接浸潤による続発性のものが多い．非Hodgkinリンパ腫が大半を占め，Hodgkinリンパ腫は稀である．原発性では大腿骨，脊椎，続発性では脊椎，肋骨，骨盤骨など赤色髄の豊富な体幹骨が好発部位である．

　単純X線写真，CTでは浸透性ないしは虫喰い状の溶骨性変化と，造骨性変化の混合像を示す．脊椎にびまん性骨硬化を生じるとivory vertebraと呼ばれる（特にHodgkin病に特有）．MRIでは高い細胞密度を反映してT2強調像で均一な低信号，拡散強調像で高信号，ADC低値を示す．

7) 急性骨髄炎　acute osteomyelitis

　細菌による血行性感染が多く，起炎菌は黄色ブドウ球菌が最多である．発熱，疼痛，腫脹など炎症症状で発症し，骨破壊が急速に進行するため，早期の診断が重要である．年齢による血行動態の違いが骨髄炎の発生部位に関与する．新生児期では骨端や関節内に波及しやすく，小児期では，骨幹端に栄養血管のループが形成されるため血流が遅く，感染巣を作りやすい．成人期では，成長線閉鎖により軟骨下骨へ感染が波及しうる．また，長管骨よりも脊椎や骨盤骨が好発部位となる．

　単純X線写真で骨破壊が明らかになるのは，発症後数日以上経過してからである．MRIは骨髄炎の検出に優れ，病変の広がりを評価するのに適している．CTは病変内部の腐骨やガス像を検出するのに優れる．MRI, CTともに造影剤を使用することで膿瘍の検出が容易となる．

8) 疲労骨折　stress fracture, fatigue fracture

　正常の強度を有する骨に対して，許容範囲を超えた負荷が長期間，繰り返し加わることで生じる骨折である．運動時に疼痛が出現し，安静時には軽快するため，運動歴の聴取は診断に重要である．大腿骨頸部や第2, 第3中足骨など好発部位があるが，スポーツごとに異なる．

　単純X線写真では初期に骨皮質に線状の透亮像を認め，発症2～3週後より骨皮質に沿う骨膜反応が徐々に形成される．最終的には限局的で偏心性の骨皮質肥厚を呈する．

MRIでは，病変部周囲の骨髄や骨膜反応の周囲にT2強調像やSTIR像で高信号域が広がる．腫瘍性病変や骨髄炎との鑑別が問題となりやすい．

鑑別診断のstrategy

良性病変でありながら病変周囲に著明な反応性変化を伴う場合，悪性疾患との鑑別が問題となる（表）．

類骨骨腫や骨芽細胞腫，軟骨芽細胞腫のように病変内部に特徴的な所見を示すものがあり，診断の手がかりとなる．Langerhans細胞組織球症や骨芽細胞腫のように著しい骨皮質の破壊を認める時には，Ewing肉腫，骨肉腫といった悪性腫瘍との鑑別が困難であり，生検の施行を積極的に考慮してもよいと考えられる．骨膜反応の形態や夜間痛などの特徴的症状，臨床経過にも留意しながら，画像所見と臨床像を総合的にとらえて診断を進めることが大切である．

表 T2強調像での広範な反応性変化を来す疾患の比較

	類骨骨腫	骨芽細胞腫	軟骨芽細胞腫	Langerhans細胞組織球症
臨床的特徴	夜間痛（NSAIDsが奏効する）	疼痛（NSAIDsは奏効しない）	骨端線閉鎖前の長管骨骨端に好発	疼痛，炎症症状
単純X線写真・CT所見	・nidus（1cm以下，石灰化） ・反応性骨硬化 ・骨膜反応（層状）	・1〜2cm以上の骨吸収域（石灰化を伴う） ・膨隆性変化 ・骨皮質の破壊	・境界明瞭な透亮像 ・薄い硬化縁 ・石灰化（25〜50%） ・骨端に発生	・浸透性，虫喰い状骨破壊 ・扁平椎
MRI所見	ダイナミック・スタディで早期信号上昇あり	フレア現象（著明な骨髄・軟部組織浮腫）	・T2強調像で高信号 ・液面形成（出血，嚢胞性変化を反映）	T2強調像で中等度〜高信号
その他	石灰化の程度は様々	病理学的に類骨骨腫と同一	関節液貯留，滑膜肥厚	椎間板は保たれる
	Ewing肉腫	**悪性リンパ腫**	**急性骨髄炎**	**疲労骨折**
臨床的特徴	疼痛，発熱，腫瘤形成	発熱，リンパ節腫脹	疼痛，発熱，腫脹	運動時の疼痛
単純X線写真・CT所見	・浸透性，虫喰い状骨破壊 ・皿状の骨圧排侵食像 ・骨膜反応（多層状，放射状）	浸透性，虫喰い状の溶骨性変化と，造骨性変化の混合像	・急速な骨破壊 ・腐骨 ・ガス像 ・骨膜反応	・骨皮質内の線状透亮像 ・骨膜反応（肥厚状） ・偏心性の骨皮質肥厚
MRI所見	広範な骨髄，骨外の軟部組織腫瘤	T2強調像で低信号，拡散強調像で高信号（ADC低下）	・T2強調像/STIR像で高信号 ・造影による膿瘍検出	広範な骨髄，軟部組織の浮腫
その他		・骨の形態は比較的保たれる ・高い細胞密度	起炎菌は黄色ブドウ球菌が最多	・運動歴 ・下肢に好発

文献

1) Ehara S, Rosenthal DI, Aoki J, et al: Peritumoral edema in osteoid osteoma on magnetic resonance imaging. Skeletal Radiol **28**: 265-270, 1999.
2) Crim JR, Mirra JM, Eckardt JJ, et al: Widespread inflammatory response to osteoblastoma: the flare phenomenon. Radiology **177**: 835-836, 1990.
3) Yamamura S, Sato K, Sugiura H, et al: Prostaglandin levels of primary bone tumor tissues correlate with peritumoral edema demonstrated by magnetic resonance imaging. Cancer **15**: 255-261, 1997.

11 骨端部病変の鑑別

橘川 薫

症例 1 10歳台，男性．左膝痛．

A 単純X線写真正面像

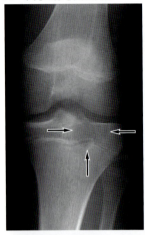

B CT MPR冠状断像

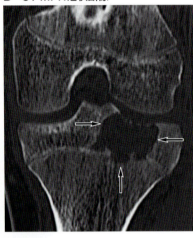

C T1強調冠状断像

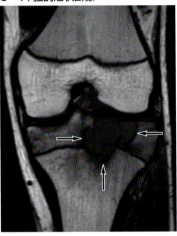

D STIR矢状断像

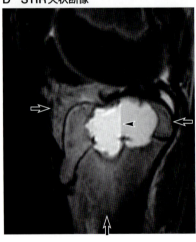

A，B：左脛骨近位骨端に境界明瞭な溶骨性病変を認め，一部で成長板を超えて骨幹端へ進展している（→）．
C：病変は中等度信号を呈し（→），病変周囲の骨髄信号が低下している．
D：病変内に液面形成がみられ，腫瘍内出血を示す（▶）．病変周囲に広範な骨髄浮腫を認め，膝蓋下脂肪体にも浮腫が広がっている（→）．手術にて軟骨芽細胞腫と診断された．

診断 軟骨芽細胞腫

骨端部病変の鑑別診断リスト

- 軟骨芽細胞腫
- 骨巨細胞腫
- 明細胞軟骨肉腫
- 骨髄炎
- 骨内ガングリオン
- Langerhans細胞組織球症
- 転移性骨腫瘍

> 症例 ❷　30歳台, 男性. 左膝痛.

A　単純X線写真正面像

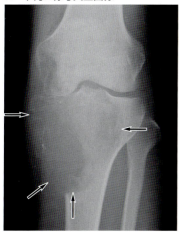

B　CT MPR冠状断像

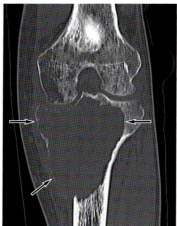

C　T1強調冠状断像

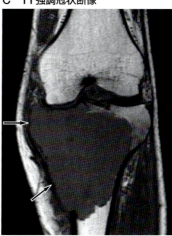

D　T2強調冠状断像

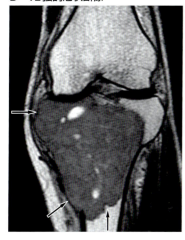

A, B：左脛骨近位骨端から骨幹端に，境界明瞭な溶骨性病変を認める．膨張性に発育し，脛骨内側骨皮質は著明に菲薄化，一部欠損している（→）．CT（B）では大腿骨遠位の骨吸収値が低下しているが，痛みによる廃用性萎縮が疑われる．
C, D：病変は，T1強調像（C）では低信号，T2強調像（D）では中等度信号を呈し，小さな高信号域が混在している．脛骨内側に発育しているが，菲薄化した骨皮質と思われる低信号域が病変辺縁に残存している（→）．
組織生検にて骨巨細胞腫と診断された．

診断　骨巨細胞腫

診断のポイント

1）軟骨芽細胞腫　chondroblastoma　▶症例❶

　原発性骨腫瘍のうち1％以下の稀な良性軟骨性腫瘍で，掻爬により完治が期待される予後の良い腫瘍である．発症年齢は5〜25歳で，多くは長管骨骨端に発生し，骨端に限局する場合，成長板に接触する場合，成長板を超えて骨幹端に進展する場合がある．20〜30％に動脈瘤様骨嚢腫を合併する．

　単純X線写真では，硬化縁を伴う境界明瞭な溶骨性病変として認められることが多い．軟骨性石灰化を伴うことがある．MRIではT1強調像で低信号，T2強調像で信号強度は様々である．細胞成分が多い場合はT2強調像にて低信号を示し，動脈瘤様骨嚢腫を合併する場合は高信号の嚢胞状構造を認め，内部に液面形成をみることがある．しばしば骨髄浮腫や骨膜反応がみられ，周囲軟部組織にも浮腫を認める[1]．

2）骨巨細胞腫　giant cell tumor of bone；GCT　▶症例❷

　原発性骨腫瘍の5％で，発症年齢は30歳台にピークがあるが10〜50歳台の広い年代

にみられ，成長板が閉じた状態で発生する．多くは長管骨に発生し，特に膝関節付近（大腿骨遠位，脛骨近位），橈骨遠位が好発部位である．動脈瘤様骨嚢腫の合併がみられることがある．

　単純X線写真では，硬化縁のない地図状骨破壊が偏在性にみられ，骨幹端から軟骨下骨まで進展する．時に膨張性発育，骨皮質の菲薄化や破壊，軟部腫瘤形成を認めることがある．MRIでは非特異的所見を呈し，T1強調像にて低～中等度信号，T2強調像にて低～高信号が混在する[2]．

3）明細胞軟骨肉腫　clear cell chondrosarcoma

　軟骨肉腫の2%ほどにみられる稀な腫瘍である．30～40歳台に最も多くみられ，軟骨芽細胞腫より発症年齢がやや高い．長管骨では骨端～骨幹端に発生する．軟骨芽細胞腫と比較し病変が大きく，膨張性発育を呈する傾向にある．

　画像所見では軟骨芽細胞腫との鑑別は難しい．地図状骨破壊を示すことが多いが，硬化縁は不明瞭な場合がある．MRIではT1強調像にて低信号を呈し，T2強調像では低～中等度信号，時に高信号域が混在する[1]．

4）骨髄炎　osteomyelitis

　急性血行性骨髄炎は，成長期の骨の血流の多い部分に発生する．長管骨骨幹端は血流が豊富で，血流が遅い，ないし終動脈であるため，病原体が停滞しやすい．18か月未満の小児では骨幹端と骨端の血管が交通しているため，骨幹端の感染が骨端に広がり，成長軟骨や二次骨化中心の破壊，成長板の破壊，さらに関節内に炎症が波及し，化膿性関節炎を併発することがある．18か月以上の小児においても，骨幹端病巣が成長板を超えて進展することが多く，成長障害を来すことがあり経過観察が必要となる．また，骨膜に波及し骨膜下膿瘍を形成する．最も多い病原体は*Staphylococcus aureus*（黄色ブドウ球菌）で，*Kingella kingae*, *Streptococcus pyogenes*, *Streptococcus pneumoniae*が続く．*K. kingae*による骨髄炎は4歳以下の小児に発生し，しばしば骨端を侵す．亜急性骨髄炎は潜在性に発症し，全身的炎症所見に乏しく，脛骨骨幹端に好発し骨腫瘍と間違われやすい．骨幹端病変が，成長板を超えて骨端病変を形成することがある（図1）．

　単純X線写真では，急性骨髄炎で病変がわかりにくいことがしばしばあり，臨床的に骨髄炎が疑われる場合はMRIが推奨される．亜急性骨髄炎では単純X線写真，CTでは境界明瞭で周囲に硬化性変化を伴う骨破壊を認める．MRIの脂肪抑制T2強調像およびSTIR像にて病変部は高信号を示し，周囲に骨髄や軟部組織の浮腫を認める．拡散強調像や造影MRIは膿瘍の診断に有用である[3]．

5）骨内ガングリオン　intraosseous ganglion

　関節面近傍の軟骨下骨に発生する粘稠な物質で満たされた嚢胞性病変である．腫瘍ではない．通常成人にみられ，症状なく偶発的に発見される他，関節痛を訴える．長管骨の関節の軟骨下骨に認められる．股関節，膝関節，足関節に多い．単純X線写真で境界明瞭で硬化縁のある溶骨性病変として認められ，関節とは直接の連続性はない．

6）Langerhans細胞組織球症　Langerhans cell histiocytosis；LCH

　組織球の樹状細胞の増殖により溶骨性骨病変を来す（詳細は1-12「骨幹部病変の鑑別」p.S72-S75参照）．長管骨では骨幹部病変が多いが，稀に骨端に発生する．

7）転移性骨腫瘍　metastatic bone tumor

　稀に溶骨性骨転移が軟骨下骨まで進展することがある．多発性骨髄腫や甲状腺癌，腎細胞癌では膨張性発育の溶骨性骨転移を認め，骨巨細胞腫との鑑別を要する．

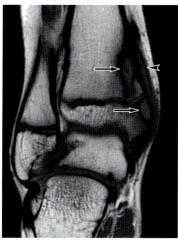 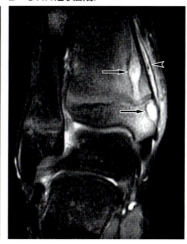 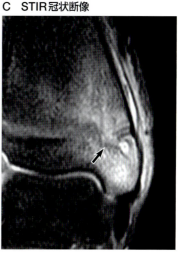

A T1強調冠状断像　B STIR冠状断像　C STIR冠状断像

参考症例

図1 10歳台，男性　Brodie膿瘍

スポーツ後に左足関節痛と腫脹．血液検査にて炎症所見なし．
A〜C：T1強調像で，脛骨内果〜骨幹端に辺縁に低信号域を伴う中等度信号域を認める（A；→）．STIR像では病変は高信号を示し（B；→），病変周囲に骨髄浮腫，周囲軟部組織にも浮腫がみられる．成長板を超えて骨端へ拡大している（C；→）．病変に接した骨皮質に沿ってT1強調像（A）にて低信号，STIR像（B）にて高信号域を認め，骨膜下膿瘍が疑われる（A，B；▶）．
骨端線を超えて骨幹端と骨端に広がる病変である．骨髄炎を疑い抗菌薬で加療したところ，症状は軽快し病変も縮小した．

鑑別診断のstrategy

　長管骨骨端に発生する骨腫瘍は少ない．骨端の溶骨性病変の鑑別には年齢が重要で，若年者であれば軟骨芽細胞腫，骨端線が閉じた成人なら骨巨細胞腫をまずは考慮する．Langerhans細胞組織球症は軟骨芽細胞腫より若年でみられる．軟骨芽細胞腫，巨細胞腫とも動脈瘤様骨嚢腫を伴い，嚢胞性腫瘍にみえることがある．単純X線写真で硬化縁がみえる，軟骨性石灰化を認める，MRIで病変周囲の骨髄や軟部組織に浮腫が目立つ場合は，軟骨芽細胞腫が考えやすい．

　成人であれば，転移性腫瘍や多発性骨髄腫も鑑別に加え，既往症，血液検査，他部位の病変の検索を行う．急性骨髄炎は臨床所見が参考になるが，亜急性骨髄炎では炎症所見に乏しく，MRIで病変周囲の浮腫が顕著で，腫瘍が疑われる場合がある．骨端〜骨幹端の病変の広がりを注意深く観察し，成長板への交通が認められると骨髄炎を考える要点になる．

文献

1) Kaim AH, Hügli R, Bonél HM, et al: Chondroblastoma and clear cell chondrosarcoma: radiological and MRI characteristics with histopathological correlation. Skeletal Radiol **31**: 88-95, 2002.
2) Chakarun CJ, Forrester DM, Gottsegen CJ, et al: Giant cell tumor of bone: review, mimics, and new developments in treatment. RadioGraphics **33**: 197-211, 2013.
3) Jaramillo D, Dormans JP, Delgado J, et al: Hematogenous osteomyelitis in infants and children: imaging of a changing disease. Radiology **283**: 629-664, 2017.

12 骨幹部病変の鑑別

橘川　薫

**症例 **　50歳台，男性．右上腕痛があり，近医にて腫瘍を指摘された．悪性腫瘍の既往はない．尿蛋白3＋．

A　単純X線写真

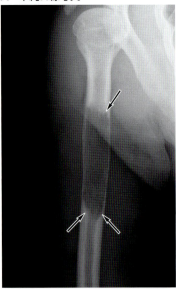

B　T1強調像

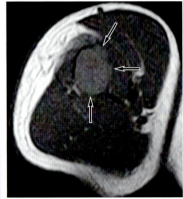

C　T2強調像

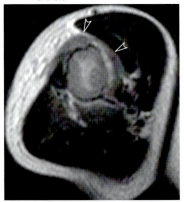

D　脂肪抑制造影T1強調冠状断像

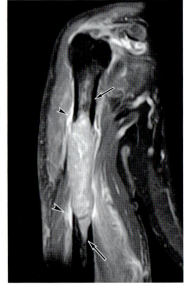

A：右上腕骨骨幹部に膨張性に発育する骨破壊を認める（→）．骨皮質が菲薄化している．境界は近位でやや不明瞭である．
B〜D：病変は，T1強調像（B）で筋肉よりやや高信号，T2強調像（C）で高信号を呈し，不均一な造影効果を認める．骨皮質の低信号域が不明瞭な部分がある（B；→）．T2強調像では，上腕骨周囲にも腫瘍の浸潤が疑われる（C；▶）．腫瘤内に囊胞形成や壊死は指摘できない．腫瘤の頭側・尾側の骨髄腔（D；→），上腕骨周囲に造影効果を認め，腫瘤浸潤が疑われる（D；▶）．
尿中Bence Jones蛋白陽性，骨髄穿刺にて形質細胞の増加を認め，多発性骨髄腫（BJP型）と診断された．

診断　多発性骨髄腫（BJP型）

骨幹部病変の鑑別診断リスト

- 単発性骨形質細胞種・多発性骨髄腫
- 線維性骨異形成
- 悪性リンパ腫
- 骨線維性骨異形成
- Ewing肉腫
- Langerhans細胞組織球症
- 転移性骨腫瘍

> 症例 **2** 10歳台，女性．スポーツで左上腕部痛，安静時痛はない．

A 左上腕骨単純X線写真

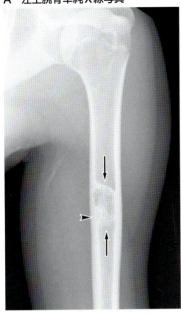

B T1強調矢状断像

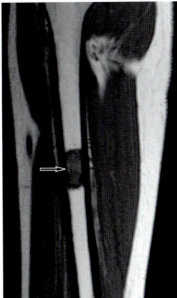

C T2強調矢状断像

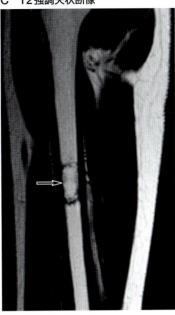

A：左上腕骨骨幹部に，硬化縁のあるすりガラス状病変を認める（→）．内部に骨化が疑われる（▸）．
B, C：病変はT1強調像（B）にて低信号，T2強調像（C）にてやや不均一な高信号を示し，辺縁に低信号帯を認め硬化縁を示す（→）．
組織生検にて線維性骨異形成と診断された．

診断 線維性骨異形成

診断のポイント

1) 単発性骨形質細胞腫，多発性骨髄腫　monostotic plasmacytoma of bone, multiple myeloma ▶症例❶

　単発性骨形質細胞腫は，単クローン性形質細胞の増殖により1か所の骨破壊が生じた状態で，血清・尿中単クローン性免疫グロブリン（M蛋白）を検出せず，骨髄生検も正常である．単発性骨形質細胞腫は多発性骨髄腫に進展しやすい[1]．

　多発性骨髄腫は，形質細胞の腫瘍性増殖によりM蛋白が血中・尿中に増加する疾患で，60〜70歳に多いが，約3％は40歳より若年で発症する．診断はM蛋白の検出で，IgG型が60％と最多，次にIgA型が25％と続く．血清β2ミクログロブリン値と血清アルブミン値は，予後を推定する上で重要である．骨病変は頭蓋骨，脊椎，骨盤，腸骨，長管骨近位部が好発部位である．

　境界明瞭な溶骨性病変が単純X線写真，CTにて認められる．びまん性骨陰影減弱，多発椎体骨折がみられることもある．骨シンチグラフィでしばしば異常を指摘できない．^{201}Tl-chloride，^{99m}Tc-MIBI，FDG-PETは骨シンチグラフィより検出率が高い．MRIではT1強調像にて低信号，T2強調像およびSTIR像にて高信号を呈する．

2) 線維性骨異形成　fibrous dysplasia ▶症例❷

　線維性組織の増生を伴う紡錘形細胞の増殖と，幼若な線維性骨の形成が骨髄内に認め

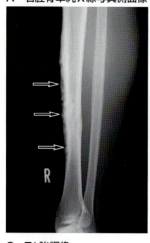
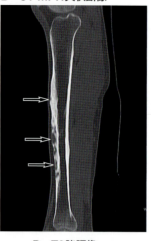
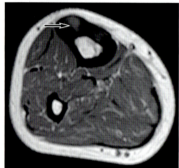
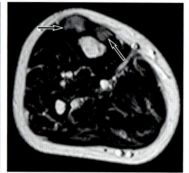
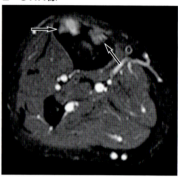

参考症例

図1 30歳台, 男性　骨線維性異形成

右下腿痛.

A, B：右脛骨骨幹部前方骨皮質に溶骨性病変を認める（→）. 骨皮質がやや肥厚している.

C〜E：病変は, T1強調像（C）にて低信号, T2強調像（D）およびSTIR像（E）にて淡い高信号を呈する（→）. 骨髄への進展はない.

組織生検が行われ, 骨線維性異形成と診断された.

られる良性疾患で, 単骨性と多骨性のものが知られている. 単骨性が多く20歳くらいまでに多く発生するが, より年齢の高い層で偶発的にみつかることがある. 肋骨, 頭蓋骨, 顔面骨, 大腿骨, 脛骨に多い. 多骨性の場合は, より低年齢者にみられる. 長管骨では骨幹部を中心に, 時に骨幹端に認められる.

単純X線写真では, 硬化縁を伴う境界明瞭な溶骨性病変で内部の骨成分が多くなると, すりガラス状を呈する. 骨皮質は菲薄化し, しばしば膨張性に発育する. 内部に軟骨性石灰化や骨化巣を認めることがある. 微小骨折の繰り返しで骨の彎曲を来すことがあり, 病的骨折もみられる. MRIではT1強調像で低〜中等度信号, T2強調像で多彩な信号を呈する[2]).

3）悪性リンパ腫　malignant lymphoma

骨原発悪性リンパ腫は稀で, すべての原発性骨腫瘍の5%以下である. いずれの年齢にも発生するが60〜70歳台に多く, 10歳以下には稀である. 長管骨の骨幹端〜骨幹が好発部位で, 大腿骨が最も多い. 組織型としては, びまん性大細胞型B細胞リンパ腫が多い.

単純X線写真では虫喰い状ないし浸透状骨破壊を示し, 病的骨折, 軟部組織腫瘤形成などが認められる. 病変内に腐骨, 骨膜反応をみることがある. MRIではT1強調像にて低信号, T2強調像およびSTIR像にて高信号を呈し, 非特異的である. 単純X線写真で異常がわからず, MRIで軟部組織腫瘤を伴う骨病変が検出されることがある[3]).

4）骨線維性異形成　osteofibrous dysplasia

良性fibro-osseous lesionであり, 20歳以下に認められ, 特に10歳以下に多い. 脛骨骨幹部前方骨皮質に特異的に発生し, 腓骨にみられることもある.

単純X線写真，CTでは脛骨骨幹部前方骨皮質内に限局した地図状の溶骨性病変が，長軸に沿って縦方向に連続してみえることが多い（図1）．MRIではT1強調像にて低信号，T2強調像にて高信号を呈する．骨髄への進展は稀である．

5) Ewing肉腫 Ewing sarcoma

小児では骨肉腫に次いで2番目に多い悪性腫瘍である．4～25歳（ピークは10～15歳）にみられ，白人に多い．主に大腿骨，骨盤，脛骨，上腕骨，腓骨，肋骨，仙骨に発生し，長管骨の場合は半数ほどが骨幹端～骨幹部病変としてみられる．

単純X線写真では，虫喰い状ないし浸透状骨破壊と広い移行帯を認め，多層性や放射状の骨膜反応がみられる．軟部組織腫瘤形成することが多い[4]．

6) Langerhans細胞組織球症 Langerhans cell histiocytosis；LCH

組織球のうち樹状細胞が増殖する疾患で，小児に多いが成人にみられることもある．単一臓器型は5～15歳に発生し，単一ないし2～3か所の骨に病変を認める．皮膚やリンパ節病変の場合もある．多臓器型では，2つ以上の臓器に病変がみられる．5歳以下に多く，多発骨病変と同時に肝，脾，骨髄，リンパ節，皮膚，肺，胸腺，下垂体などの病変をみる．特に肝，脾，骨髄はリスク臓器とされ，2歳以下に多く，予後が不良である．骨病変は本疾患で最も多く認められ，頭蓋骨，下顎骨，肋骨，骨盤などの扁平骨，脊椎に好発する．長管骨病変は骨幹から骨幹端にみられ，大腿骨，上腕骨，脛骨に多い．

長管骨病変は，単純X線写真にて髄腔内の溶骨性病変として認められ，膨張性に発育し骨破壊や骨膜反応をみる．CT，MRIでは，骨内のみならず骨外進展を認めることがある．慢性化した病変では硬化縁や層状の骨新生がみられる[5]．

7) 転移性骨腫瘍 metastatic bone tumor

骨転移が骨幹部にみられることがあり，虫喰い状，浸透状骨破壊を来すことが多い．しばしば病的骨折，軟部腫瘤形成を来す．

鑑別診断のstrategy

骨幹部に病変を来す疾患は多くはない．まず年齢より鑑別を進める．

Ewing肉腫，骨線維性異形成，Langerhans細胞組織球症は若年者，多発性骨髄腫，悪性リンパ腫，転移性骨腫瘍は成人，高齢者に多く発生する．多発性骨髄腫，悪性リンパ腫，転移性骨腫瘍は，いずれも骨幹部～骨幹端に浸透状ないし虫喰い状骨破壊と軟部腫瘤形成を来し，画像所見からの鑑別は難しい．腐骨形成がみられると悪性リンパ腫がより疑わしい．多発性骨髄腫や転移性骨腫瘍は，病歴や検査所見の確認とともに，多発することより他部位の病変の検索も必要である．線維性骨異形成は，内部がすりガラス状を呈することや硬化縁が存在することが多く，骨線維性異形成は脛骨前方に発生することに特徴がある．

文献

1) Angtuaco EJ, Fassas AB, Walker R, et al: Multiple myeloma: clinical review and diagnostic imaging. Radiology **231**: 11-23, 2004.
2) Shah ZK, Peh WC, Koh WL, et al: Magnetic resonance imaging appearances of fibrous dysplasia. Br J Radiol **78**: 1104-1115, 2005.
3) Krishnan A, Shirkhoda A, Tehranzadeh J, et al: Primary bone lymphoma: radiographic-MR imaging correlation. RadioGraphics **23**: 1371-1383, 2003.
4) Murphey MD, Senchak LT, Mambalam PK, et al: From the radiologic pathology archives: Ewing sarcoma family of tumors: radiologic-pathologic correlation. RadioGraphics **33**: 803-831, 2013.
5) Zaveri J, La Q, Yarmish G, et al: More than just Langerhans cell histiocytosis: a radiologic review of histiocytic disorders. RadioGraphics **34**: 2008-2024, 2014.

第1章 骨腫瘍

13 皮質内病変の鑑別

矢ケ部浩之,小橋由紋子

> 症例 20歳台,男性.左下腿痛.掻爬術の既往あり.

A 下腿単純X線写真側面像

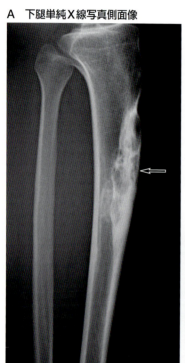

B 下腿単純CT

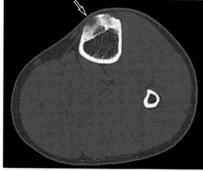

C 下腿T2強調像

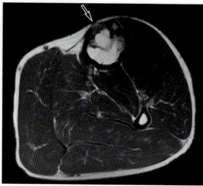

D 下腿脂肪抑制造影T1強調矢状断像

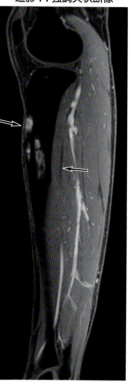

A：脛骨近位骨幹部の前面皮質を中心に膨隆性,多房性の溶骨性病変を認める(→).
B：脛骨前面皮質の破綻を認める(→).腫瘤の骨外進展を示唆する.別スライス(非提示)では骨髄内への浸潤も認めた.
C：CT(B)で認めた脛骨前面皮質の破綻は判然としない(→).骨皮質は腫瘤の浸潤によって高信号を呈している.
D：結節状に造影される領域が多発している(→).

診断 アダマンチノーマ

症例 2　10歳台後半，女性．右下腿の腫脹と痛み．

A　下腿単純X線写真側面像

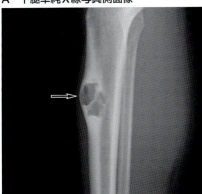

B　下腿単純CT

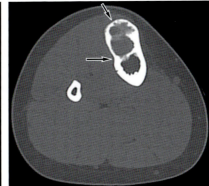

C　下腿T1強調像

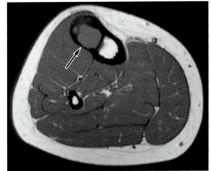

D　下腿T2強調像

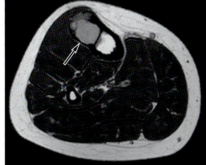

A：脛骨近位部前面骨皮質内を中心に膨隆性，多房性の骨透亮像を認める（→）．
B：脛骨前方骨皮質の破綻は認めない．また，骨髄内への進展も認めない（→）．
C, D：腫瘤はT1強調像（C）で筋と同程度の均一な信号，T2強調像（D）で均一な軽度高信号を呈している（→）．

診断　骨線維性異形成

症例 3　70歳台，女性．詳細不明．

A　大腿単純X線写真側面像

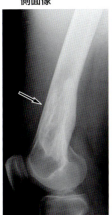

B　大腿単純CT側面像

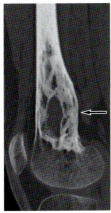

C　大腿T1強調像

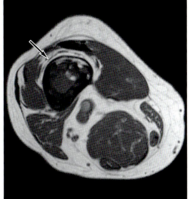

D　大腿T2強調像

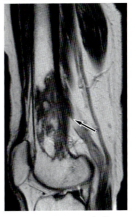

A：大腿骨遠位骨幹～骨幹端にかけて，比較的境界明瞭で辺縁の一部に硬化縁を伴うすりガラス状病変を認める（→）．
B：大腿骨遠位骨幹～骨幹端にかけて，溶骨性変化を伴うすりガラス状病変を認める（→）．
C, D：T1強調像（C），T2強調像（D）で不均一な信号を呈しており，様々な変性を来していることを示唆する（→）．

診断　線維性骨異形成

症例 4 20歳台，男性．詳細不明．

A 下腿単純X線写真側面像

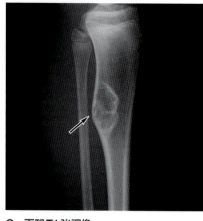

B 下腿単純CT側面像

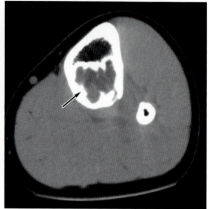

C 下腿T1強調像

D 下腿T2強調像

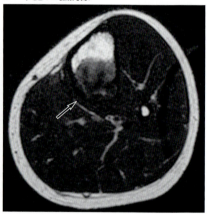

A：脛骨近位骨幹に，偏心性に境界明瞭な膨隆性，多房性の骨透亮像を認める（→）．
B：脛骨皮質後面に，辺縁に骨硬化縁を伴う膨張性占拠性病変を認める．筋と比較して低濃度である（→）．
C，D：CT（B）で認めた病変はT1強調像（C），T2強調像（D）で比較的低信号で，線維成分を反映している（→）．

診断 非骨化性線維腫

皮質内病変の鑑別診断リスト

- アダマンチノーマ
- 線維性骨異形成
- 類骨骨腫
- 骨線維性異形成
- 非骨化性線維腫
- 疲労骨折

症例 5 20歳台，男性．右大腿部の疼痛．

A 大腿単純X線写真側面像

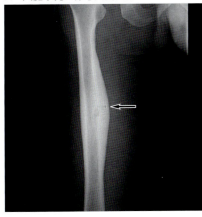

B 大腿単純CT

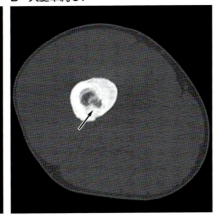

C 大腿T1強調像

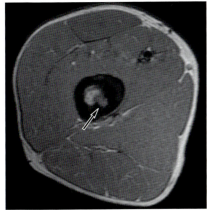

D 大腿T2強調像

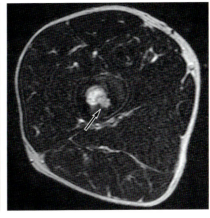

A：大腿骨骨幹部の肥厚した骨皮質の中に，結節状の骨透亮像としてnidusを認める（→）．

B：大腿骨左側面に骨皮質の肥厚があり，骨透亮像としてnidusを認める．内部には微細な石灰化を伴っている（→）．

C：nidusは低信号を呈している（→）．

D：nidusは高信号を呈している（→）．

診断　類骨骨腫

疾患の概念と診断のポイント

1）アダマンチノーマ adamantinoma ▶症例❶

　低悪性度の稀な骨腫瘍である．原発性骨腫瘍の約0.4%とされる．組織学的には上皮性の腫瘍細胞と，それを取り囲む異型のない線維性あるいは線維骨組織からなる[1]．この腫瘍細胞は転移能をもち，稀に他臓器転移を起こす．20〜50歳の成人に好発し，10歳以下の小児に生じることは稀である．ほとんどが脛骨に発生し，脛骨骨幹部の前面皮質に好発する．病変部の腫脹が主な症状で，疼痛や彎曲変形を伴うこともある．

　単純X線写真では骨皮質を中心に膨隆性の発育を示し，多房性の像を呈する．辺縁に骨硬化を伴うことが多いが，骨皮質を破壊し，軟部組織や骨髄内への進展を示すことも多い．虫喰い様の像を呈することもある．CTは骨皮質の微小な断裂の確認に有用である．MRIの信号強度に特異性はないが，充実成分が強く造影される．また，進展範囲や多発病変の検出には有用である．掻爬などで切除が不十分であると再発のリスクが高く，手術歴は重要な情報となる．

症例 6　10歳台前半，男児．陸上部で長距離走．右下腿の圧痛．受傷機転から5週目．

A　下腿単純X線写真側面像
B　下腿単純CT冠状断像
C　下腿T1強調像

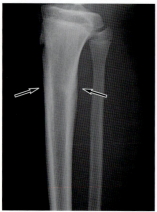
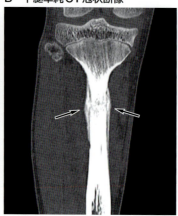
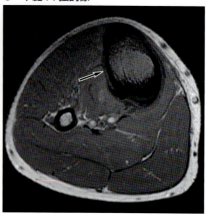

D　下腿STIR冠状断像

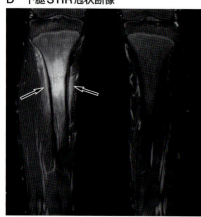

A：脛骨近位骨幹部に骨膜反応を認める（→）．
B：脛骨近位骨幹部に層状の骨膜反応を認め，良性病変を示唆する．骨折線は明らかではない（→）．
C：骨髄浮腫を反映して，脛骨骨髄は腓骨骨髄と比較して低信号を呈している．前後方向に走る骨折線を線状低信号域として確認できる（→）．
D：横走する線状低信号域として骨折線を確認できる．骨髄浮腫を反映して骨折線の周囲の脛骨は高信号を呈している．炎症を反映して周囲の筋も高信号を呈している（→）．

診断　疲労骨折

2）骨線維性異形成　osteofibrous dysplasia ▶症例❷

良性骨腫瘍であるが，アダマンチノーマと関連すると考えられている．組織学的には線維性組織と骨芽細胞に囲まれた骨梁からなる[1]．10歳以下の小児に生じる．ほとんどが脛骨に発生し，脛骨骨幹部の前面皮質に偏在して好発する．病変部の腫脹が主な症状で，疼痛や彎曲変形を伴うこともある．

画像所見はアダマンチノーマと酷似し鑑別困難なこともあるが，骨線維性異形成では通常，骨皮質を破壊して軟部組織や骨髄内に進展することはないとされる．そのためアダマンチノーマとの鑑別には，CTやMRIで骨皮質の断裂を評価することが重要である．また，生検により骨線維性異形成と診断された後，数年経って再発しアダマンチノーマと診断されることもある．

3）線維性骨異形成　fibrous dysplasia ▶症例❸

病因不明の腫瘍類似疾患である．組織学的には良性線維性組織と骨芽細胞に取り囲まれない未熟な線維骨からなる，不規則な形状の骨梁の混在を呈する[1]．主に10〜20歳台までにみられる．単骨性と多骨性に分けられ，単骨性は多骨性と比べて約4倍の頻度とされる．無症状のことが多いが，病変が大きくなると骨の膨隆や変形を来すこともある．多

骨性では臨床症状や画像所見が重症化することが多い．肋骨，大腿骨，脛骨，顎骨，頭蓋骨の順に多いとされ，長管骨では骨幹端に好発し，髄内に生じることが多い．多骨性の病変に思春期早発症と皮膚のcafé au lait斑を合併したものはMcCune-Albright症候群と呼ばれ，わが国では小児慢性特定疾患に指定されている．

単純X線写真では，境界明瞭で辺縁の一部に骨硬化縁を伴う骨透亮像を呈し，内部に線維組織の存在を示唆する無構造なすりガラス状病変の部分を伴うとされる．骨皮質の菲薄化や膨隆もみられる．CTではすりガラス状病変がより明瞭に描出できることがある．MRIではT1強調像で低信号，T2強調像で低〜高信号を示すとされるが，様々な変性により多彩な信号強度を呈することも多く，診断への寄与は少ない[2)3)]．

4) 非骨化性線維腫 non-ossifying fibroma ▶症例❹

良性の線維性組織球性腫瘍である．組織学的には花筵様に増生した異型のない線維芽細胞と泡沫細胞，破骨細胞型多核巨細胞からなる．成長期に多くみられる．長管骨骨幹端（大腿骨，脛骨）の皮質に好発する．無症状のことが多い．自然に消退することも多く，治療の対象とならない"don't touch lesion"である．

単純X線写真では骨皮質に偏心性に，辺縁に骨硬化像を伴う境界明瞭な単房性あるいは多房性の骨透亮像を呈する．CTは骨皮質に局在があることを確認するのに有用である．MRIでは線維成分を反映してT1強調像で低信号，T2強調像でも低信号を呈するとされるが，実際にはT1強調像で低信号，T2強調像で高信号を呈することもあり，特異的な信号パターンはない．

5) 類骨骨腫 osteoid osteoma ▶症例❺

夜間の疼痛，良性の骨膜反応を特徴とする有痛性の良性骨腫瘍である．組織学的には血管に富んだ未熟な骨と類骨組織からなる．この腫瘍の本体はnidusと呼ばれる20mm以下の小結節で，類骨と骨芽細胞と血管の増生からなり，プロスタグランジンを産生することにより周囲に炎症を惹起する．骨膜反応はこの炎症によるものであり，結果として骨皮質の肥厚を呈する．疼痛にはNSAIDs（non-steroidal anti-inflammatory drugs）が著効する．NSAIDsが著効するのは，アラキドン酸カスケードのシクロオキシゲナーゼ（cyclooxygenase；COX）を阻害することにより，プロスタグランジンの合成を抑制するためである．10〜20歳台に多くみられ，長管骨骨幹部（大腿骨，脛骨）の皮質に好発する．

単純X線写真，CTでは肥厚した骨皮質の中に類円形の骨透亮像を認め，これがnidusである．CTでは単純X線写真では確認できない小さなnidusも描出できることがあり，nidus内の石灰化やnidusに向かう血管溝を確認できることもある．MRIではnidusはT1強調像で低信号，T2強調像で低〜高信号を呈するとされるが，同定困難なことも多く，描出能はCTに劣る．ただし，ダイナミック・スタディでは早期造影効果を示し，nidusの同定に有用である．また，nidus周囲の骨髄浮腫や軟部組織の炎症を反映してSTIR像で高信号を示すことも多いため，疲労骨折との鑑別を要することがある．

6) 疲労骨折 fatigue fracture, stress fracture ▶症例❻

疲労骨折は，正常な骨に対して繰り返し物理的なストレスが加わることにより，破骨細胞が活性化されて骨芽細胞の骨新生の速度を超え，骨組織の連続性が破綻した状態である．スポーツ活動が盛んになる10歳台に好発する．ピークは16歳とされる．腰椎に最も多く生じ，中足骨，脛骨，腓骨，足舟状骨が続く．初期には運動時，運動後の疼痛がみられ，進行すると安静時にも疼痛がみられる．

単純X線写真は感度が低い．発症初期には異常を認めず，2週間以上経ってから所見が

顕在化してくる．皮質骨の骨折と海綿骨の骨折では，やや異なる画像所見を呈する．皮質骨の骨折では骨膜反応がみられ，それから骨折線としての線状透亮像がみえてくる．海綿骨の骨折では，骨折線が仮骨による帯状の骨硬化像として認められる．CTは発症初期にはそれほど有用とはいえないが，病状が進むと，骨折線や骨膜反応を鋭敏に描出できる．再構成像は，関節部の骨折の診断に有用である．MRIは感度が高いとされ，発症初期から骨髄浮腫をとらえることができる．ただし，打撲でも骨髄浮腫は起こりうるため病歴の聴取は重要である．骨髄浮腫を反映して，骨折部周囲にT1強調像で低信号域，T2強調像，STIR像で高信号域が認められる．病状が進むと，いずれのシーケンスでも線状の低信号域として骨折線が認められる．

鑑別診断のstrategy

骨腫瘍の診断において患者の年齢，罹患した骨，局在，症状などの臨床情報はきわめて重要であり，これらの情報だけで画像をみなくとも鑑別疾患がある程度決まってしまう．実際の医療現場では画像検査として，ほとんどの場合初めに単純X線写真を撮ることになると考えられる．単純X線写真では腫瘍の局在，辺縁所見，骨破壊の性状，骨膜反応などの情報が得られる．ここで確診がつくこともあるが，アダマンチノーマと骨線維性異形成のように骨皮質の破綻や軟部組織への進展の所見が鑑別に必要な場合にはCT，MRIを施行し，単純X線写真で指摘できない微細な所見を確認する（表）．ここではCT，MRIはあくまで単純X線写真の補助的な役割である．それでも診断に苦慮することは当然あり，その場合は好発年齢，好発部位，局在，症状を画像所見と組み合わせて鑑別の順位を決めるというのが実際の画像診断の流れであろう．

表 皮質内病変を来す主な疾患の比較

	アダマンチノーマ	骨線維性異形成	線維性骨異形成	非骨化性線維腫	類骨骨腫	疲労骨折
好発年齢	20〜50歳	10歳以下	10〜20歳台	成長期	10〜20歳台	10歳台
好発部位	脛骨	脛骨	肋骨，大腿骨，脛骨，顎骨，頭蓋骨	大腿骨，脛骨	大腿骨，脛骨	腰椎，中足骨，脛骨，腓骨，足舟状骨
局在	骨幹部前面皮質	骨幹部前面皮質	長管骨では骨幹端髄内	骨幹端皮質	骨幹部皮質	—
臨床症状	腫脹，疼痛，彎曲変形	腫脹，疼痛，彎曲変形	無症状のことが多い	無症状のことが多い	夜間の疼痛	・初期は運動時，運動後の疼痛 ・進行すると安静時疼痛
単純X線写真	・膨隆性 ・多房性 ・辺縁の骨硬化	・膨隆性 ・多房性 ・辺縁の骨硬化	・膨隆性 ・辺縁の一部に骨硬化 ・境界明瞭 ・すりガラス状病変	・単房性，多房性 ・境界明瞭 ・辺縁の骨硬化	・骨皮質の肥厚 ・nidus	有用性が高いとはいえない
CT	骨皮質の微小な断裂	骨皮質の断裂はない	すりガラス状病変	骨皮質の局在があることを確認	・nidus ・血管溝	・骨折線 ・骨膜反応
MRI	信号強度に特異性はない	信号強度に特異性はない	信号強度に特異性はない	信号強度に特異性はない	ダイナミック・スタディでのnidusの早期造影	・T1強調像で低信号域 ・T2強調像，STIR像で高信号域

類骨骨腫はnidusという特異的な所見があり，これを同定できた場合は診断に苦慮することはない．しかし，nidus周囲の炎症によりnidus自体の同定が困難なこともあり，画像上，疲労骨折との鑑別が難しいこともある．その際はスポーツ歴などの臨床情報が重要となる．罹患骨に疲労骨折を起こす頻度が高いスポーツ歴がある場合は，疲労骨折を鑑別の上位とする．

文献
1) 石田　剛（著）；骨腫瘍の病理．文光堂, p.238-243, p.260-278, p.328-348, 2012.
2) Bethapudi S, Ritchie DA, MacDuff E, et al: Imaging in osteofibrous dysplasia, osteofibrous dysplasia-like adamantinoma, and classic adamantinoma. Clin Radiol **69**: 200-208, 2014.
3) Bousson V, Rey-Jouvin C, Laredo JD, et al: Fibrous dysplasia and McCune-Albright syndrome: imaging for positive and differential diagnoses, prognosis, and follow-up guidelines. Eur J Radiol **83**: 1828-1842, 2014.

14 骨膜性および傍骨性病変の鑑別

小橋由紋子，矢ケ部浩之

症例 10歳台，男性．詳細不明．

A　膝関節単純CT矢状断像

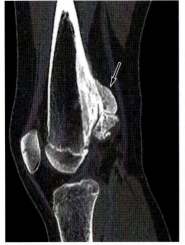

B　膝関節T1強調矢状断像

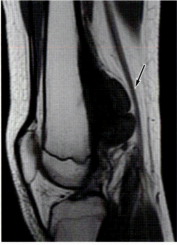

C　膝関節脂肪抑制T2強調矢状断像

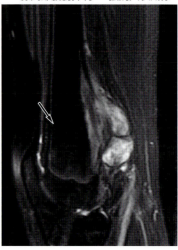

A：大腿骨遠位骨幹から骨幹端にかけて骨皮質の肥厚を認め，骨皮質から連続する腫瘤を認める（→）．腫瘤は骨と同等の濃度を示し，境界は明瞭で皮質からの立ち上がりも急峻である．周囲の脂肪織の混濁は認めない．また，骨髄内の濃度は均一にみえる．
B：骨皮質の肥厚と，骨皮質から連続する皮質より若干信号の高い腫瘤を認める（→）．骨皮質の肥厚によって，骨髄腔内がわずかに狭小化しているようにみえる．
C：腫瘤は骨皮質ともども高信号を来している．骨髄浮腫は認められない（→）．
（独立行政法人国立病院機構東京医療センター放射線科　小黒草太先生のご厚意による）

診断　傍骨性骨肉腫

骨膜性および傍骨性病変の鑑別疾患リスト

1. 傍骨性骨肉腫の鑑別
- 骨折後の仮骨の増殖
- 滑膜性軟骨腫症
- 傍骨性軟骨腫／軟骨肉腫

2. 表在性低分化骨肉腫の鑑別
- 通常型骨肉腫
- 傍骨性骨肉腫

3. 骨膜性骨肉腫の鑑別
- 急性・慢性骨髄炎
- 骨化性筋炎
- 傍骨性骨肉腫

4. 傍骨性軟骨腫の鑑別
- 傍骨性（骨膜性）軟骨腫
- 骨膜性ガングリオン

5. 傍骨性軟骨肉腫の鑑別
- 傍骨性軟骨腫
- 骨膜性骨肉腫

> 症例 **2** 10歳台，男性．膝窩領域の違和感．血液検査では特に異常を認めなかった．

A 膝関節単純X線側面像

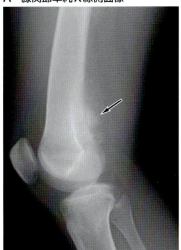

B 膝関節単純X線正面像

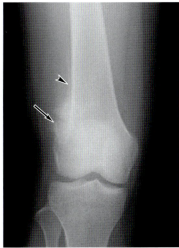

C 膝関節T1強調像

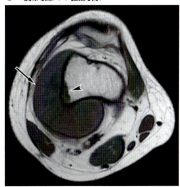

D 膝関節T2強調像

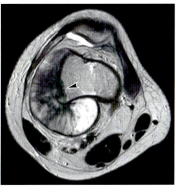

A：大腿骨遠位骨幹端の背側骨皮質に沿って，不整形の骨形成と考えられる石灰化を認める（→）．骨皮質の辺縁は一部不明瞭であり，浸潤されている可能性がある．
B：石灰化は骨皮質から直立するように存在し（→），骨皮質に沿って帯状の骨膜反応の形成を認める（▶）．
C：大腿骨の遠位骨幹端を半分以上取り囲むように腫瘤性病変を認める（→）．腫瘤は低信号であり，内部に骨を反映して無信号を来している．一部骨髄内への浸潤を認める（▶）．
D：腫瘤は高信号を来し，生成されている骨は放射状の無信号域として認められる（▶）．
（亀田総合病院整形外科　黒田浩司先生のご厚意による）

診断 表在性低分化骨肉腫

> 症例 **3** 詳細不明．

A：大腿骨近位骨幹部の骨皮質に沿って，台形状で立ち上がりの明瞭な骨形成を認める（→）．骨形成の内部には一部透亮像も伴っている（▶）．この単純X線写真では骨髄内に浸潤性病変があるかははっきりしないが，骨皮質の破綻はなさそうである．
B：単純X線写真（A）で認められた骨形成は，大腿骨の骨皮質から垂直に出現している無信号構造物として認められる（→）．周囲に軟部腫瘤を形成している．大腿骨の骨髄内に腫瘍性病変ははっきりしないが，骨髄は低信号を示しており浮腫を疑う．

A 右大腿骨単純X線斜位像

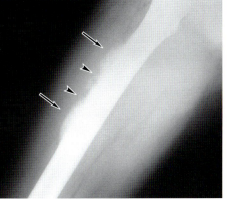

B 右大腿骨T1強調冠状断像

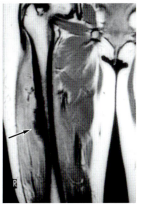

（東京慈恵会医科大学　福田国彦先生のご厚意による）

診断 骨膜性骨肉腫

症例 4 30歳台，男性．特に症状なし．

A 左上腕骨単純X線斜位像

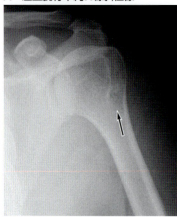

B 左上腕骨単純CT（骨条件）

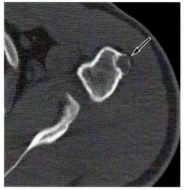

C 左上腕骨T2強調像

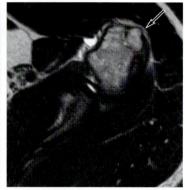

D 左上腕骨T1強調像

E 左上腕骨脂肪抑制造影T1強調像

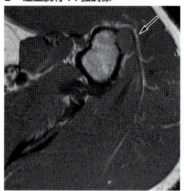

A：上腕骨大結節下（結節間溝下部）に円形の透亮像を認める（→）．骨硬化縁があり，良性骨腫瘍のようにみえる．

B：上腕骨大結節下の骨皮質から傍隆性に発育する腫瘤性病変を認める（→）．骨皮質の破綻はなく，境界は明瞭で良性腫瘍のようにみえる．

C〜E：腫瘤はT2強調像（C）で低信号，T1強調像（D）で高信号を示し，脂肪抑制造影T1強調像（E）で辺縁のみ増強効果を示す（→）．骨への侵食はなく，骨髄浮腫はみられない．骨皮質に限局する骨腫瘍であり，T2強調像での高信号を反映していることより，軟骨腫を考える．

診断　傍骨性軟骨腫

症例 5 40歳台，男性．詳細不明．

A 手関節単純X線側面像

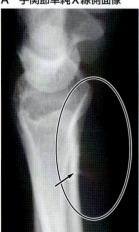

B 手関節単純X線正面像

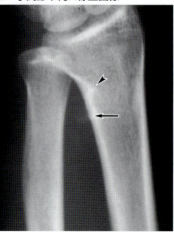

A：橈骨遠位骨幹部から骨幹端の骨皮質に沿った軟部腫瘤を認める（○）．橈骨骨皮質は，圧排性のびらんを呈しているようにみえる．また，腫瘤内に淡い石灰化が認められる（→）．

B：橈骨の圧排性のびらん（▶）と石灰化（→）を認める．腫瘤内の石灰化であり，境界不明瞭である．病理学的な検索より，juxta-cortical chondrosarcomaの診断がついた．

（岩手医科大学医学部放射線医学講座　江原 茂 先生のご厚意による）

診断　傍骨性軟骨肉腫

診断のポイント

1) 傍骨性骨肉腫 (parosteal osteosarcoma) とその鑑別

a. 骨折後の仮骨の増殖
患者に骨折の既往があることを確認する．通常は仮骨を形成している近傍に骨折線が指摘できるため，それほど鑑別に苦慮することはない．また，骨膜反応も骨皮質に沿った層状で，良性のパターンを示す．麻痺や骨形成不全症を伴う症例では，時に腫瘤状になる．

b. 滑膜性軟骨腫症 synovial chondromatosis
1990年にReichelが報告した疾患である．好発部位は膝関節であり，その次に，肘関節が続く．症状は関節可動域制限，疼痛であり，その他，関節の腫脹や熱感などがある．30〜40歳台に多い．典型的には，石灰化（骨化）を伴った結節が集簇して関節内に存在する．近傍の骨との連続性はない．本疾患の場合は，粗大な骨化病変が骨皮質より連続しているため，画像所見が大きく異なる．

c. 傍骨性軟骨腫／軟骨肉腫 juxta-cortical chondroma/chondrosarcoma
長管骨の骨幹端付近の骨表面に出現する軟骨腫／軟骨肉腫である．軟骨基質を反映してポップコーン状やring and arcと呼ばれる斑状の石灰化を来すため，骨肉腫の骨形成と類似する場合もある．近傍の骨は，腫瘍によって圧排性の侵食を呈していることが多い．

d. 傍骨性骨肉腫　▶症例❶
傍骨性骨肉腫は稀な骨肉腫の形態であり，全骨肉腫の4〜5%を占める．通常型骨肉腫より発症年齢が若干高いことが特徴である．統計では10〜30歳台での発症が多い．好発部位は他の骨肉腫と同様に膝関節であり，特に大腿骨の遠位骨幹端の背側に発生する（約62〜70%）．傍骨性骨肉腫の典型的な画像所見は，骨皮質に沿って外方発育する分葉状の腫瘍であり，string signと呼ばれる中央部分により濃度が高い領域を伴う．通常型骨肉腫と大きく異なる点は，悪性を強く示唆する骨膜反応を欠く点である．

このような特徴からもわかるように，傍骨型骨肉腫の大部分は低悪性度である（Broder's grade 1〜2程度）．そのため，予後も通常型骨肉腫と比較して良好で，術後の5年生存率は85〜91%とされる．また，遠隔転移の確率も低く5%以下である．しかしながら，低悪性度の傍骨性骨肉腫でも24%で脱分化するという報告もあり，脱分化が

表　傍骨性骨肉腫と脱分化型傍骨性骨肉腫の特徴

	全症例 (n=23)	傍骨性骨肉腫 (n=16)	脱分化型傍骨性 骨肉腫 (n=7)
腫瘍の大きさ (cm)	8.2	7.1	10.9
string signの出現	8 (34.8%)	5 (31.3%)	3 (42.9%)
腫瘍壊死の頻度	11 (47.8%)	6 (37.5%)	5 (71.4%)
出血の頻度	3 (13%)	2 (12.5%)	1 (14.3%)
骨膜反応	16 (69.6%)	10 (62.5%)	6 (85.7%)
骨膜反応 (sunburst)	6 (26.1%)	2 (12.5%)	4 (57.1%)
骨髄浮腫	16 (69.6%)	10 (62.5%)	6 (85.7%)
骨髄浸潤	12 (52.2%)	6 (37.5%)	4 (57.1%)
軟部組織の浮腫	21 (91.3%)	14 (87.5%)	7 (100%)
肺転移	6 (26.1%)	2 (12.5%)	4 (57.1%)
再発	13 (56.4%)	7 (43.8%)	6 (85.7%)

（文献1）より改変して転載）

みられると高率に遠隔転移を発生させ，きわめて予後が悪い．Linら[1]が傍骨性骨肉腫16例と脱分化型傍骨性骨肉腫7例を比較しており，それらの特徴を抜粋し，表にまとめた．

この表より，脱分化型傍骨性骨肉腫になると腫瘍が大きくなり，腫瘍内壊死が目立ち，sunburst appearanceといった悪性を示唆する骨膜反応を伴う．骨髄浸潤による骨髄浮腫が出現し，軟部組織の腫脹や肺転移の頻度が高くなる．治療は完全な切除であるが，切除後14年目までは再発の可能性があるとされる．

> ＜鑑別診断のポイント＞
> ① 外方発育する分葉状の腫瘍，string signあり
> ② 骨膜反応を欠く
> ③ 骨髄浸潤を欠く

2）表在性低分化骨肉腫（high grade surface osteosarcoma）とその鑑別

a. 通常型骨肉腫

通常型骨肉腫の場合では，病変が最初に骨髄内に存在し，骨外へ進展する．このため，病変の大部分が骨外にあり骨髄内への腫瘍の存在が乏しい場合には，通常型骨肉腫とはいえない．

b. 傍骨型骨肉腫

傍骨型骨肉腫はhigh grade surface osteosarcomaと対角線上にある骨肉腫であり，骨肉腫の中で最も予後が良い．骨の形成も分葉状で限局的であり，骨膜反応も呈さない．傍骨型骨肉腫による骨化は，骨皮質に対して垂直に立ち上がるように存在するが，high grade surface osteosarcomaは腫瘍と骨皮質との境界が不明瞭であり，骨化の立ち上がりもはっきりしない．

c. 表在性低分化骨肉腫 high grade surface osteosarcoma ▶症例❷

骨の表層に出現する骨肉腫の中で最も稀な形態である．全骨肉腫の1%以下とされる[2]．病理学的には細胞異型が強く，細胞分裂が盛んな紡錘形細胞の増殖を認め，他の表在型の骨肉腫，もしくは通常型の骨肉腫と比較すると，最も悪性度が高く予後が悪い．そのため，特徴的な形態を保っている状態で発見されること自体が少ないと考えられる．腫瘍の存在の主座は骨皮質に沿った表層に分布し，骨髄への浸潤はみられない，もしくはわずかである．

high grade surface osteosarcomaそのものが非常に稀なためか，各種ケースレポートによる報告も，ばらつきがある．例えば"骨内に浸潤がないことが条件である"と記載がある一方で，"骨髄内に浸潤があるhigh grade surface osteosarcoma"などという記載もみられ，病変の主座が骨表面にあり，傍骨性骨肉腫やperiosteal osteosarcomaと比べ悪性度の高そうなものを，high grade surface osteosarcomaと呼んでいるのではないかと推測できる．

診断時の患者の年齢は8～70歳（中央値25歳），66%が男性とされる[3]．画像所見としては，骨髄内に浸潤のない（もしくは，みられない）骨外へ向かう骨形成を伴った腫瘍であり，通常型骨肉腫の骨外進展の画像所見と類似する．傍骨型骨肉腫といった他の表在型骨肉腫と異なり，Codman三角やsunburst appearanceといった悪性を示唆する骨膜反応の出現がある．治療は腫瘍および周囲の軟部組織を含めた広範腫瘍切除になるが，再発や肺転移による死亡例が多い．

> **＜鑑別診断のポイント＞**
> ① 骨肉腫の特徴的な所見を伴っている
> ② 通常型骨肉腫より，外方発育が著明で骨髄内進展に乏しい（典型例はないとされる）

3）骨膜性骨肉腫（periosteal osteosarcoma）とその鑑別

a. 急性・慢性骨髄炎

骨髄炎は，細菌の直接波及（医原性）や血行性感染など多岐の原因による骨髄内の炎症であり，骨皮質に粗造な層状の骨膜反応を形成する．骨髄炎が炎症の主体であるため，MRIで骨髄内の信号変化が著しい．また，感染に伴う炎症反応の上昇や発熱・疼痛といった症状が，鑑別の一助となる．

b. 骨化性筋炎

骨化性筋炎は，外傷を契機に骨皮質の周囲に強い骨化を形成する．外傷後，骨化が形成される際，強い疼痛を伴う．若年成人や小児に多く，3分の2程度のはっきりとした外傷歴をもつ．また，骨はzonal calcificationと呼ばれる層状の丸い骨を形成する．それは，骨皮質に接触している面はわずか，もしくは接触しない．骨形成した領域の周囲の軟部組織の炎症性変化が強い．骨髄内の信号変化は外傷によって様々である．

c. 骨膜性骨肉腫　periosteal osteosarcoma　▶症例❸

骨の表層に発生する骨肉腫の1形態であり，Ewingによって1939年に初めて報告された．骨表層（骨皮質のより内側）に出現し，骨髄内に浸潤を認めない骨肉腫である．通常型骨肉腫より悪性度が低い．20〜30歳台に発症し，好発部位は脛骨（40％），大腿骨（38％），尺骨と続く．1年程度の痛みなどの非特異的な症状などが認められる．男女差はほとんどなく，1：1.7程度である．

特徴としては，長管骨の骨幹部に広茎性に広がる軟部腫瘍を形成する．近傍の骨皮質は，垂直に切り立った骨膜反応によって肥厚する．また，肥厚した骨皮質に腫瘍によるびらん（scalloping）も伴う．軟部腫瘍内に骨の形成を認める．MRIでも同様の所見であり，骨皮質に沿った軟部腫瘍と皮質に垂直な骨形成を認める．鑑別疾患は，病理学的にはEwing肉腫や類似した小細胞性腫瘍が鑑別に挙がる．その他，画像的には傍骨性骨肉腫などが挙げられる．治療は完全な切除である．15〜25％は肺転移を認める．5年生存率は85〜90％である[3]．

> **＜鑑別診断のポイント＞**
> ① 骨幹部にできる幅広い腫瘍で，腫瘍による骨形成と内部の侵食の両方を伴う
> ② 骨髄内への浸潤に乏しい（典型例は骨髄内浸潤なし）

4）傍骨性軟骨腫（juxta-cortical chondroma）とその鑑別

a. 傍骨性軟骨肉腫　juxta-cortical periosteal chondrosarcoma

juxta-cortical chondrosarcomaはきわめて稀であり，全軟骨肉腫の2％以下，全骨腫瘍のわずか0.2％である．20〜40歳台，男性にやや多いとされる．典型的には長幹骨の骨幹端，特に大腿骨や上腕骨にみられる．通常，痛みはないことが多いが，痛みを自覚する場合もある．腫瘍の大きさは発見時3cm以上であり，juxta-cortical chondroma（後述）より大きい症例が多い．

b. 骨膜性ガングリオン

骨膜性ガングリオンも稀である．40〜60歳台で認められ性差はない．発生部位は膝関節周囲が多く，上腕骨の近位部の症例は少ない．単純X線写真での透亮像や骨皮質の

菲薄化などはjuxta-cortical chondromaに類似するが，spicula様の骨膜反応がみられることがあり，骨膜性ガングリオンの特徴とされる．ガングリオンの発生機序は，関節包や腱鞘などの滑膜組織のヘルニア，新たな滑液嚢の形成，実は真の腫瘍であるなど，様々な説が提唱されている．現在では，結合織のムチン変性が原因ではないかといわれている．原因としては，何らかの栄養不全によって骨膜のムチン変性が起こると推測されている．骨膜の切除をしっかり行わないと再発しやすい．

c. 傍骨性軟骨腫 juxta-cortical chondroma ▶症例❹

良性の軟骨腫瘍であり，長管骨の骨膜から発生する．良性骨腫瘍の2％以下であり，稀な腫瘍である．20〜40歳台に認められ，男性にやや多い．発生部位に特徴があり，上腕骨近位端と大腿骨遠位端でほぼ70％を占める．その他は指骨に発生する（25％）．

単純X線写真で骨皮質に沿った軟部腫瘍として出現し，近傍の骨皮質の圧排性びらん（saucerization）と骨膜反応を伴う．軟骨基質の石灰化を伴うのは50％以下である．大部分の腫瘍は小さく，3cm以下とされる．MRIでは豊富な軟骨基質を反映し，T2強調像や脂肪抑制像で高信号を呈する．造影では辺縁のみの増強効果を示す．指骨に出現した場合では，bizarre parosteal osteochondromatous proliferation（BPOP）との鑑別が問題になるが，双方ともに画像所見が著明に類似しているため，病理学的所見で鑑別するしかないこともしばしばである．治療は腫瘍の切除であり，予後は良好である．

> ＜鑑別診断のポイント＞
> ① 指骨に発生したら，juxta-cortical chondromaを疑う
> ② 指骨以外の発生であれば，parosteal/periosteal osteosarcomaの骨形成と石灰化の形をよく見比べる
> ③ 腫瘍の多くは3cm以下である
> ④ 症状はない

5）傍骨性軟骨肉腫（juxta-cortical chondrosarcoma）とその鑑別

a. 傍骨性軟骨腫 juxta-cortical chondroma

juxta-cortical chondromaは軟骨を形成する良性腫瘍であり，軟骨肉腫との鑑別がきわめて難しい．画像上はほぼ同じ形態を示す．鑑別点としては，軟骨肉腫と比較して緩やかな発育であること，全体的に腫瘤が3cm未満であること，若年成人に発生しやすいこと，軟骨肉腫と比べ指骨発生が多いことなどが挙げられる．

b. 骨膜性骨肉腫 periosteal osteosarcoma

periosteal osteosarcomaも表在性の骨腫瘍であり，病理学的には通常型骨肉腫の軟骨芽細胞型を示すことが多い．juxta-cortical chondrosarcomaと比較すると若年（10〜25歳）に好発しやすく，なおかつ長管骨の骨幹部に認められる．単純X線写真では，骨皮質に対して垂直に立ち上がるような骨膜反応と腫瘍による骨形成を認める．

c. 傍骨性軟骨肉腫 juxta-cortical chondrosarcoma ▶症例❺

非常に稀な低悪性度の軟骨肉腫の1形態である．軟骨基質をもつことより，ring and arcやポップコーン様石灰化と呼ばれる軟骨基質の石灰化を伴うことがある．腫瘍直下の骨皮質に圧排性のびらんを形成することがあり，骨皮質は肥厚することもある．buttressingと呼ばれる層状の骨膜反応を来すこともある．造影では腫瘍辺縁の増強効果を伴う．MRIでは，軟骨基質を反映してT2強調像や脂肪抑制像で強い高信号を来す．骨髄内への浸潤も高頻度ではない．juxta-cortical chondrosarcomaの画像所見はjuxta-cortical chondromaとほぼ同じであり，鑑別は難しいと考えられる．他の軟骨

肉腫と比較して発育が緩徐であり，完全切除された場合，転移の合併のない5年生存率は，軟骨肉腫grade Iで94％，grade IIで50％である．転移は病期が進行するまでなかなかみられないが，通常の軟骨肉腫と同様，肺転移が多い[4]．

> **＜鑑別診断のポイント＞**
> 骨表面に存在する軟部腫瘍で軟骨基質の石灰化を疑う所見がある時，3cmを超えていれば軟骨肉腫，3cm未満であれば軟骨腫を疑う

知識
paro-, peri, juxta-corticalという言葉の問題

- **parosteal osteosarcoma**：長管骨の外側骨皮質の骨膜から発生する．典型的には，骨外に大きく分葉状の腫瘤を形成し，原則として骨自身には浸潤しない．病理上，低悪性度のfibroblastic osteosarcomaの傾向があるが，脱分化することもある[5]．
- **periosteal osteosarcoma**：長管骨の内側骨皮質（骨髄側の骨皮質）の骨膜から発生する．長管骨の骨幹部に小さな透亮像と垂直に伸びる骨膜反応を形成する．このため，腫瘍が増殖すると骨皮質から骨膜を引き剥がす．病理学上，中間悪性度のchondroblastic osteosarcomaのことが多い[6]．
- **juxta-cortical osteosarcoma**：parosteal osteosarcoma, periosteal osteosarcomaの両方の状態を指している．

文献

1) Lin HY, Hondar Wu HT, Wu PK, et al: Can imaging distinguish between low-grade and dedifferentiated parosteal osteosarcoma? J Chin Med Assoc **81**: 912-919, 2018.
2) Resnick D, Kyriakos M, Greenway GD: Tumour-like diseases of bone: imaging and pathology of specific lesions. In Resnick D (ed); Diagnosis of bone and joint disorders, 3rd ed. Saunders, Philadelphia, p.3662-3697, 1995.
3) Murphey MD, Robbin MR, McRae GA, et al: The many faces of osteosarcoma. RadioGraphics **17**: 1205-1231, 1997.
4) Chaabane S, Bouaziz MC, Drissi C, et al: Periosteal chondrosarcoma. AJR **192**: W1-W6, 2009.
5) Unni KK, Dahlin DC, Beabout JW, et al: Parosteal osteogenic sarcoma. Cancer **37**: 2466-2475, 1976.
6) Unni KK, Dahlin DC, Beabout JW: Periosteal osteogenic sarcoma. Cancer **37**: 2476-2485, 1976.

第1章 骨腫瘍

15 液面形成の鑑別

米永健徳，福田国彦

 症例 1　10歳台，女性．右膝痛．単純X線写真およびMRIで大腿骨に腫瘤を認めた．

A　単純X線写真　　B　T2強調冠状断像　　C　T2強調像

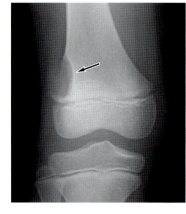
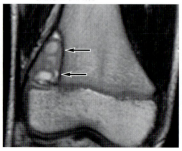
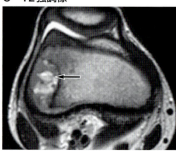

A：大腿骨遠位骨幹端に偏心性で境界明瞭な溶骨性病変を認める（→）．
B，C：T2強調像では多彩な信号を呈する多房性の囊胞を認め，液面形成がみられる（→）．生検の結果，動脈瘤様骨囊腫であることが示された．
（自治医科大学放射線医学講座　杉本英治先生のご厚意による）

診断　動脈瘤様骨囊腫

 症例 2　20歳台，女性．1年前から長時間の立位歩行で左大腿部痛が出現していた．単純X線写真およびMRIで大腿骨に腫瘤を認めた．

A　単純X線写真　　B　T1強調冠状断像　　C　T2強調像

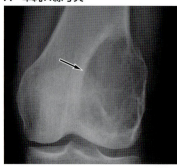
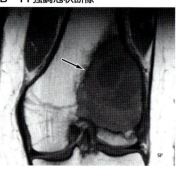
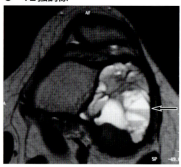

A：大腿骨遠位骨幹端から骨端に腫瘤状の骨透亮像を認める（→）．
B：内部は筋肉に比し低〜等信号を示す（→）．
C：多房性の囊胞を認め，液面形成がみられる（→）．
術後病理診断の結果，二次性動脈瘤様骨囊腫（骨巨細胞腫）であることが示された．

診断　二次性動脈瘤様骨囊腫（骨巨細胞腫）

液面形成の鑑別診断リスト

- 動脈瘤様骨囊腫
- 二次性動脈瘤様骨囊腫（骨巨細胞腫，軟骨芽細胞腫など）
- 血管拡張型骨肉腫

疾患の概念

1）動脈瘤様骨囊腫
内腔に血液を貯留する多囊胞性骨病変で，囊胞壁は線維芽細胞，破骨細胞様多核巨細胞が出現し多彩な所見を示す[1]．原発性と，先行する病変に続発する二次性がある．

2）骨巨細胞腫
単核の卵円形あるいは円形細胞の増殖と，均等に分布する破骨細胞様多核巨細胞からなる良悪性中間群の骨腫瘍であるが，局所破壊性発育を示す．

3）軟骨芽細胞腫
骨端線閉鎖前の長管骨骨端部に好発し，軟骨分化を示す骨腫瘍である．

4）血管拡張型骨肉腫
血液を含む囊胞腔が腫瘍の大部分を占め，充実部分に乏しい高悪性度の骨肉腫である．

診断のポイント

1）動脈瘤様骨囊腫 aneurysmal bone cyst ▶症例❶
どの年齢層にも発症するが，特に20歳以下に多い．性差はない．大腿骨，脛骨，上腕骨など長管骨の骨幹端部や脊椎椎弓に好発するが，いずれの骨にも発生する．

単純X線写真やCTでは，長管骨の骨幹端部に偏心性で境界明瞭な溶骨性病変を示す．膨隆性に発育し，薄い骨皮質が腫瘍の表面を覆う．内部は多房状で隔壁がみられる．MRIでは内部の信号は不均一で，多彩な多数の液面形成を示す．

2）骨巨細胞腫 giant cell tumor of bone ▶症例❷
骨端線閉鎖後の20〜30歳台に多く，女性にやや多い．長管骨では骨端から骨幹端にかけてみられ，偏心性に存在する傾向にある．大腿骨遠位，脛骨近位，橈骨遠位，上腕骨近位の順に頻度が高い．

単純X線写真やCTでは地図状の溶骨性変化を示し，境界は明瞭なことも不明瞭なこともある．硬化縁はみられないか，みられても一部のことが多い．MRIでは，T2強調像で低〜高信号が混在する不均一な信号を呈する．腫瘍内のヘモジデリン沈着がT2強調像で低信号としてみられることもある．病変内にはしばしば液面形成が認められ，二次性の動脈瘤様骨囊腫の合併を示唆する所見である．

3）軟骨芽細胞腫 chondroblastoma
どの年齢層にもみられるが，10歳台に多い．長管骨の骨端部に好発し，膝関節周囲が最も多い．次いで上腕骨近位，大腿骨近位に多く，膝蓋骨，踵骨にも発生する．

単純X線写真やCTでは円形あるいは楕円形の溶骨性病変で，大部分が骨端部に存在する（図1）．辺縁には薄い硬化縁が認められ，内部には隔壁様構造や石灰化を伴う．MRIではT2強調像で低〜高信号と様々な信号を呈する．周囲には浮腫性変化を伴うことがあ

り，時に関節液貯留もみられる．囊胞変性に出血を伴うことがあり，液面形成を呈することもある．

4）血管拡張型骨肉腫 telangiectatic osteosarcoma

通常型骨肉腫と同様10歳台に多く，男性に多い．好発部位も通常型骨肉腫と同様で，長管骨の骨幹端，大腿骨遠位，脛骨近位，上腕骨近位に多い．

単純X線写真やCTでは地図状の骨破壊を呈し，骨の膨隆性変化，軟部腫瘤を形成する（図2）．MRIではT1強調像，T2強調像で不均一な低信号と高信号が混在し，液面形成がみられる．腫瘍辺縁と隔壁が結節状に造影されることがある[2]．概して個々の血管腔は小さい．

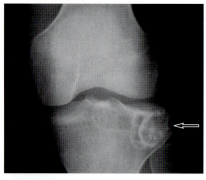

A　単純X線写真

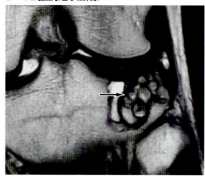

B　T2強調冠状断像

参考症例
図1 20歳台，男性　軟骨芽細胞腫
A：脛骨近位骨端に楕円形の溶骨性病変を認める（→）．
B：T2強調像では低〜高信号を呈する多房性の囊胞を認め（→），液面形成がみられる．

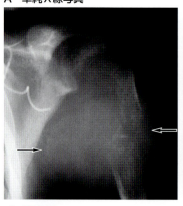

A　単純X線写真

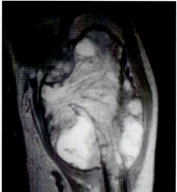

B　T2強調冠状断像

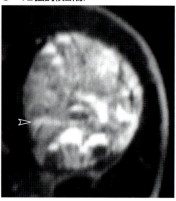

C　T2強調横断像

参考症例
図2 20歳台，男性　血管拡張型骨肉腫
A：上腕骨近位骨幹端から骨幹にかけて骨破壊を伴う腫瘤を認める（→）．
B：上腕骨から骨外に進展するようにして，囊胞状の腫瘤を認める．
C：多房性の囊胞を認め，液面形成がみられる（▶）．
術後病理診断の結果，血管拡張型骨肉腫であることが示された．

鑑別診断のstrategy

骨腫瘍

　液面形成を呈する病変について，画像上鑑別を絞る際には，年齢，発生部位が診断に有用である（表）．

　動脈瘤様骨嚢腫はどの年齢層にも発症するが，特に20歳以下に多い．長管骨の骨幹端に偏心性で境界明瞭な溶骨性病変を示す．骨巨細胞腫は骨端線閉鎖後の20～30歳台に多く，女性にやや多い．長管骨では骨端から骨幹端にかけてみられ，偏心性に存在する傾向にある．軟骨芽細胞腫はどの年齢層にもみられるが，10歳台に多い．長管骨の骨端部に好発し，膝関節周囲が最も多い．MRIではT2強調像で低～高信号と様々な信号を呈し，周囲には浮腫性変化を伴うことがあり，時に関節液貯留もみられる．血管拡張型骨肉腫は通常型骨肉腫と同様10歳台に多く，男性に多い．長管骨の骨幹端，大腿骨遠位，脛骨近位，上腕骨近位に多い．動脈瘤様骨嚢腫との鑑別点として，腫瘍辺縁と隔壁が結節状に造影されることがある．

表　液面形成を呈する代表的な疾患の比較

	動脈瘤様骨嚢腫	骨巨細胞腫	軟骨芽細胞腫	血管拡張型骨肉腫
臨床像	・どの年齢層にも発症するが，特に20歳以下に多い ・性差はない	骨端線閉鎖後の20～30歳台に多く，女性にやや多い	どの年齢層にもみられるが，10歳台に多い	10歳台に多く，男性に多い
好発部位	大腿骨，脛骨，上腕骨など長管骨の骨幹端部や脊椎椎弓	長管骨では骨端から骨幹端にかけてみられ，偏心性に存在する傾向にある	長管骨の骨端部（膝関節周囲が最も多い）	長管骨の骨幹端，大腿骨遠位，脛骨近位，上腕骨近位に多い
単純X線写真・CT所見	長管骨の骨幹端に偏心性で境界明瞭な溶骨性病変を示す	・地図状の溶骨性変化 ・境界は明瞭なことも不明瞭なこともある ・硬化縁はみられないか，みられても一部のことが多い	・円形あるいは楕円形の溶骨性病変 ・大部分が骨端部に存在	・地図状の骨破壊 ・骨の膨隆性変化，軟部腫瘤を形成
MRI所見	内部の信号は不均一で，多彩な多数の液面形成を示す	T2強調像で低～高信号が混在する不均一な信号を呈する	・T2強調像で低～高信号と様々な信号を呈する ・周囲には浮腫性変化を伴うことがある	・T1強調像，T2強調像で不均一な低信号と高信号が混在し，液面形成がみられる ・腫瘍辺縁と隔壁が結節状に造影されることがある

文献

1) 山口岳彦，福庭栄治，木村浩明・他：動脈瘤様骨嚢腫．大塚隆信，福田国彦，小田義直（編）；骨・軟部腫瘍－臨床・画像・病理，改訂第2版．診断と治療社，p.172-173, 2015.
2) Murphy MD, Jaovisidha WS, Temple HT, et al: Telangiectatic osteosarcoma: radiologic-pathologic comparison. Radiology 229: 545-553, 2003.

第1章 骨腫瘍

16 脂肪を含む病変の鑑別

鈴木美知子

症例 1 20歳台，男性．単純X線写真で踵骨腫瘤を指摘．

A 単純X線写真

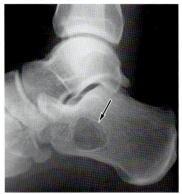

B T1強調像

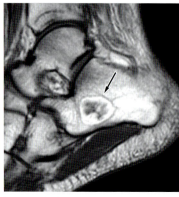

C T2強調像

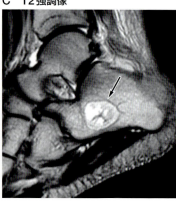

A：踵骨に，辺縁が淡い硬化を伴う透亮像をみる（→）．
B，C：腫瘤は内部高信号で，脂肪成分が示唆される（→）．

診断 吸収過程の単純性骨嚢腫

症例 2 70歳台，男性．骨盤CTで偶発的に右恥骨，腸骨，仙骨に病変を指摘．

A 単純CT

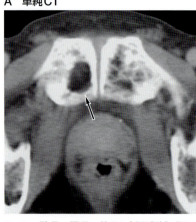

B 単純CT

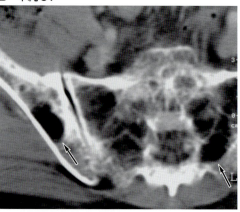

A，B：恥骨，腸骨，仙骨に低吸収域が認められ，脂肪濃度が示唆される（→）．

診断 骨粗鬆症

骨腫瘍

症例 3 50歳台，男性．MRIで偶発的に胸椎病変を指摘．

A T1強調矢状断像　B T2強調矢状断像　C T2強調像

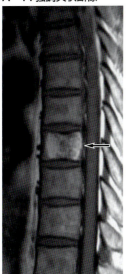 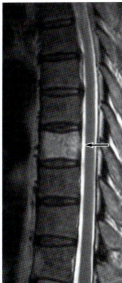 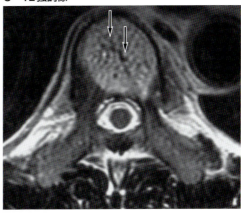

A, B：胸椎病変は高信号を示し，脂肪成分が示唆される（→）．
C：肥厚した骨梁をみる（→）．

診断 脊椎血管腫

症例 4 60歳台，男性．単純X線写真で左大腿骨腫瘤を指摘．

A 単純X線写真　B T1強調像　C T2強調像

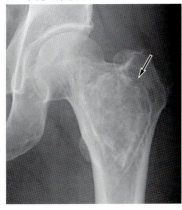 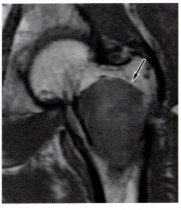 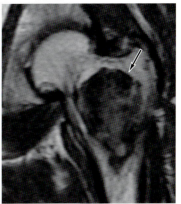

A：大腿骨近位部に内部不均一な硬化性病変をみる（→）．辺縁は一部整，一部不整である．
B, C：腫瘤はT1強調像（B）で筋肉と等信号，T2強調像（C）で内部不均一で，一部淡い高信号を示す（→）．

診断 liposclerosing myxofibrous tumor

脂肪を含む病変の鑑別診断リスト

- 骨内脂肪腫
- 退縮した骨髄内病変
  （単純性骨嚢腫など）
- 骨壊死
- 骨粗鬆症
- 血管腫
- liposclerosing myxofibrous tumor
- 粘液型脂肪肉腫の転移

所見ないし疾患（群）の概念

脂肪は元来，造血組織が退縮［脂肪髄への転換（conversion）］した後の骨髄に生理的にみられるものであり，多くの場合，骨髄脂肪の存在は骨病変の退縮後の変化ないし増殖性疾患が骨髄に及んでいないことを示すのみで，病的意義をもたない．これは，骨髄脂肪に敏感なMRIの評価において時に問題になる[1]．脂肪を含む骨病変をみた際は，それが病変か否か，あるいは腫瘍か否かを，単純X線写真とMRIやCTを併せて診断する必要がある．脂肪を含む骨病変は多くが良性であり，純粋に脂肪組織を含む骨病変が悪性であることはきわめて稀である．

診断のポイント

1）骨内脂肪腫 intraosseous lipoma

疼痛を来すこともあるが，無症状で他病変の診断時に偶発的にみつかることも多い．どの年齢層でもみられるが，40〜50歳台に多い．

あらゆる部位に発生するが，好発部位としては，下肢骨（踵骨，大腿骨，脛骨，腓骨），上腕骨，頭蓋骨・下顎骨，脊椎・骨盤骨，肋骨がある．特に踵骨，大腿骨転子間で多い．

単純X線写真では，境界明瞭な透亮像を示し，他の良性骨病変とは鑑別困難である．CTやMRIでは脂肪が検出できるため，他の良性骨腫瘍との鑑別は比較的容易である．脂肪を含む正常骨髄との鑑別には，骨病変が膨隆していることを鑑別の条件に加えることがある．

2）退縮した単純性骨嚢腫（simple bone cyst） ▶症例❶

単純性骨嚢腫は，骨髄内の循環動態の異常による液体貯留と考えられているが，上腕骨や大腿骨のような管状骨の骨幹端では，液体が吸収され自然退縮する．このような退縮過程で内容液は吸収され，その空隙を埋めるように脂肪に置換され，その結果，骨髄内の脂肪を含む腫瘤のようにみえる場合がある．踵骨前方のcalcaneal triangleは，骨嚢腫も骨内脂肪腫もともに発生する部位として知られているが，そのいわゆる骨内脂肪腫は骨嚢腫の退縮後の所見であるといわれている[2]．

3）骨壊死 osteonecrosis

骨壊死は，脂肪髄となった血流の少ない骨組織に好発するが，壊死を来した骨組織や骨髄脂肪にあって，脂肪組織の壊死からの回復は比較的早く起こる．そのため，骨壊死のMRIでは壊死巣内に脂肪の信号が頻繁にみられ，これが骨壊死診断の目安にもなる．

4）骨粗鬆症 osteoporosis ▶症例❷

骨粗鬆症は元来は広範な骨組織の減少であるが，骨梁の減少によりその間隙を埋める脂肪組織が目立ってくることが，CTやMRIでよく観察される．また，骨減少は不均一に起こることがあり，一見したところ局在する脂肪の増加として，脂肪性病変のようにみえることがある．特に，海綿骨の骨梁が減少し，まだらな骨吸収としてみられる場合に脂肪性病変のようにみられる[1]．

5）血管腫 hemangioma ▶症例❸

血管腫の所見は部位により多様であるが，中でも脊椎の血管腫は組織学的には血管腫ではない静脈奇形であることが大多数である．病変部位で骨梁は減少し，残存した骨梁が肥厚し，CTで典型的とされるpolka-dot signを呈する．減少した骨梁間は主に脂肪組織で置換されるため，脂肪濃度，脂肪信号を含む病変としてCTやMRIでみられる[1]．海

綿状血管腫の像を呈する通常の血管腫では脂肪組織は相対的に少ないが，これは脊椎では比較的稀である．

6） liposclerosing myxofibrous tumor ▶症例❹

変性した線維性骨異形成ではないかとして，議論のある病変である．大部分は大腿骨転子間に発生し，単純X線写真で境界明瞭な膨隆性の辺縁硬化を伴う地図状の透亮像を示す．骨シンチグラフィでは軽度集積，MRIではT1強調像で筋肉と等信号，T2強調像で不均一な高信号を示す．典型的には脂肪は同定できないが，変性の著しい病変では骨化成分が脂肪を含んでいるのが観察できる．悪性転化するものがあるといわれているが，良性病変との関連には不明なものが多い[3]．

7） 脂肪肉腫（liposarcoma）の転移

高組織グレードの脂肪肉腫は，びまん性浸潤性骨転移を来すことが知られており，特に円形細胞型を含むmyxoid-round cell typeでは骨梁間転移を来すことが知られている．しかし，このような病変は画像上，脂肪性病変のようにみえることは稀である．

鑑別診断のstrategy

骨髄では元来，造血組織と脂肪が混在しており，造血組織が加齢などで退縮すると脂肪が増加する．また，病変の退縮や変性でも脂肪が出現するが，活動性病変では稀である．鑑別診断リストに挙げた疾患は，そのような例である．骨髄内発生の高分化脂肪肉腫やatypical lipomatous tumorはほとんど報告がないので，軟部組織から骨に及ぶ脂肪の増殖性変化をみたら，やはり稀であるが，脂肪腫の亜型を疑う必要がある．

文献

1) 江原　茂：脂肪を含む骨破壊性変化の鑑別診断．臨床放射線 **36**: 678-681, 1991.
2) Malghem J, Lecouvet F, Vande Berg B: Calcaneal cysts and lipomas: a common pathogenesis? Skeletal Radiol **46**: 1635-1642, 2017.
3) Kransdorf MJ, Murphey MD, Sweet DE: Liposclerosing myxofibrous tumor: a radiologic-pathologic-distinct fibro-osseous lesion of bone with a marked predilection for the intertrochanteric region or the femur. Radiology **212**: 693-698, 1999.

第1章 骨腫瘍

17 ガスを含む骨・軟部病変の鑑別

川島和哉, 江原 茂

> **症例 60歳台, 女性. 腰痛を主訴に来院.**

A 単純CT矢状断像　B T2強調矢状断像　C T1強調矢状断像

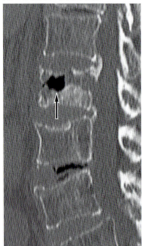 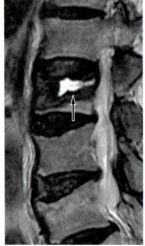 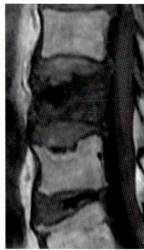

A：CTでL2椎体内にガスがみられる（→）.
B, C：MRIでL2椎体の上終板直下に液体を含む亀裂を認める（B；→）. 液面形成がみられる.
Kümmell病の診断となり, 骨セメントによる椎体形成術が施行された.

診断 Kümmell病

> **症例 40歳台, 男性. 頸椎症性神経根症の術前検査CT.**

A 単純CT　B 単純CT矢状断像

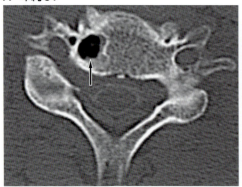 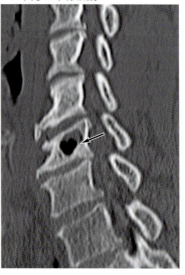

A, B：C6椎体右側に囊胞性病変を認め, ガスを含む（→）.
変形性脊椎症に伴う脊椎終板直下の囊胞性変化に何らかの機構により陰圧が生じ, 窒素ガスが生じたものと考えられる.

診断 骨内気胞(intraosseous pneumatocyst)（骨内ガングリオン疑い）

> **ガスを伴う骨・軟部病変の鑑別診断リスト**
>
> **1. 骨病変**
> - **骨折**
>   （Kümmell病の偽関節が代表．急性骨折でもみられる．骨片の動揺性によって陰圧が生じ，窒素ガスを発生させたもの）
> - **骨嚢腫性病変**
>   （原因不明の陰圧による窒素ガスの析出．"骨内気胞"）
> - **ガス産生菌による骨髄炎**
>   （嫌気性菌，大腸菌などの感染．頻度は低い）
>
> **2. 軟部病変**
> - **嚢腫性病変**
>   （変性した椎間板ヘルニア，滑膜嚢腫やガングリオンなどに生じた陰圧により析出した窒素ガス）
> - **ガス産生菌による感染**（ガス壊疽など）

所見ないし疾患（群）の概念

骨・関節領域の"ガス"は安定した所見でなく，吸収が比較的簡単に起こりうる．必ずしも"特異的な所見"ではないが，増殖性疾患はほぼ否定されることから，外傷性疾患，変性疾患，感染が鑑別すべき疾患の代表となる．

軟部組織ないし骨内のガスの存在は，まず不安定性を伴う骨折でみられる．転位の程度によらずCTで骨折近傍にわずかにガスをみることは，実際には最も多い．

骨・関節領域でガスを伴う疾患で臨床的な対処が必要なのは，ガス産生菌に伴う感染である（図1）．

関節近傍の嚢腫性病変において，内部の液体が吸収されガス像としてみられることがあり，骨内気胞と呼ばれる．

さらに関節内では運動により陰圧を生じるので，関節腔と連続する腫瘤では陰圧によって生じた軟部腫瘤内に窒素ガスの貯留が起こる．実際には，椎間板ヘルニアや脊椎の滑膜嚢腫（椎間関節と交通）でガス像をみることがある（図2, 3）．

診断のポイント

1）感染性

a. ガス産生菌による骨髄炎（emphysematous osteomyelitis）

ガス産生菌による骨髄炎の報告はRamらが最初に報告している[1]．Lueyらは，25例のreviewを報告しており，起因菌として*Klebsiella pneumoniae*を含む嫌気性菌と腸内細菌で9割を占める．患者は，糖尿病や悪性疾患などの基礎疾患を有し，易感染性宿主での頻度が高い[2]．骨盤骨や四肢骨などでみられた場合は本症を否定する必要があるが，椎体骨内にガスがみられた場合は，後述するKümmell病の可能性が高い．

2）非感染性

a. 圧迫骨折に伴う椎体の骨内ガス（Kümmell病） ▶症例❶

Kümmell病は，1895年にHermann Kümmellが報告した，軽微な外傷後に数週間〜数か月間の無症候期間の後に疼痛と後彎の進行がみられ，脊椎の圧潰が起こった症例で，単純X線写真では椎体内のガス像を認めた症例が初めて報告された[3]．骨壊死が原因と考えられてきたが，現在は，高齢者の圧迫骨折において脊椎終板直下の虚血により骨折治癒が遷延し，それによる椎体の偽関節が本態と考えられている[4]．なお，Kümmell病

による椎体内ガスは，骨折部の不安定性によって生じた陰圧による窒素ガスの発生と考えられている．

b. 骨内気胞　intraosseous pneumatocyst ▶症例❷

骨内気胞は，Ramirezらがガスを含む仙腸関節近傍の骨内に発生した囊胞を呼称したことに始まる[5]．以後，このような病変は他の部位でも報告され，仙腸関節周囲に特有なものではないと考えられている．現在では，病理学的に軟骨下囊胞，骨内ガングリオン，単純囊胞などと診断されることが多い．よって，この名称は画像所見に基づく便宜的名称であり，ひとつの独立した疾患概念ではなく，囊胞状変化にみられるひとつの状態と考えられる[6]．

A　単純CT横断像
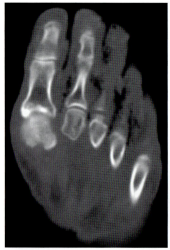

B　単純CT矢状断再構成像
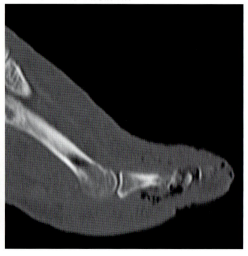

参考症例
図1 40歳台，女性　ガス産生菌に伴う糖尿病性足壊疽
A，B：足関節破壊を伴い周囲軟部組織にガスを認める．*Prevotella* 属が検出された．

単純CT水平断像
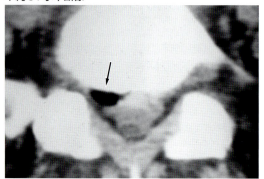

単純CT水平断像
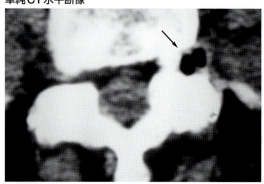

参考症例
図2 40歳台，女性　ガスを含む椎間板ヘルニア
椎体後方に椎間板の突出を認め，内部の一部にガスを含む（→）．

参考症例
図3 60歳台，女性　ガスを含む滑膜囊腫
椎間関節から発生した滑膜囊腫の内部にガスを含む（→）．

鑑別診断のstrategy

感染以外で関節内にガスがみられる現象は，関節に生じた陰圧により組織や体液中の窒素ガスが遊離するため[7]と考えられており，"vacuum phenomenon"という名前で放射線診断医には馴染みのある現象である．骨・軟部組織にガスを生じる現象は稀でなく，CTで観察される．重要なのはガス産生菌の感染を否定することで，特に偶発所見としてみられた場合，感染の可能性の判断が必要になる（表）．生体内では内圧の変化が常に生じているため，ガスの消失・産生や液体による置換などが起きていると考えられる[8]．

表 ガスを含む骨・軟部病変の鑑別

感染の有無	骨病変			軟部病変	
	感染性	非感染性		感染性	非感染性
		骨折	嚢腫性病変		嚢腫性病変
成因	ガス産生菌	陰圧の発生？		ガス産生菌	陰圧の発生？
疾患	ガス産生菌による骨髄炎	急性期骨折，Kümmell病など	骨内気胞 以下に併発 ・単純嚢胞 ・軟骨下嚢胞 ・骨内ガングリオン	ガス壊疽などのガス産生菌感染	・変性した椎間板ヘルニア ・滑膜嚢腫 ・ガングリオン

文献

1) Ram PC, Martinez S, Korobkin M, et al: CT detection of intraosseous gas: a new sign of osteomyelitis. AJR **137**: 721-723, 1981.
2) Luey C, Tooley D, Briggs S: Emphysematous osteomyelitis: a case report and review of the literature. Int J Infect Dis **16**: e216-e220, 2012.
3) Kümmell H: Über die traumatischen Erkrankungen der Wirbelsäule. Dtsch Med Wochenscher **21**: 180-181, 1895.
4) Mirocsky Y, Anekstein Y, Shalmon E, et al: Vacuum clefts of the vertebral bodies. AJNR **26**: 1634-1640, 2005.
5) Ramirez H, Blatt ES, Cable HF, et al: Intraosseous pneumatocysts of the ilium. Radiology **150**: 503-505, 1984.
6) 江原 茂: Intraosseous pneumatocysts. 臨床放射線 **37**: 1613-1616, 1992.
7) Ford LT, Gilula LA, Murphy WA: Analysis of gas in vacuum lumbar disc. AJR **128**: 1056-1057, 1977.
8) Nakayama T, Ehara S, Hama H: Spontaneous progression of vertebral intraosseous pneumatocysts to fluid-filled cysts. Skeletal Radiol **30**: 523-526, 2001.

第1章 骨腫瘍

18 endosteal scallopingと"mini-brain appearance"の鑑別

篠崎健史，福田友紀子，伊東典子，杉本英治

症例 10歳台，女性．2週間前に運動会の練習を開始してから，右鼠径部痛が出現．

A　大腿骨単純X線写真

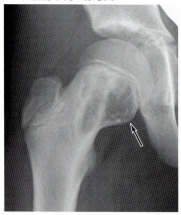

B　単純CT冠状断再構成像（骨条件）

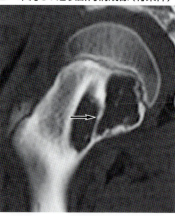

C　T1強調冠状断像

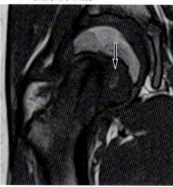

D　T2強調冠状断像

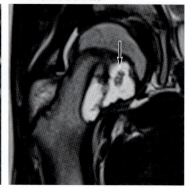

A：大腿骨近位骨幹端から頸部に，境界明瞭な硬化縁を伴う地図状透亮像が長軸方向に進展する．内側縁では皮質の菲薄化も認められる（endosteal scalloping；→）．
B：内部には隔壁様構造（trabeculation）も認められ，多房性病変が考えられる（→）．
C，D：T1強調像では赤色髄と同等の低信号を呈する（C；→）．T2強調像では水とほぼ同等の高信号であるが，骨折に伴う小さな血腫がT1強調像で高信号，T2強調像で低信号として認められる（→）．

診断 病的骨折を伴う単純性骨嚢腫

---

endosteal scallopingと"mini-brain appearance"の鑑別診断リスト

1. endosteal scalloping
- 単純性骨嚢腫
- 非骨化性線維腫
- 軟骨腫瘍（内軟骨腫／軟骨肉腫）
- 線維性骨異形成
- 副甲状腺機能亢進症
- Langerhans細胞組織球症
- 形質細胞腫／多発性骨髄腫

2. "mini-brain appearance"
- 形質細胞腫／多発性骨髄腫
- 骨巨細胞腫
- 線維性骨異形成

症例 2   10歳台，男性．体育の授業で右足を捻挫し，単純X線写真で異常を指摘．

A 足関節単純X線写真 側面像　　B T1強調矢状断像　　C STIR矢状断像　　D 造影T1強調矢状断像

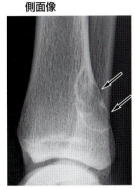
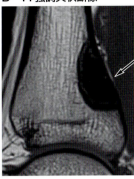
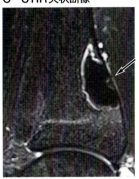
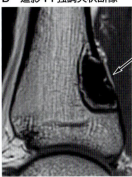

A：脛骨遠位骨幹端背側に，偏心性で皮質に限局した地図状透亮像が認められ，endosteal scallopingを伴う（→）．病変の辺縁に硬化縁を伴う．
B，C：病変は，辺縁から低−高−低信号を呈する（→）．周囲の骨髄や筋肉に浮腫性信号変化を認めない．
D：造影T1強調像（D）では，T1強調像（B），STIR像（C）の高信号に相当する領域に増強効果を認める（→）．中心部は豊富な膠原線維を反映し，増強効果に乏しい．最外層の低信号は硬化縁を反映する．

診断　非骨化性線維腫

症例 3   40歳台，女性．台所で洗い物中に突然，右手関節痛が出現．

A 小指中手骨 単純X線写真　　B T1強調冠状断像　　C T2強調冠状断像　　D 脂肪抑制造影T1強調冠状断像

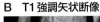
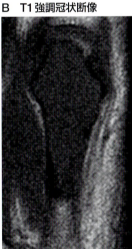
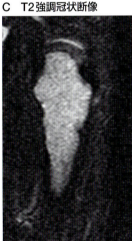
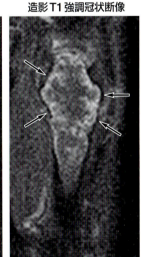

A：中手骨遠位骨端から骨幹部に膨隆性透亮像を認め，骨皮質内側の膨隆性菲薄化（endosteal scalloping）を伴う（→）．
B：病変は均一な低信号を呈する．
C：軟骨成分を反映した均一な高信号の腫瘤を認める．
D：分葉状腫瘤内にリング状，弧状，点状の増強効果（rings and arcs enhancement）を認める（→）．

診断　内軟骨腫

> 症例 4　60歳台，男性．1か月前から腰痛が出現し，徐々に悪化し歩行困難となった．

A　第5腰椎単純CT

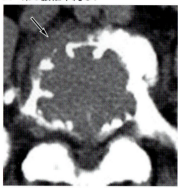

B　第5腰椎単純CT（骨条件）

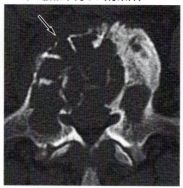

C　T1強調像

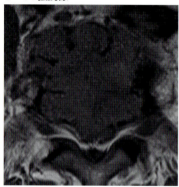

C　T2強調像

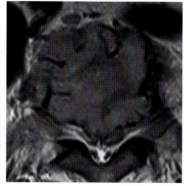

A，B：骨髄が軟部濃度に置換され，一部で皮質破壊と骨外腫瘤進展を認める（→）．椎体辺縁から内側に突出する肥厚した骨梁構造が認められ，骨条件では隔壁様の構造を呈する．

C，D：肥厚した骨梁が低信号として描出され，あたかも脳溝のように，腫瘤は脳実質のようにみえる（mini-brain appearance）．

診断　形質細胞腫

所見ないし疾患（群）の概念

1）endosteal scalloping

　endosteal scallopingとは骨皮質内側の波状または圧排性の陥凹で，骨髄腔から発生した境界明瞭な病変が骨皮質に接することで生じる．緩徐な発育経過を反映するとされるが，良性病変に特異的な所見ではない．病変がさらに増大すると，皮質の菲薄化，骨の膨隆性変形を呈する．scallopとはホタテ貝のことで，貝殻の波形の輪郭と骨皮質の変化の類似を意味している．

2）"mini-brain appearance"

　"mini-brain appearance"は2000年にMajorらが報告した脊椎椎体の形質細胞腫に特異的なMRI所見で，T2強調像で腫瘍が脳実質に，肥厚した骨梁が脳溝のようにみえることが由来である[1]．腫瘍の浸潤に伴い皮質の菲薄化や骨梁の減少が生じると，荷重などの慢性ストレスから皮質や残存する骨梁の反応性肥厚が生じるためと考えられている．

　しかし，Eharaは形質細胞腫以外にも多発性骨髄腫，軟骨肉腫，脊索腫，血管腫，線維性骨異形成，類上皮血管内皮腫，緩徐発育型の転移性骨腫瘍，化学療法後や放射線照射後の転移性骨腫瘍などのCT所見や椎骨以外の長管骨にもみられるとし，必ずしも椎体の形質細胞腫に特異的ではないと述べている[2]．

診断のポイント

1) 単純性骨嚢腫 simple bone cyst；SBC ▶症例❶

循環障害または成長障害が原因とされる真性嚢胞病変で，小児期〜青年期に病的骨折でみつかることが多い．男性に多く，好発部位は上腕骨近位，大腿骨近位の成長板に近い骨幹端で，青年期以降でも踵骨や仙腸関節に近い腸骨に発見されることがある．

単房性ないし多房性病変で，漿液性の液体を反映しT1強調像で低信号，T2強調像で高信号を呈する．合併症は病的骨折でfallen fragment signと呼ばれる嚢胞内に落下した骨片を認めた場合は特異的所見とされ，CTでの観察も有用である．

2) 非骨化性線維腫 non-ossifying fibroma；NOF ▶症例❷

骨化成分に乏しい線維組織を主成分とする良性骨腫瘍で，小児の2cm以下の病変は良性線維性骨皮質欠損（benign fibrous cortical defect）とも呼ばれる．小児期〜10歳台が多く，80％は下肢長管骨に認められ，骨幹端の皮質に腫瘤中心がある偏在性病変である．

MRIでは，膠原線維に富む病変はT1強調像，T2強調像ともに低信号を呈し，典型的所見である．画像所見から診断可能な疾患で，組織診断はあえて行う必要がない"don't touch lesion"のひとつである．

3) 軟骨腫瘍 chondroid lesion ▶症例❸

内軟骨腫や低悪性度の軟骨肉腫に代表される軟骨器質を形成する腫瘍では，特徴的な画像所見を呈する．内軟骨腫は10〜30歳台，軟骨肉腫は30〜60歳台に多い．内軟骨腫は手足の短管骨，大腿骨，上腕骨，脛骨の骨端端に多く，軟骨肉腫は寛骨，肋骨，上腕骨や大腿骨の骨幹端に認められる．

単純X線写真

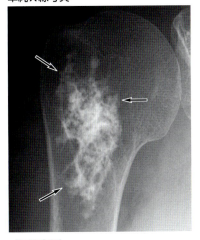

参考症例
図1 60歳台，女性　内軟骨腫
関節リウマチで受診した際の胸部単純X線写真で発見された上腕骨の内軟骨腫．右上腕骨近位骨幹にリング状，弧状，点状の石灰化（rings and arcs calcification）を認める（→）．

単純X線写真

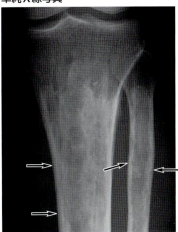

参考症例
図2 20歳台，男性　多骨性線維性骨異形成
5年前に診断された多骨性線維性骨異形成．
脛骨と腓骨の骨幹端から骨幹部にendosteal scallopingを伴う，すりガラス影を認める（→）．

単純X線写真やCTでは分葉状の透亮性病変に点状，リング状，弧状の石灰化(rings and arcs calcification)が特徴的である(図1)．MRIでは，軟骨基質がT2強調像で強い高信号を呈し，造影MRIのリング状，弧状，隔壁様の増強効果(rings and arcs enhancement)が特徴的である．内軟骨腫と低悪性度の軟骨肉腫は画像や組織学的に鑑別が難しく，有痛性病変は軟骨肉腫の頻度が高いとされている．

4) 線維性骨異形成　fibrous dysplasia；FD

未熟な骨成分(woven bone)を伴う線維性組織の増殖を来す非遺伝性疾患で，約80%が単骨性，約20%が多骨性である．20～30歳台が好発年齢だが60歳以降にみつかることもある．好発部位は大腿骨が多く，脛骨，頭蓋骨，顔面骨，肋骨，寛骨でも認められる．

長管骨では骨幹から骨幹端が好発部位で，woven boneが多く存在すると単純X線写真で透亮性病変の透過性低下やCTで高濃度が確認でき，すりガラス影(ground glass opacity)と呼ばれる(図2)．長管骨では病的骨折や荷重により弓状変形(bowing deformity)を呈し，大腿骨の羊飼いの杖変形(shepherd's crook deformity)は特徴的所見である．MRIではT1強調像で低信号，T2強調像はwoven boneや線維成分の多寡で様々な信号を呈する．

5) 副甲状腺機能亢進症　hyperparathyroidism

原発性と慢性腎不全などに伴う二次性があり，多彩な臨床症状や画像所見を呈する．骨病変に褐色腫(brown tumor)がある．ヘモジデリン成分が褐色調にみえることから褐色腫と呼ばれるが，副甲状腺ホルモン作用で破骨細胞の活性亢進が生じ，その欠損部からの出血と修復性肉芽腫形成が本態であり，腫瘍ではなく線維性嚢胞性骨炎(osteitis fibrosa cystica)とも呼ばれる．

MRIでは線維成分や出血の多寡により，様々な信号強度を呈する．

6) Langerhans細胞組織球症　Langerhans cell histiocytosis；LCH

原因不明の組織球の増殖を主体とする肉芽腫性炎症性疾患群で，好酸球性肉芽腫症(eosinophilic granuloma)，Hand-Schüller-Christian病，Letterer-Siwe病 の3型があり，約70%が好酸球性肉芽腫症とされる．多くは5～10歳の小児に発症し，扁平骨の頭蓋骨，下顎骨，寛骨，肋骨に好発し，頭蓋骨の頻度が多い．

単純X線写真やCTで，骨硬化縁を伴わない境界明瞭な透亮像(punched-out lesion)，内板と外板で浸潤性に差異があるため2重の辺縁(beveled edge)や内部に硬化した腐骨(button sequestrum)を認める．組織学的には，骨巨細胞腫との鑑別が必要である．MRIでは，腫瘤とその周囲の軟部織や脳髄膜などの強い増強効果と周囲の広範な浮腫を伴い，骨髄炎や悪性腫瘍との鑑別が問題になることがある．

7) 形質細胞腫 / 多発性骨髄腫　plasmacytoma / multiple myeloma　▶症例❹

形質細胞が単クローン性に腫瘍性増殖する疾患で，単発性病変を形質細胞腫，多発性を多発性骨髄腫と呼ぶ．60歳以上の高齢者に多い．脊椎椎体，四肢長管骨，頭蓋骨など赤色髄が分布する骨髄が好発部位である．単純X線写真やCTでは骨硬化縁を伴わない打ち抜き像(punched-out lesion)が有名だが，骨粗鬆症パターンの骨濃度や骨梁の減少のみの場合もある．

MRIではT1強調像で低信号，T2強調像で脂肪と筋の中間信号が多いが，加齢に伴う変性のように斑状に浸潤するT1強調像で低信号を呈することもある．CTやMRIで"mini-brain appearance"を呈することがあるが，形質細胞種 / 多発性骨髄腫に特異的な所見ではない．

8) 骨巨細胞腫 giant cell tumor of bone；GCT

原発性骨腫瘍の10％にみられる．好発年齢は20〜40歳台で，臨床的には痛みや軟部腫脹，病的骨折で発症することが多い．四肢長管骨の骨端部で大腿骨遠位，脛骨近位，上腕骨，橈骨や尺骨の近位などが好発部位である．

毛細血管の発達が著明なため腫瘍内出血が多く，MRIではヘモジデリンを反映した腫瘍内の液面形成を認めることがある．皮質を破壊し骨外腫瘤を形成することも多い．

鑑別診断のstrategy

骨腫瘍の診断では画像所見に加えて好発年齢，好発部位を理解することが肝要である（表）．病変の局在や辺縁の性状を把握するには単純X線写真が最も有用であり，広がり診断や腫瘍内基質，病変周囲の副所見の評価にCTやMRIを利用する．MRIのみで診断を試みると思わぬ勘違いを生じることがある[3]．

表 endosteal scalloping と "mini-brain appearance" を呈する主な疾患の比較

	単純性骨嚢腫	非骨化性線維腫	軟骨腫瘍	線維性骨異形成
好発年齢	小児期〜青年期	小児期〜10歳台	・内軟骨腫は10〜30歳台 ・軟骨肉腫は30〜60歳台	20〜30歳台（60歳以降でみられることもあり）
好発部位	・上腕骨や大腿骨の骨幹端 ・成人では踵骨，腸骨	下肢長管骨の骨幹端で偏在性（皮質）病変	・内軟骨腫は手足の短管骨，大腿骨，上腕骨，脛骨の骨幹端 ・軟骨肉腫は寛骨，肋骨，上腕骨や大腿骨の骨幹端	大腿骨や脛骨の骨幹から骨幹端，頭蓋骨，顔面骨，肋骨，寛骨
MRI所見	・T1強調像で低信号 ・T2強調像で高信号	T1強調像，T2強調像ともに低信号	・T2強調像で強い高信号 ・造影MRIでrings and arcs enhancement	様々な信号強度
その他	単純X線写真，CTで骨折骨片のfallen fragment sign	単純X線写真2方向撮影やCTで典型所見の場合，don't touch lesion	単純X線写真，CTで分葉状腫瘤，rings and arcs calcification	単純X線写真，CTですりガラス影，骨の彎曲変形
	副甲状腺機能亢進症	Langerhans細胞組織球症	形質細胞腫/多発性骨髄腫	骨巨細胞腫
好発年齢	ー	5〜10歳	60歳以上，高齢者	20〜40歳台
好発部位	ー	頭蓋骨，下顎骨，寛骨，肋骨，脊椎椎体	脊椎椎体，四肢長管骨，頭蓋骨など	四肢長管骨骨端部
MRI所見	様々な信号強度	・腫瘤と周囲軟部組織や脳髄膜の増強効果 ・骨外腫瘤形成	・T1強調像で低信号 ・T2強調像で脂肪と筋の中間信号 ・mini-brain appearance	出血を反映した腫瘍内の液面形成
その他	・原発性（腺腫，癌，過形成など） ・二次性（慢性腎不全，透析患者など）	単純X線写真，CTでpunched-out lesion, beveled edgeやbutton sequestrum	単純X線写真，CTでpunched-out lesion	骨外腫瘤を形成することあり

文献

1) Major NM, Helms CA, Richardson WJ: The "mini-brain": plasmacytoma in a vertabral body on MR imaging. AJR **175**: 261-263, 2000.
2) Ehara S: Letters "Mini-brain" of plasmacytoma. AJR **176**: 1076-1076, 2001.
3) Nichols RE, Dixon LB: Radiographic analysis of solitary bone lesions. Radiol Clin North Am **49**: 1095-1114, 2011.

19 手指の反応性変化の鑑別

神島 保

症例 1 30歳台，女性．母指球の腫脹．

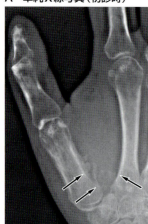

A 単純X線写真（初診時）

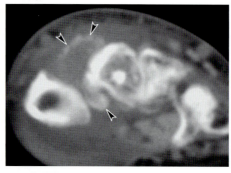

B 造影CT

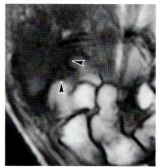

C T1強調冠状断像

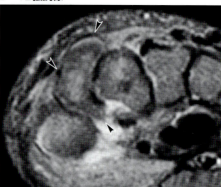

D T2強調像

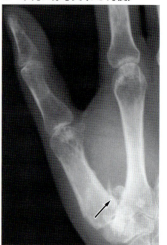

E 単純X線写真（6か月後）

A：手根部の骨に萎縮があり，第1・第2中手骨の骨膜反応が明瞭である．第1・第2中手骨基部間には骨化がある（→）．
B：病変は浸潤性で掌側と背側に及び，辺縁には骨化がある（▶）．
C：病変は低信号である（▶）．
D：母指球筋と背側の軟部組織の信号は上昇し，第1・第2中手骨基部間に低信号結節がある（▶）．
E：6か月後，骨膜反応は不明瞭化した（→）．
（岩手医科大学医学部放射線医学講座 江原 茂先生のご厚意による）（文献1）より転載）

診断 化骨性筋炎（MO）

症例 2　20歳台，女性．原因不明の軟部腫脹．

A　単純X線写真（初診時）　B　単純X線写真（3週後）

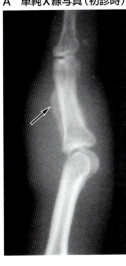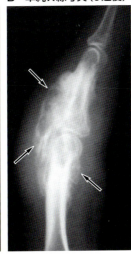

A：原因不明の軟部腫脹が基節骨から中節骨の周囲に存在し，中節骨には骨膜反応がある（→）．
B：3週後，著しい骨膜反応がみられた（→）．
（岩手医科大学医学部放射線医学講座　江原　茂先生のご厚意による）

診断　**開花性反応性骨膜炎（FRP）**

症例 3　60歳台，女性．数年前に出現した結節．単純X線写真上，結節内に骨化あり．

A　T1強調冠状断像

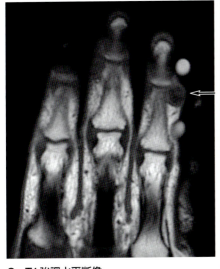

B　脂肪抑制T2強調冠状断像

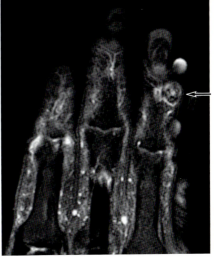

C　T1強調水平断像

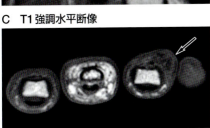

D　T2強調水平断像

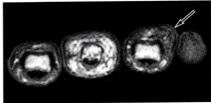

A〜D：環指中節骨遠位部尺側に接して，T1強調像（A，C）およびT2強調像（D）で低信号を呈する表面平滑な結節性病変がある．脂肪抑制T2強調像（B）では，一部に高信号を含む（→）．髄腔内への連続性はない．

診断　**傍骨性骨軟骨異形増生（BPOP）**

手指骨の骨化を有する結節の鑑別診断リスト

1. common
- 慢性骨髄炎

2. rare
- 骨軟骨腫
- 爪下外骨腫

3. very rare
- 化骨性筋炎
- 開花性反応性骨膜炎
- 傍骨性骨軟骨異形増生
- 軟骨肉腫
- 傍骨性骨肉腫

診断のポイント

1) 化骨性筋炎 myositis ossificans；MO ▶症例❶

良性の骨化性病変で，通常は筋肉内に生じ単発性で限局している．類似疾患として，骨化性脂肪織炎（panniculitis ossificans），骨化性筋膜炎（fasciitis ossificans），開花性反応性骨膜炎（florid reactive periostitis；FRP）および指線維骨性偽腫瘍（fibro-osseous pseudotumor of the digit）がある．いずれも，ある種の障害に対する反応性病変と考えられている．

2) 開花性反応性骨膜炎 florid reactive periostitis；FRP ▶症例❷

石灰化と骨化を有する稀な軟部組織病変で，好発部位は指節骨である．好発年齢は20〜40歳で女性に多い．病理学的には，主として紡錘形細胞増殖を有する線維性組織と，線維性組織内に発育する線維性骨（woven bone）から形成される．

3) 傍骨性骨軟骨異形増生 bizarre parosteal osteochondromatous proliferation；BPOP ▶症例❸

BPOPは指趾骨の表面に発生する．好発部位は基節骨で，性差はない．肉眼的には軟骨のキャップを被った骨性の病変で，骨軟骨腫様にみえるが，組織学的には骨軟骨腫とは異なる．

鑑別診断のstrategy

BPOPは画像上，病変発生部の骨と明確に境され，典型的な骨軟骨腫（osteochondroma）で観察されるような髄腔との連続性はない．爪下外骨腫（subungual exostosis）は所見が類似するが，発生部位が特徴的である（末梢骨爪下）．BPOPが考えやすい場合は，急いで切除生検せずに，6か月程度の経過観察が望ましい[2]．経過観察の中で，より典型的なBPOPの画像所見が揃うことがあるためである．

典型的なFRPの単純X線所見として，骨膜反応を有する骨化した軟部組織腫脹が挙げられるが[3]，初診時においては，必ずしも骨化や結節を有さないことがある[4]．これは，経時的に変化する病変の初期像をとらえているためと考えられる．単純X線写真で不鮮明な結節も，MRIでは検出可能なことがある．

軟骨肉腫（chondrosarcoma）が手指に発生すると，病変内部に石灰化を来すが，反応性変化（豆知識参照）と比較して骨の膨張性変化や骨内への侵食がより顕著となる[6]．傍骨性骨肉腫［parosteal（juxtacortical）osteosarcoma］は，稀に手指に生じる悪性腫瘍で，皮質骨の外側に皮質骨と連続性に存在し，骨膜で外側が被包される．FRPと傍骨性

骨肉腫との鑑別は，どちらも急速に発育し，画像上も類似性があるため困難である．画像上，骨破壊，骨膜反応，軟部組織腫脹があれば，慢性骨髄炎（chronic osteomyelitis）もFRPの鑑別に挙げられる．

Dorfmanによる反応性骨化のスペクトラム

　Dorfmanによる反応性骨化のスペクトラムでは，反応性骨化の初期段階はFRPで，病理学的には骨軟骨組織の増生に乏しい紡錘形細胞からなる．その後，骨新生と軟骨化生が優位となり（BPOP），最終的には骨は成熟し病変の基盤となり，軟骨帽を有する外骨腫となる．

　しかしながら，このような自然経過を実臨床で確認できることは多くはない．通常，BPOPの段階で生検・切除されてしまい，病理像は経時的な像を示すのみで，経時変化を理解することができないためである．加えて，FRPの段階で画像が得られることは稀であり，傍骨性の軟部組織腫脹は確認が難しく，得てして見逃される[2]．

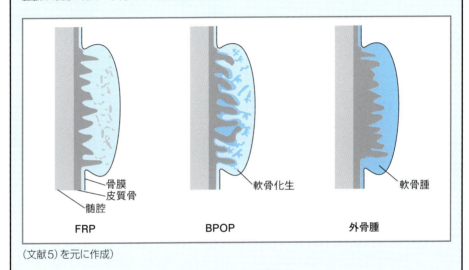

（文献5）を元に作成）

文献

1) Ehara S, Nishida J, Abe M, et al: Magnetic resonance imaging of pseudomalignant osseous tumor of the hand. Skeletal Radiol **23**: 513-516, 1994.
2) Dhondt E, Oudenhoven L, Khan S, et al: Nora's lesion, a distinct radiological entity? Skeletal Radiol **35**: 497-502, 2006.
3) Jambhekar NA, Desai SS, Puri A, et al: Florid reactive periostitis of the hands. Skeletal Radiol **33**: 663-665, 2004.
4) Sundaram M, Wang L, Rotman M, et al: Florid reactive periostitis and bizarre parosteal osteochondromatous proliferation: pre-biopsy imaging evolution, treatment and outcome. Skeletal Radiol **30**: 192-198, 2001.
5) Dorfman HD, Czerniak B: Bone tumors. St. Louis, Mosby, 1998.
6) Patil S, de Silva MV, Crossan J, et al: Chondrosarcoma of small bones of the hand. J Hand Surg Br **28**: 602-608, 2003.

第1章 骨腫瘍

20 二次性悪性腫瘍の鑑別

江原 茂

症例 1 60歳台，女性．28年前に乳癌の外科治療・術後放射線治療30Gyを施行．

A 単純X線正面像

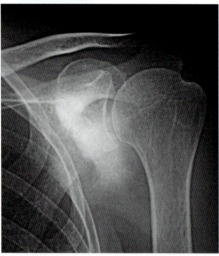

B T2強調像

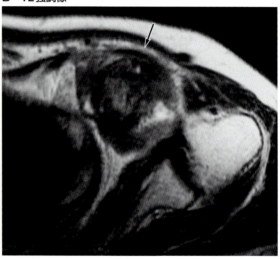

A：胸壁に沿って類骨の骨化がみられる．軟部組織の骨肉腫の所見である．
B：低信号の腫瘤がみられる（→）．
（Aは文献1）より転載）

診断 放射線治療後の骨外骨肉腫

症例 2 80歳台，男性．65年前からの脛骨骨髄炎で最近，急速に瘻孔が増大．

脂肪抑制造影T1強調像

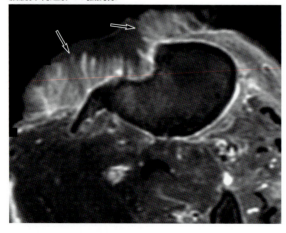

下腿前面の瘻孔を覆うように腫瘤の増殖がみられる（→）．

診断 慢性骨髄炎に続発した扁平上皮癌

骨・軟部の二次性悪性腫瘍の鑑別診断リスト

1. 比較的頻度の高いもの
- 放射線照射(癌化学療法)後
- 慢性骨髄炎(扁平上皮癌の続発)

2. 頻度の低いもの
- 骨壊死
- 骨Paget病
- 線維性骨異形成
- 内軟骨腫症(Ollier症候群, Maffucci症候群)・多発性骨軟骨腫症
- 金属製インプラント
- 慢性リンパ浮腫(Stewart-Treves症候群)
- Li Fraumeni症候群
- Bloom症候群

所見ないし疾患(群)の概念

　遺伝的素因や環境要因, 慢性疾患の刺激によって二次的に悪性腫瘍が生じる現象は, 上皮性腫瘍と同様に間葉系腫瘍でもみられる現象である. 組織学的には, このような二次性悪性腫瘍と, 素因・原因が明らかでない一般的な腫瘍とで具体的な相違点があるわけではないが, 骨・軟部組織においては概して特有の発症形態が知られている.

診断のポイント

1) 放射線照射後　▶症例❶

　放射線照射に続発する悪性腫瘍は10年生存率0.2%程度とされるが, 最近では悪性腫瘍の治療に同時併用される化学療法の影響も含めると, 発生頻度は低くはないと信じられている. ArlenらはCahanらの診断基準を一部改訂し, ①悪性でも良性でも原疾患と異なる組織型であること, ②照射野に発生すること, ③照射後4年以上の期間を経過していること, ④組織学的に証明されること, 以上の4つを診断基準とした[2)3)].

　組織学的には, 未分化多形肉腫が最も多く, 骨肉腫の発生も知られている. 放射線照射による画像上の変化は2～3年で安定化するが, それ以降の骨吸収や骨硬化の発生は, 局所再発あるいは二次性悪性腫瘍の発生を疑う.

2) 慢性骨髄炎(扁平上皮癌の続発)
squamous cell carcinoma arising in chronic osteomyelitis ▶症例❷

　慢性骨髄炎における瘻孔には, 扁平上皮癌が発生することが知られている. 長期持続した慢性骨髄炎の0.5%程度に発症するとされるが, 典型的には20～30年以上経過した例に多い. 骨破壊の急速な進行をみることがある. 線維肉腫の報告もみられる. 小児の慢性骨髄炎の術後に骨軟骨腫が発生したとする報告もみられる.

3) 骨壊死　osteonecrosis

　比較的頻度は低いが, 骨壊死の慢性期における悪性腫瘍の合併が知られている. 組織型として未分化多形肉腫(図1)が多い. 骨壊死所見に加えて浸潤性骨吸収がみられるとされるが, 経時的に追わないと診断は困難な場合が多い.

4) 骨Paget病　Paget's disease of bone

　わが国では概して稀な骨Paget病であるが, 悪性腫瘍の続発の頻度は1%以下とされて

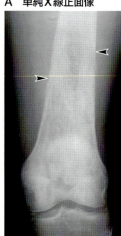
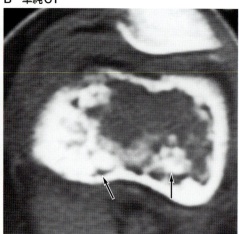

A 単純X線正面像　B 単純CT

参考症例
図1 50歳台，女性　大腿骨の骨壊死に続発した未分化多形肉腫
A：骨髄内に硬化と浸潤性骨吸収（▶）がみられる．
B：大腿骨骨髄内に骨皮質に沿ってみられる硬化は，骨壊死の所見である（→）．骨皮質の浸潤性骨吸収は，腫瘍浸潤の所見である．

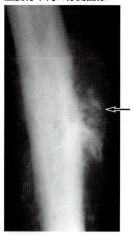

上腕骨単純X線側面像

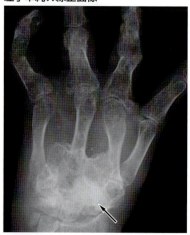

左手単純X線正面像

参考症例
図2 60歳台，男性　骨Paget病に続発した骨肉腫
上腕骨の硬化と肥厚がみられ，放射状の骨膜反応が骨幹部後方にみられる（→）．

参考症例
図3 50歳台，男性　Maffucci症候群に続発した骨肉腫
環指切断後．
同部のリング状骨化は血管腫の静脈石である．手根部の淡い骨化は，軟骨肉腫が脱分化した骨肉腫における腫瘍性骨化である（→）．

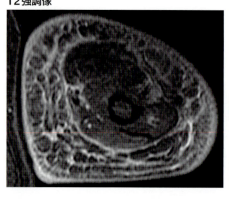

T2強調像

参考症例
図4 70歳台，女性　慢性リンパ浮腫に続発した上腕のリンパ管肉腫（Stewart-Treves症候群）
10年前に乳癌のため乳房切除が行われた．以後，リンパ浮腫が持続．最近，肘関節屈側の腫脹が増強．
T2強調像では，皮下の浸潤性変化から腫瘍が認められた．

いる．Paget病の好発部位である骨盤や大腿骨での発生が多いとされるが，さほど好発部位でない上腕骨の頻度が高いことも知られている（図2）．組織学的には骨肉腫や未分化多形肉腫が多いが[4)5)]，骨巨細胞腫の発生も知られている．骨Paget病による骨吸収が硬化性変化に転じた後に，骨吸収が再発した場合，二次性悪性腫瘍を疑う所見である．

5）線維性骨異形成　fibrous dysplasia

線維性骨異形成は頻度の高い病変であるが，これにも稀に肉腫が続発することが知られている．骨肉腫や線維肉腫の頻度が高いとされ，頭蓋や大腿骨近位部の報告がある[6)]．

6）内軟骨腫症・遺伝性多発性骨軟骨腫症
enchondromatosis / hereditary multiple osteochondromatosis

内軟骨腫症（Ollier症候群，Maffucci症候群；図3）および遺伝性多発性骨軟骨腫症では，軟骨性腫瘍の増殖傾向が活発であり，増殖性変化が思春期以降も持続して軟骨肉腫と診断されることがある．一般的に内軟骨腫症で5〜25%，遺伝性多発性骨軟骨腫症で2〜25%程度といわれるが，概して良悪性の境界病変の頻度が高い．

7）その他の慢性疾患・遺伝性疾患

人工関節など金属製のインプラントに，腫瘍が稀に続発することが知られている．慢性リンパ浮腫においては，リンパ管肉腫（血管肉腫）が続発することも知られている（Stewart-Treves症候群；図4）．

遺伝子損傷を来しやすい一部の疾患では，骨腫瘍の発生も報告されている．例えば，Li Fraumeni症候群，Bloom症候群（成長障害，皮疹，免疫グロブリン異常）では骨肉腫の多発が報告されている．

鑑別診断のstrategy

二次性悪性腫瘍の原因疾患として鑑別診断リストに挙げた病変は，いずれも長期にわたる慢性疾患により二次性腫瘍の原因となると考えられるが，腫瘍の予後改善に伴い，放射線療法や化学療法に続発する腫瘍の頻度の上昇が疑われている．さらに，遺伝的素因により腫瘍を合併しやすい疾患の種類が数多くあり，そのような疾患概念に通じておく必要がある．

文献

1) 日本整形外科学会 骨・軟部腫瘍委員会（編）；整形外科・病理 悪性軟部腫瘍取扱い規約，第3版．金原出版，p.21, 2002.
2) Cahan WG, Woodard HQ, Higinbotham NL, et al: Sarcoma in irradiated bone: report of eleven cases. Cancer **1**: 3-29, 1948.
3) Arlen M, Higinbotham NL, Huvos AG, et al: Radiation-induced sarcoma of bone. Cancer **28**: 1087-1099, 1971.
4) Greditzer HG 3rd, McLeod RA, Unni KK, et al: Bone sarcomas in Paget disease. Radiology **146**: 327-333, 1983.
5) Smith J, Botet JF, Yeh SDJ: Bone sarcomas in Paget disease: a study of 85 patients. Radiology **152**: 583-590, 1984.
6) Ruggieri P, Sim FH, Bond JR, et al: Malignancies in fibrous dysplasia. Cancer **73**: 1411-1424, 1994.

21 骨転移の鑑別

藤本 肇

> **症例 1** 60歳台，男性．背部痛と下肢麻痺を主訴に受診．

A 胸椎単純X線写真正面像　　B 骨シンチグラフィ（背面スポット像）　　C T1強調矢状断像

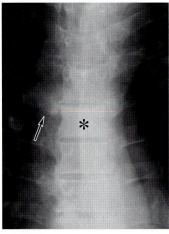
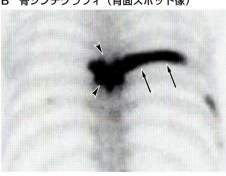
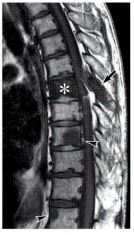

A：第7胸椎椎体全体に骨硬化（造骨性変化）を認める（*）．隣接する右第7肋骨にも造骨性変化がみられる（→）．
B：単純X線写真（A）で造骨性変化を認めた第7胸椎（▶）および第7肋骨（→）に一致して，著明な集積増加を認める．
C：第7胸椎の椎体（*）および棘突起（→）に広範な低信号域があり，棘突起の病変により脊髄が背側から圧排されている．さらに，第8および第11椎体にも異常信号域を認める（▶）．
多発骨転移による硬膜外脊髄圧迫症候群と診断し，直ちに放射線治療を実施した．原発巣の検索で前立腺癌が判明した．

診断 造骨型骨転移（前立腺癌原発）

転移性骨腫瘍と鑑別を要する疾患・正常変異の鑑別診断リスト[1) 2)]

- 骨粗鬆症あるいは外傷による椎体の圧迫骨折
- 化膿性・結核性脊椎椎間板炎
- 椎間板変性に伴う椎体のModic I型変性（fibro-vascular degeneration）
- 脊椎血管腫（静脈奇形）
- 良性脊索細胞腫
- 骨盤の脆弱性骨折
- SAPHO症候群
- 骨島（内骨腫）
- 赤色髄の再転換

症例 2 30歳台，女性．腰痛を主訴に受診．

A 腰椎単純X線写真正面像
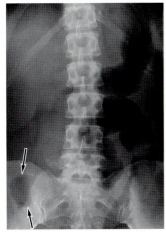

B CT冠状断再構成像
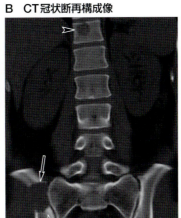

C 骨シンチグラフィ（背面スポット像）
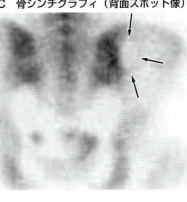

A：腰椎に明らかな異常は指摘できない．しかし，右腸骨翼に境界明瞭な透亮像を認める（→）．
B：右腸骨の溶骨性病変（→）に加えて，第12胸椎の椎体にも境界明瞭な溶骨性病変を認める（▶）．
C：単純X線写真（A）およびCT（B）で溶骨変化を認めた部位は，辺縁に淡い集積を認めるのみで，病変そのものは集積低下部位（cold spot）として描出される（→）．
多発骨転移を疑って直ちに全身検索を行い，左肺に腺癌が判明した．その後，全身化学療法が実施された．

診断　溶骨型骨転移（肺腺癌原発）

症例 3 50歳台，女性．再発乳癌で治療中，腰痛と股関節痛が出現．

A 骨盤単純X線写真正面像
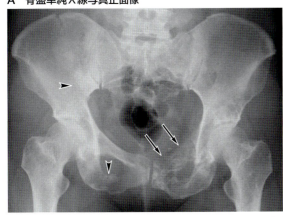

B CT冠状断再構成像
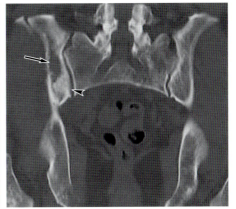

A，B：腸骨と恥骨を主体として溶骨性病変（→）と造骨性病変（▶）が混在している．
疼痛の著しい部位に対して放射線治療が実施された．

診断　混合型骨転移（乳癌原発）

症例 4 80歳台，男性．肝細胞癌で治療中，背部痛が出現．

A 胸椎CT矢状断再構成像
B T1強調矢状断像
C 拡散強調像（b = 800s/mm²）

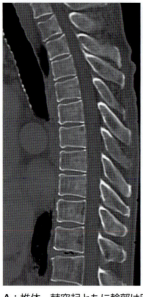
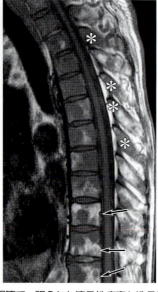
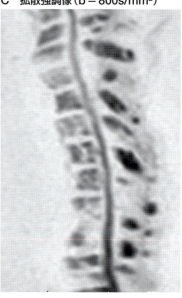

A：椎体，棘突起ともに輪郭は明瞭で，明らかな溶骨性病変も造骨性病変も指摘できない．
B：下位胸椎の一部に正常な骨髄が残存している（→）が，それ以外のレベルでは，椎体のほとんどの部位にびまん性の低信号域が広がっている．さらに，複数の棘突起にも異常な低信号域を認める（＊）．
C：胸椎のほとんどすべてのレベルで椎体および棘突起に異常信号を認める．

造骨性変化・溶骨性変化いずれも乏しいが，骨髄が広範に腫瘍細胞により置換された状態と考えられる．レンバチニブによる治療を行った．

診断 骨梁間型骨転移（肝細胞癌原発）

症例 5 50歳台，女性．膵癌で治療中，右示指の腫脹が出現．

A 手指単純X線写真
B T2強調矢状断像

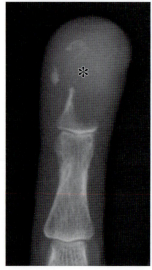
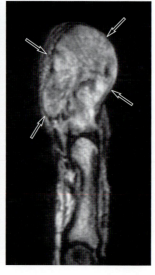

A：末節骨に溶骨性病変（＊）があり，骨破壊が著明である．
B：末節骨を置換するようにして腫瘍が形成され，不均一な高信号を呈している（→）．稀であるが末節骨への転移である．
（岩手医科大学医学部放射線医学講座　江原　茂先生のご厚意による）

診断 末節骨の溶骨型骨転移（膵癌原発）

所見ないし疾患（群）の概念

1）転移性骨腫瘍の原発巣

骨転移はあらゆる悪性腫瘍において生じうるが，特に骨転移を来しやすいものとして，次の3つが知られる．すなわち，骨転移を来した症例を母数として，その原発巣を頻度順に挙げると，乳癌（21.6％），肺癌（21.2％），前立腺癌（7.6％）となり，逆に原発巣別に骨転移を来す頻度を多い順に並べると，乳癌（79.0％），前立腺癌（76.7％），肺癌（52.7％）の順である[3]．わが国では，これらに加えて消化器癌（とりわけ胃癌，大腸癌，肝細胞癌）も忘れてはならない．

2）転移部位

骨転移は，躯幹の骨格系（頭蓋骨，脊椎，肋骨，胸骨，骨盤）と四肢の近位（特に大腿骨の転子間部）に好発する（症例1〜4）．その理由は，赤色髄に富み毛細血管網が発達しているためと考えられる．脊椎への転移は腰椎，胸椎，頸椎，仙骨の順に多く，その比率は概ね6：4：2：1といわれる[3]．

躯幹骨への転移の経路としては，経動脈性のみならず経静脈性の経路が重要である．椎体からの導出静脈は脊柱管周囲でネットワーク（Batsonの静脈叢：Batson's paravertebral venous plexus）を形成し，最終的に下大静脈へ流入する．また，腸管や生殖器など骨盤内の諸臓器からの静脈血も，骨盤静脈叢を経由して最終的には下大静脈に流入する．Batsonの静脈叢には弁がないので，骨盤内諸臓器から下大静脈へ入ってきた血液は，容易にこの静脈叢へ逆流することができる．これが経静脈的な転移の経路と推察されている[1]．また，乳癌や肺癌などからの転移にも関与するとされる．

一方，四肢の末梢，すなわち上肢ならば肘より遠位，下肢ならば膝より遠位への転移は少ない．その理由として，骨の体積が小さい，外気に触れるので温度が低い，赤色髄が少ない，臨床的・病理学的に検索が十分にされない，などが挙げられる[3]．中でも指の末節骨への転移（acrometastasis, 症例5）は，皮膚転移とともに腫瘍塞栓による血行性転移の非典型例と考えられ，ともに肺癌に合併しやすいことが知られている．

3）転移時期

骨転移は，悪性腫瘍の経過中であれば時期を問わず出現しうる．初診時に既に存在するのも珍しいことではない．また，疼痛や麻痺などを主訴として受診し，原発性骨腫瘍を疑って精査したら実は転移であったという症例にも少なからず遭遇する．このような，いわゆる原発不明の骨転移といわれる症例の原発巣として最も多いのは肺癌（35％）で，前立腺癌（17％），乳癌（7％），肝細胞癌（7％）がこれに次ぐ[4]．ただし，剖検まで行っても原発巣が不明な症例も少なからず存在する．

4）病態

骨に転移が生じた場合，2種類の異なった生物学的反応が生ずる可能性がある．ひとつは骨の吸収，もうひとつは骨の形成で，それぞれ破骨細胞（osteoclast）あるいは骨芽細胞（osteoblast）の活性化による．多くの骨転移巣においては，実際にはこの2つの過程が混在している．そして，骨形成が優位であれば骨基質が作られる形態，すなわち造骨型骨転移（osteoblastic bone metastasis, 症例1）となる．逆に，骨吸収が優位であれば骨が破壊されていく形態，すなわち溶骨型骨転移（osteolytic bone metastasis, 症例2, 5）となる．また，これら両者が混在すれば混合型骨転移（mixed bone metastasis, 症例3）となる．この病理学的分類は，画像所見にそのまま反映される[1]．

これに加えて，第4のパターンが存在する．すなわち，骨の吸収も形成も起こらず，腫

瘍細胞が骨髄を置換するように浸潤していくもので，骨梁間型骨転移（intertrabecular bone metastasis，症例4）と呼ばれる[1) 5)]．

このような骨転移のパターンと原発巣の種類の間には，ある程度の関連がある[1)]．

例えば，造骨型の骨転移の原発巣として圧倒的に頻度が高いのは前立腺癌である．稀に，膀胱癌，カルチノイド，髄芽腫，胃癌，膵癌，肺癌，リンパ腫なども，造骨型の転移巣を作ることがある．

溶骨型の骨転移はあらゆる悪性腫瘍において生じる可能性があるが，とりわけ純粋な溶骨型の病巣に遭遇した場合，肝細胞癌，腎細胞癌，甲状腺癌の3つを忘れてはならない．

混合型の骨転移は，肺癌や乳癌などあらゆる悪性腫瘍で生じうる．これらは基本的には溶骨性の変化が主体だが，周囲に様々な程度の修復機転が働き，造骨性変化を伴うことが多い．

骨梁間型骨転移の原発巣として頻度が高いのは，肺小細胞癌，肝細胞癌，胃癌，膵癌などである．剖検例の検討で脊椎転移の37％がこのタイプであったという報告がある[5)]．

鑑別診断のポイント

1）椎体の圧迫骨折 compression fracture

椎体背側の形態，傍椎体腫瘤形成，椎体内の液体貯留（液体徴候），拡散強調像の所見などを組み合わせて判断する（表）[1)]．

2）化膿性・結核性脊椎椎間板炎 pyogenic/tuberculous spondylodiscitis

MRIで，必ず椎間板を挟んで連続した2椎体に異常信号（T1強調像で低信号，T2強調像で高信号，椎間板もT2強調像で高信号）を認める（ただし，結核あるいは弱毒菌による感染の初期では椎間板に異常を認めないことがある）．

3）椎間板変性に伴う椎体のModicⅠ型変性 fibrovascular degeneration

MRIのT2強調像で，菲薄化して低信号化した椎間板を挟んで終板に沿った高信号域を認める．隣接する正常骨髄との境界線は，終板に対して斜めに走行する傾向があり，椎体全体が異常信号を呈することは稀である．

4）脊椎血管腫（静脈奇形） vertebral hemangioma（venous malformation）

多くは椎体内に限局した占拠性病変で，脂肪成分を含むため，MRIではT1強調像・T2強調像ともに高信号となる．CTでは横断像で粗大化した骨梁が描出（polka-dot appearance）されるのが特徴的である．

5）良性脊索細胞腫 benign notochordal cell tumor

脊索由来の良性腫瘍で，頸椎や腰椎に好発する．剖検例による検討では，成人の約20％に認められる．単純X線写真あるいはCTで椎体内の限局性の硬化像として認められる．MRIではT1強調像で低信号，T2強調像では高信号となる．骨転移と異なり造影

表 骨粗鬆症・外傷による椎体の圧迫骨折と骨転移による病的骨折の鑑別点

所見	圧迫骨折	病的骨折
椎体背側面の形態	直線状になることが多い（60％）	背側に凸な円弧状になることが多い（74％）
傍椎体腫瘤形成	きわめて低頻度（7％）	比較的高頻度（41％）
椎体内の帯状の液体貯留	比較的高頻度（40％）	きわめて低頻度（6％）
拡散制限	なし	あり

（文献1）を元に作成）

剤による増強効果はほとんどみられない．

6）骨盤の脆弱性骨折　insufficiency fracture

仙骨に好発し，仙骨翼に沿って縦走する骨折線と第2仙椎（S2）レベルで横走する骨折線により病変が構成される．MRIの斜冠状断像や骨シンチグラフィで"上方に開いたH型"の異常信号域あるいは異常集積がみられ，自動車メーカーのホンダのロゴマークに似た形態から"Honda sign"として知られる（図1）[2]．

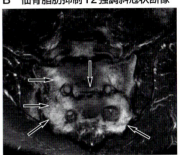
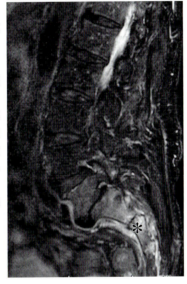

参考症例

図1　70歳台，女性　仙骨の脆弱性骨折

臀部痛を主訴に受診．
A：仙骨に境界不明瞭な高信号域を認める（＊）．この所見は非特異的である．
B：病変は，両側仙骨翼に沿った縦長の成分と，第2仙椎（S2）レベルで仙骨を横走する成分により構成され，全体としては"H"の形態をしている（→）．
CT（非提示）で仙骨翼に沿った骨折線と，その周囲の硬化像が確認された．
（文献2）より転載）

A　仙骨脂肪抑制T2強調矢状断像　　B　仙骨脂肪抑制T2強調斜冠状断像

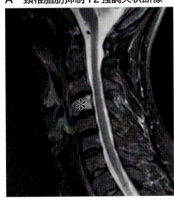
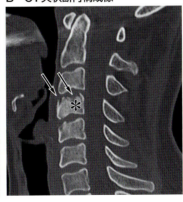
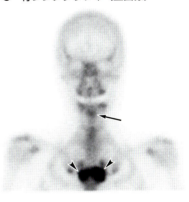

A　頸椎脂肪抑制T2強調矢状断像　　B　CT矢状断再構成像　　C　骨シンチグラフィ（正面像）

参考症例

図2　40歳台，女性　SAPHO症候群

後頸部痛を主訴に受診．
A：第4頸椎の椎体全体が高信号を呈している（＊）．
B：第4頸椎の椎体全体に骨硬化がある（＊）．一見，骨腫瘍と紛らわしいが，椎体の前上縁に骨の侵食を伴っている（→）．
C：頸椎（→）に加えて，両側胸鎖関節周囲（▶）にも著明な集積増加がある．
病歴を確認すると，掌蹠膿疱症があることが判明した．
（文献2）より転載）

7）SAPHO症候群　synovitis-acne-pustulosis-hyperostosis-osteitis syndrome

掌蹠膿疱症などの皮疹を伴う（伴わないこともある）骨の無菌性炎症を統括した疾患概念で，わが国で比較的頻度が高い．胸鎖関節・胸肋関節，脊椎，四肢長管骨に骨増殖や硬化性病変を形成する．脊椎病変は，単純X線写真およびCTで椎体の硬化性変化に加えて，前縁の侵食像（marginal erosion, corner erosion）を認めるのが特徴的である（図2）[2]．長管骨では骨幹の硬化性変化や骨皮質の肥厚を認めるが，これらは非特異的である．

8）骨島（内骨腫）　bone island（enostosis）

海綿骨内に限局した緻密骨の塊で，頻度の高い正常変異のひとつである．好発部位は肋骨，脊椎および骨盤で，単純X線写真ないしCTで境界明瞭な硬化性病変として描出され，時に正常骨梁と連続した構造を有するのが特徴的である．

9）赤色髄の再転換　red marrow reconversion

小児期には，躯幹および四肢のほとんどの骨髄が赤色髄で構成されているが，成長とともに末梢側から脂肪髄化していく（骨髄の転換；conversion）．成人になってから，何らかの要因で黄色髄が赤色髄に戻ることがあり，これを再転換（reconversion）という．この過程の中で，とりわけ四肢近位で結節状に再転換巣が存在することがあり，これがMRIで骨腫瘍と紛らわしい所見を示す可能性がある．

鑑別のためには化学シフトイメージ（chemical shift imaging）の追加が有用である．すなわち，赤色髄には脂肪と水がほぼ等量ずつ存在するので，opposed phaseで撮像すると，in phaseと比較して著明な信号低下を来す（図3）[2]．これに対して，骨腫瘍は一般に脂肪を含まないので，信号低下はみられない．ただし，多発性骨髄腫のように腫瘍組織が脂肪髄と同程度に混在する側があり，注意を要する．

鑑別診断のstrategy

＜画像所見の要点＞

一般に骨転移の所見は非特異的で，いわゆる"look-like anything lesion"の代表的疾患といえる．単純X線写真では，溶骨性・造骨性変化ともに病変が相当に進行しないと認識困難である．例えば溶骨性変化（豆知識参照）が生じた場合，概ね50％以上の骨梁が減じないと所見に現れない．

骨シンチグラフィでは，多くの骨転移巣は集積の増加（hot spot）としてとらえられるが，この所見は非特異的である．溶骨型骨転移（特に腎細胞癌，肝細胞癌，甲状腺癌）では，逆に集積が低下（cold spot）することがあり，見逃しやすいので特に注意が必要である．骨梁間型転移は，骨シンチグラフィでは全くとらえることができない．骨転移が極度に進行した例では，一見，正常と紛らわしいシンチグラフィ所見（"super scan"あるいは"beautiful bone scan"）を示すことがあり，診断のピットフォールとなる．

CTでの所見は，海綿骨の濃度変化，骨皮質の破壊，病的骨折，軟部腫瘤形成が主なもので，特に長管骨で長軸方向に30mm以上にわたる進展を来したものや，皮質の50％以上が破壊された場合には，病的骨折のリスクが高くなる[1]．

MRIでは，骨転移は境界明瞭な異常信号域として描出され，T1強調像で低信号，T2強調像・STIR像で高信号となるが，造骨型病変ではいずれの撮像法でも低信号である．拡散強調像でも異常信号がみられる．脊椎では，椎体のみならず後方要素へもしばしば病巣が進展するのが特徴的であるが，病勢が進展しても椎間板は侵されず，正常形態が保たれる．

A　T1強調冠状断像　　　　B　STIR像

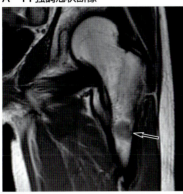
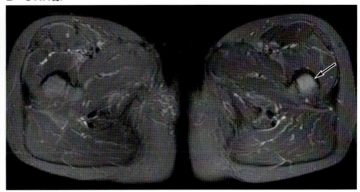

01 骨腫瘍

参考症例
図3　40歳台，女性　赤色髄の再転換

乳癌術後で既に多発骨転移が判明している症例で，腰痛・骨盤部痛を主訴に受診．
A：左大腿骨の近位骨幹に境界明瞭な低信号域を認める（→）．
B：T1強調像（A）での低信号域に一致して淡い高信号域があり（→），一見，骨転移に紛らわしい．
C, D：in phase（C）と比較して，opposed phase（D）において病変と

C　化学シフトイメージ冠状断像　　　D　化学シフトイメージ冠状断像
　　　（in phase）　　　　　　　　　　　（opposed phase）

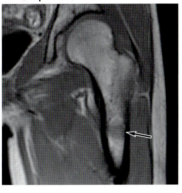
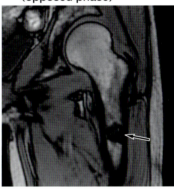

考えられる部位（→）の信号強度が著明に低下している．
これらの所見から，問題となっている大腿骨の部位には，病変は水と脂肪がほぼ等量ずつ混在しているものと推察できる．
（文献2）より転載）

豆知識　骨転移が溶骨性変化を来す機序

　腫瘍そのものが増殖して骨を破壊していくのではなく，腫瘍細胞から産生される様々な液性因子が関与している．
　例えば，破骨細胞活性化因子のひとつとして副甲状腺ホルモン関連ペプチド（parathyroid hormone related peptide；PTHrP）がある．また，破骨細胞分化誘導因子としてreceptor activator of nuclear factor-κB-ligand（RANKL）が知られる．その結果，病巣周囲に多数の破骨細胞が現われ，過剰な骨吸収が生じるとともに，高カルシウム血症が引き起こされる．
　これらに対して様々な治療薬がある．例えばビスホスフォネート製剤は，破骨細胞に取り込まれ，その作用を抑制する．また，デノスマブ（ランマーク®）はRANKLに対するモノクローナル抗体で，破骨細胞の発現を抑制する．

文献
1) 藤本 肇：転移性骨腫瘍．藤本 肇（編）；新骨軟部画像診断の勘ドコロ．メジカルビュー社，p.202-218, 2014.
2) 藤本 肇：Tumor or not tumor? That is the question－骨軟部．画像診断 35: 1676-1689, 2015.
3) 大森まいこ：骨転移のメカニズム．大森まいこ，辻 哲也，高木辰哉（編）；骨転移の診療とリハビリテーション．医歯薬出版，p.2-6, 2014.
4) Katagiri H, Takahashi M, Inagaki J, et al: Determining the site of the primary cancer in patients with skeletal metastasis of unknown origin: a retrospective study. Cancer 86: 533-537, 1999.
5) Yamaguchi T: Intertrabecular vertebral metastases: metastases only detectable on MR imaging. Semin Musculoskelet Radiol 5: 171-175, 2001.

第1章 骨腫瘍

22 肥厚性骨関節症（二次性）の鑑別

鈴木智大

**症例 ** 40歳台，女性．膝痛．単純X線写真で骨膜反応を指摘された．

A 左膝関節単純X線正面像

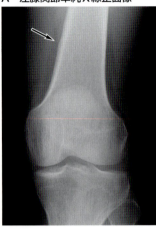

B 胸部造影CT

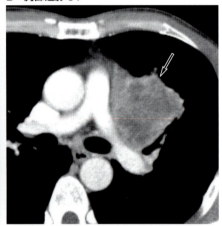

C 骨シンチグラフィ

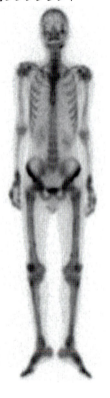

D Cの拡大像

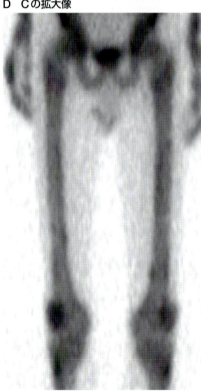

A：大腿骨遠位に骨膜反応を指摘され（→），肺癌のスクリーニングを推奨された．
B：左肺上葉の扁平上皮癌が診断された（→）．
C, D：両側下肢長管骨の皮質集積がみられ，肥厚性骨関節症に合致した．

診断　肥厚性骨関節症（二次性）

01 骨腫瘍

広範な骨膜反応の鑑別診断リスト

- 肥厚性骨関節症の原因疾患
  - 肺疾患（肺癌，中皮腫，肺炎）
  - 肺外疾患（心疾患，消化器疾患，内分泌疾患）
- 骨腫瘍
- 静脈うっ滞
- 出血を伴う外傷
- 梅毒
- ビタミンA（ビタミンA投与）過剰症
- フッ素過剰症
- プロスタグランジン投与
- chronic recurrent multifocal osteomyelitis（CRMO）
- ボリコナゾール投与（フッ素含有）

所見ないし疾患（群）の概念

　肥厚性骨関節症は，四肢遠位部の皮膚や骨組織の異常増殖を特徴とする症候群である．ばち指（clubbing），四肢遠位の関節の腫脹と疼痛，長管骨の骨新生を伴う骨膜炎を主徴とする．二次性肥厚性骨関節症（secondary hypertrophic osteoarthropathy）は，悪性腫瘍としては肺癌（症例1，図1，2），肺感染症，心血管疾患，消化器疾患，内分泌疾患に続発する．原発性（あるいは特発性）肥厚性骨関節症は，遺伝性の皮膚疾患である皮膚骨膜肥厚症（pachydermoperiostosis）であり，広範な骨膜反応所見を呈するが，異なる疾患である．

　肥厚性骨関節症の発症機序にはいくつかの仮説が提唱されているものの，十分にはわ

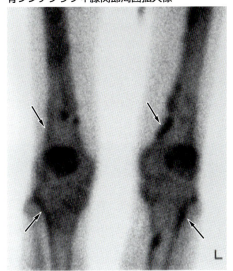

参考症例
図1 70歳台，女性　肺癌患者に合併した肥厚性骨関節症
両下肢膝関節周囲に，骨辺縁に沿った集積亢進を認める（→）．

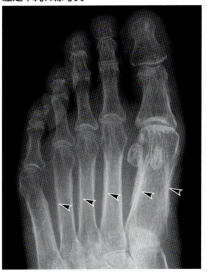

参考症例
図2 70歳台，男性　肺癌患者に合併した肥厚性骨関節症
中足骨の内外側（▶）に広範な骨膜反応を認める．

かっていない．肺癌においては腺癌に最も高頻度にみられ，小細胞癌との関連は最も少ない．病理学的に証明された肺癌111例の検討において，ばち指は29％で存在し，非小細胞癌により関連がある[1]．関節での変化は，より大きな関節で顕著である．骨シンチグラフィは肥厚性骨関節症を検出する上で感度の良い方法であるが，日本人の肺癌患者では0.7％の患者に骨シンチグラフィにて肥厚性骨関節症が検出されたとの報告がある[2]．

肥厚性骨関節症が疑われる場合には，まず胸部，特に肺癌の存在を疑う必要がある．転移性肺癌も頻度は少ないが原疾患となりうる．チアノーゼ性先天性心疾患も原因疾患として重要であり，非チアノーゼ性心疾患では，動脈管開存症を除いて本症を合併することはほとんどない[3]．

肺癌あるいは他の原因疾患の治療は，多くの患者で臨床症状の低減をもたらすものの，必ずしも有効ではない[2,4]．骨膜炎・関節炎は非ステロイド性抗炎症薬が疼痛の軽減に有効である．症状が改善しない患者にはビスホスホネートが有効であるとの報告がある[4,5]．

鑑別診断のstrategy

肥厚性骨関節症の臨床診断そのものは，主徴が揃ってばち指が明らかな場合には診断に迷うことはないが，画像診断では骨膜炎の確認が必要である．単純X線写真で評価できるが，骨シンチグラフィも検出に有効である．本症における骨膜炎は通常無症状のことが多いが，長管骨の圧痛や灼熱感を訴えることがある．四肢の挙上により疼痛の改善がみられる特徴があり，血流停滞の関与が考えられている．

単純X線写真では，典型的には長管骨遠位の骨膜下の骨新生がみられるが，これはしばしば多層状の骨膜反応を示し，いわゆるonion skin appearanceを呈することがある．単純X線写真上での骨膜下骨新生(periostitis)は，骨腫瘍，静脈うっ滞，出血を伴う外傷，梅毒，ビタミンA過剰症，フッ素過剰症，chronic recurrent multifocal osteomyelitis(CRMO)など種々の疾患で生じうる[3,6]（表）．

画像検査にて本症が疑われる場合には，基礎疾患の検索が必要であるが，特に肺癌あるいは胸郭内悪性腫瘍の存在を第一に検討する必要がある．

表 肥厚性骨関節症の鑑別疾患の好発年齢と骨膜反応の分布

	骨腫瘍	静脈うっ滞	外傷(被虐待児症候群含む)	先天性梅毒	後天性梅毒
好発年齢	中高年以上	中高年以上	比較的若年層	乳幼児	成人
骨膜反応の分布	悪性腫瘍の転移が多い局在傾向	下肢，特に脛骨遠位	外傷の分布に応じた不規則な分布	軟骨内骨化を来す骨端・骨幹端移行部，肋骨・肋軟骨移行部の対称性病変	脛骨，頭蓋骨，肋骨，胸骨
	ビタミンA過剰症	フッ素過剰症	プロスタグランジン投与	CRMO	ボリコナゾール投与
好発年齢	比較的若年層	多様	小児	小児	投与期間・量に応じて
骨膜反応の分布	尺骨，中足骨，鎖骨，脛骨，腓骨に分布しやすく片側性が多い	系統的びまん性分布	四肢中心に系統的分布	長管骨骨幹端，鎖骨，脊椎	肋骨，前腕，下肢，肩など2か所以上

CRMO: chronic recurrent multifocal osteomyelitis

文献

1) Olan F, Portela M, Navarro C, et al: Circulating vascular endothelial growth factor concentrations in a case of pulmonary hypertrophic osteoarthropathy. Correlation with disease activity. J Rheumatol **31:** 614-616, 2004.
2) Ito T, Goto K, Yoh K, et al: Hypertrophic pulmonary osteoarthropathy as a paraneoplastic manifestation of lung cancer. J Thorac Oncol **5:** 976-980, 2010.
3) 三森経世: 肥大性骨関節症の診断と治療. 日内会誌 **83:** 1943-1947, 1994.
4) Yao Q, Altman RD, Brahn E, et al: Periostitis and hypertrophic pulmonary osteoarthropathy: report of 2 cases and review of the literature. Semin Arthritis Rheum **38:** 458-466, 2009.
5) King MM, Nelson DA: Hypertrophic osteoarthropathy effectively treated with zoledronic acid. Clin Lung Cancer **9:** 179-182, 2008.
6) Tan I, Lomasney L, Stacy GS, et al: Spectrum of voriconazole-induced periostitis with review of the differential diagnosis. AJR **212:** 157-165, 2019.

23 顎骨の良性骨形成性腫瘍の鑑別

武田泰典, 泉澤 充

症例 1　30歳台, 女性. 特記すべき既往はない. 5か月ほど前から, 下顎右側臼歯部がやや膨隆していることに気づいた. 単純X線写真では, 骨体部に不透過像と透過像とが混在する比較的境界明瞭な所見を呈し, 生検がなされた.

A 病理組織像（HE染色）

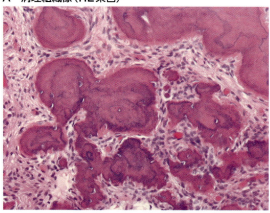

B 病理組織像（HE染色）

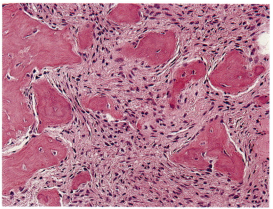

C CT曲面再構成像（同一疾患, 別症例）

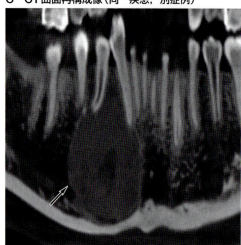

A：細胞成分に富んだ線維組織の増殖とともに, 類球形で改造線の明瞭なセメント質様硬組織[1)2)]が形成されている.
B：ところどころで骨様硬組織も形成されている.
以上の病理組織所見から, セメント質骨形成線維腫と診断された. その後, 摘出手術がなされ, 術後再発はない.
C：下顎体部に境界明瞭なすりガラス影を認める（→）. 辺縁は一部硬化している.

診断 セメント質骨形成線維腫

> **症例 2**　10歳台，男児．10か月前に，下顎右側臼歯部の鈍痛と腫脹に気づいた．単純X線写真では，下顎右側第1大臼歯と第2大臼歯の歯根を含んだ淡い不透過像が歯槽部〜骨体部にみられ，生検がなされた．なお，不透過像はおおよそ径2cm，境界は比較的明瞭であった．

病理組織像（HE染色）

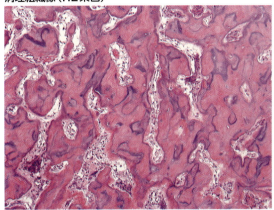

幼弱な骨組織が梁状に形成されており，骨組織はHE染色で橙色と青紫色とが混在して染まっている．
以上の病理組織所見と臨床所見から，骨芽細胞腫と診断された．周囲健常骨を含めて摘出され，経過は良好である．

診断　骨芽細胞腫

顎骨の良性骨形成性腫瘍の鑑別診断リスト

- セメント質骨形成線維腫
- 線維性異形成症
- セメント質骨性異形成症
- 骨芽細胞腫
- セメント芽細胞腫
- 若年性骨形成線維腫
- 顎骨の骨肉腫

疾患の概念・診断のポイント

顎骨に生じる良性の骨形成性病変は，表[3)]のように分類される．

1) セメント質骨形成線維腫　cemento-ossifying fibroma　▶症例❶

頭蓋顎顔面骨に好発する良性腫瘍のひとつである骨形成線維腫は，一般的な型と，若年

表　WHO分類（2017）による顎骨の良性骨形成性病変

線維骨性ならびに骨軟骨腫様病変 (fibro-osseous and osteochondromatous lesions)
骨形成線維腫 (ossifying fibroma)
セメント質骨形成線維腫 (cemento-ossifying fibroma)
若年性骨形成線維腫 (juvenile ossifying fibroma)
家族性巨大型セメント質腫 (familial gignatiform cementoma)
線維性異形成症 (fibrous dysplasia)
セメント質骨性異形成症 (cemento-osseous dysplasia)
根尖性セメント質骨性異形成症 (periapical cemento-osseous dysplasia)
限局性セメント質骨性異形成症 (focal cemento-osseous dysplasia)
開花性セメント質骨性異形成症 (florid cemento-osseous dysplasia)
骨軟骨腫 (osteochondroma)

（文献3）より改変して転載）

者に生じる梁状骨型と砂粒骨型の3つに分類される．顎骨に生じる骨形成線維腫の多くは，骨様硬組織とともにセメント質様硬組織が形成されることから，セメント質骨形成線維腫と呼ばれる[2]．

セメント質骨形成線維腫は下顎骨の臼歯部に好発し，単純X線写真上，透過像と不透過像とが混在する境界明瞭な所見を呈する．病理組織学的には，細胞成分に富んだ線維組織の増殖からなり，セメント質様ならびに骨様の硬組織形成をみる(症例1)．

2) 線維性異形成症　fibrous dysplasia

線維組織が骨髄を置換するように増殖し，それとともに梁状の線維骨を形成する腫瘍類似病変である．若年者に生じることが多く，成人に達すると発育は止まる．単骨性あるいは多骨性に生じ，後者ではMcCune-Albright症候群の部分症のこともある[4]．単純X線写真上，境界不明瞭で，初期に透過像を，進むにつれて"すりガラス状陰影"を呈する．病理組織学的に，梁状の線維骨が不規則に形成され，骨梁間は細胞成分に富む線維組織で占められる(図1-A)．骨周囲の骨芽細胞の配列は乏しい．周囲健常骨との間に被膜はなく，既存の骨と融合する(図1-B)．

3) セメント質骨性異形成症　cemento-osseous dysplasia

永久歯の根尖部に近接して，単発性あるいは多発性にセメント質様ならびに骨様の硬組織が形成される腫瘍類似病変である(図2-A)．前歯部に多発性に生じるものと，臼歯部に単発性に生じるものとに分けられるが，前歯部〜臼歯部にわたってみられることもある(図2-B)．初期には単純X線写真上，透過像を呈し，経過とともに不透過像が増す．根尖と病巣とが癒着することは少ない．小豆〜大豆大以上に大きくなることはないため，処置は経過観察であるが，感染を来すと骨髄炎に進展する足場となる．

なお，稀に類球形の原生セメント質が多数形成されるとともに，これらが融合増大する病変もあり[5]，開花性セメント質骨性異形成症と呼ばれる(図2-C, D)．

4) 骨芽細胞腫　osteoblastoma　▶症例❷

類骨組織の形成を主とした良性腫瘍で，径1〜2cmを超えて増殖する．夜間に増強する自発痛を来すことが多い．単純X線写真上，境界明瞭な溶骨性所見を呈し，これに不透過像が混在する．周囲骨は種々の程度の硬化性変化を来す．病理組織学的には，類骨骨

A 病理組織像（HE染色）	B 病理組織像（HE染色）

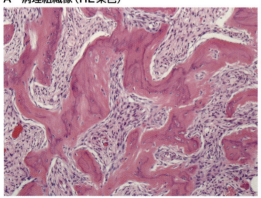 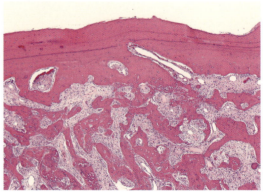

参考症例

図1 線維性異形成症

A：細胞成分に富んだ線維組織を背景に，種々の形態の梁状骨が形成されている．
B：病変周辺では，新たに形成された梁状骨と既存の皮質骨とは移行的である．

腫（osteoid osteoma）と同じ所見であり，臨床的事項を加味して確定診断をする．

5）セメント芽細胞腫　cementoblastoma

病理組織学的に骨芽細胞腫に酷似した顎骨内に生じる腫瘍だが，2～3cm以上に大きくなることはない．単純X線写真上，透過帯で囲まれた不透過像を呈し，その中に歯の根尖部を含む境界明瞭な所見が特徴である．病理組織学的にも歯根のセメント質と連続している（図3）．

6）若年性骨形成線維腫　juvenile ossifying fibroma

若年者に生じる非歯原性の腫瘍で，梁状骨を形成する型と砂粒様の骨組織を形成する型とがあり，幼弱骨が多くを占める（図4）．臨床的に発育が比較的速く，摘出後の再発もみられる．単純X線写真上，種々の程度に不透過像を混じた境界明瞭な透過像を呈する．

7）顎骨の骨肉腫　osteosarcoma of jaw bones

顎骨に生じる骨肉腫は成人～高齢者にみられる傾向にあり，下顎では骨体部に，上顎では歯槽部に好発する．また，半数で軟骨が混在して形成され，組織学的悪性度は低く（図5），通常型と比較して遠隔転移が少なく，予後も比較的良い．

A　病理組織像（HE染色）

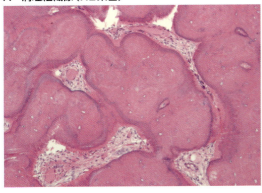

B　単純X線正面像
（同一疾患，別症例）

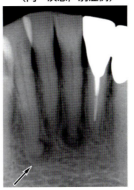

C　病理組織像（HE染色）

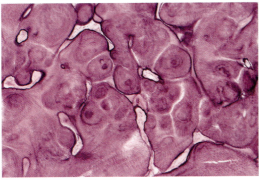

D　CT曲面再構成像（同一疾患，別症例）

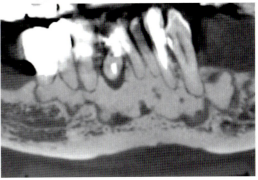

参考症例

図2　セメント質骨性異形成症

A：類球形のセメント質様あるいは骨様を呈する硬組織が，癒合増大している．
B：切歯根尖部に骨吸収を認める．一部硬化している（→）．
C：開花性セメント質骨性異形成症（A，Bとは別症例）．細胞成分を欠く類球形のセメント質様組織が，癒合増大している．
D：歯根部に大きな不整形の骨吸収があり，内部に大きな硬化像がみられる．

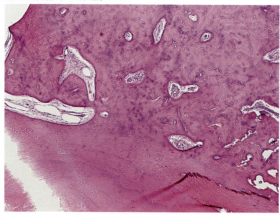

病理組織像（HE染色）

参考症例
図3 セメント芽細胞腫
歯根のセメント質から連続するように，セメント質様〜骨様の硬組織が形成されている（下1/3が歯根セメント質）．

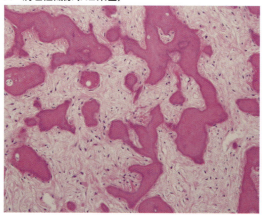

A 病理組織像（HE染色）

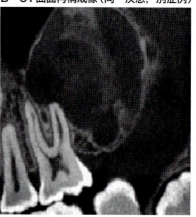

B CT曲面再構成像（同一疾患，別症例）

参考症例
図4 若年性骨形成線維腫
A：線維性基質を背景に，幼弱で梁状の骨組織が形成されている．
B：臼歯の歯根部に膨隆する骨吸収があり，淡い硬化像を含んでいる．

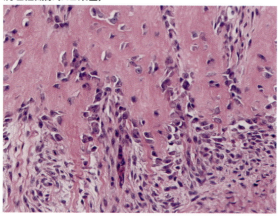

病理組織像（HE染色）

参考症例
図5 顎骨の骨肉腫
通常型の骨肉腫と同様に，骨基質を形成しながら多くの腫瘍細胞が増殖しているが，細胞異型に乏しく，異常核分裂像も少ない．

文献

1) 武田泰典：歯原性腫瘍ならびに関連病変の病理 1.歯とその周囲組織の発生，歯原性上皮性腫瘍の組織由来，歯原性腫瘍の概要と組織分類．病理と臨床 **20**: 722-728, 2002.
2) 武田泰典：歯原性腫瘍ならびに関連病変の病理 5.歯原性間葉性腫瘍（その1）．病理と臨床 **20**: 1169-1174, 2002.
3) El-Naggar AK, Chan JKC, Grandis JR, et al (eds); WHO classification of head and neck tumours. International Agency for Research on Cancer, Lyon, p.204, 2017.
4) 武田泰典，福田容子：歯原性腫瘍ならびに関連病変の病理．11. 顎骨の非腫瘍性病変．病理と臨床 **21**: 523-530, 2003.
5) 武田泰典：歯原性腫瘍ならびに関連病変の病理．6.歯原性間葉性腫瘍（その2）．病理と臨床 **20**: 1289-1292, 2002.

第1章 骨腫瘍

24 FDG-PETの集積の鑑別
－低集積の悪性腫瘍と高集積の良性病変－

隅屋 寿

> **症例 1** 40歳台，女性．左腸骨腫瘍の精査．

A　FDG-PET，MIP像　　B　FDG-PET，MIP像（骨盤部拡大）

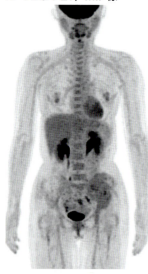
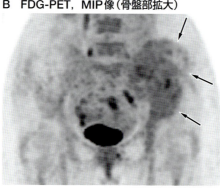

C　骨盤部単純CT　　D　FDG-PET/CT融合像

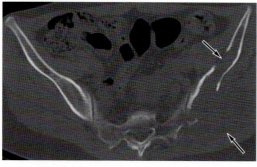
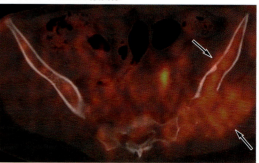

A，B：左腸骨部に軽度のFDG集積を認める（B；→）．他部位に明らかなFDG異常集積は認めない．
C：左腸骨に，皮質を破壊し骨外腫瘤を形成する膨隆性の溶骨性病変を認める（→）．
D：病変部に一致して，軽度のFDG集積（SUVmaxは3.0〜3.9程度）を認める（→）．
悪性骨腫瘍としてはFDG低集積であるが，低悪性度軟骨肉腫として矛盾しない．
（金沢大学医薬保健研究域医学系核医学　瀧　淳一先生のご厚意による）

診断 低悪性度軟骨肉腫

症例 2 30歳台，女性．仙骨部腫瘍の精査．

A FDG-PET，MIP正面像
B FDG-PET，MIP側面像
C 骨盤部単純CT

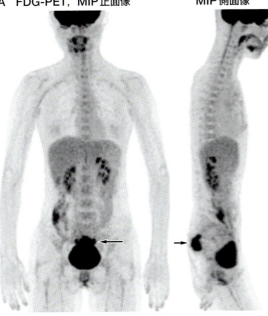
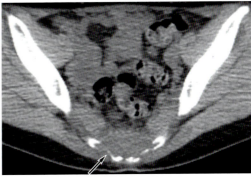

D FDG-PET/CT融合像

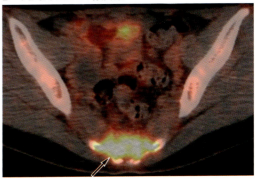

A，B：骨盤部正中後方部に，強いFDG集積を認める（→）．正面像では膀胱の高活性のため評価しづらいが，側面像で容易に評価可能である．
C：仙骨に膨隆性の溶骨性病変を認める（→）．
D：病変部に一致して，強いFDG集積（SUVmaxは8.1）を認める（→）．
良性腫瘍としては高集積であるが，骨巨細胞腫はほぼ例外なくFDG高集積である．
（金沢大学医薬保健研究域医学系核医学 瀧 淳一先生のご厚意による）

診断 仙骨部骨巨細胞腫

所見ないし疾患（群）の概念

＜FDG集積について＞

「そもそもFDG-PET検査は，悪性腫瘍と診断された症例にのみ保険適用があるので，良悪性の鑑別に用いることはない」という考えもあるが，転移疑い病変や想定外の病変の診断に苦慮することは稀ではない．本項では，骨病変のFDG集積について例外的な偽陰性，偽陽性所見の評価について述べる．

悪性腫瘍は，良性病変と比べ糖代謝が亢進しており，FDG集積は有意に高くなるが，SUV（standardized uptake value）による評価では両者の重なりが多い[1)2)]．後期像を追加することにより良悪性の鑑別能が上がるという報告もあるが，対象群の違いにより成績が異なるため，この方法には限界がある[2)]．集積程度による良悪性の鑑別は，臨床経過や他検査結果と併せ慎重に行うべきであり，むしろFDG-PET検査は悪性度評価や術前化学療法効果判定に用いる方が有用である[1)]．

FDG低集積の悪性腫瘍・高集積の良性病変の鑑別診断リスト[1)～4)]

＜FDG低集積の悪性腫瘍＞

1. 比較的高頻度
- 低悪性度軟骨肉腫
- 脊索腫
- 他の低悪性度腫瘍

2. 比較的低頻度
- 広範囲の壊死を伴う腫瘍
- 小さな腫瘍
- 治療開始後状態

＜FDG高集積の良性病変＞

1. 良性骨腫瘍および腫瘍性病変*

a. 最も高頻度
- 骨巨細胞腫
- 軟骨芽細胞腫

b. 比較的高頻度
- 線維性骨異形成
- Langerhans細胞組織球症
- 類骨骨腫

c. 比較的低頻度
- 非骨化性線維腫
- 内軟骨腫
- 骨嚢腫
- 血管腫

d. 稀
- 巨細胞修復性肉芽腫
- 骨芽細胞腫
- 軟骨粘液線維腫
- 類腱線維腫

2. 炎症その他の骨病変**

a. 比較的高頻度
- 骨髄炎（結核含む）
- 骨折
- 骨髄穿刺後
- 骨髄過形成
- Schmorl結節
- 人工関節周囲の骨吸収部

b. 比較的低頻度
- サルコイドーシス
- 褐色腫（ブラウン腫瘍；brown tumor）
- 痛風などの関節炎
- 骨Paget病
- 骨壊死

頻度は，集積陽性の頻度に疾患自体やFDG-PET検査が施行される頻度を加味．
＊aはほぼ例外なく高集積，b～dは症例により異なる．　＊＊集積は症例により異なる．
（文献1)～4)）を元に作成）

診断のポイント

1）低集積の悪性腫瘍

　低悪性度軟骨肉腫（low-grade chondrosarcoma；症例1）は低集積傾向だが，グレードが高くなるとFDGの集積は高くなる．高悪性度である脱分化型軟骨肉腫や間葉性軟骨肉腫は，高集積である．骨肉腫は高集積傾向だが，症例によって集積度に幅がある．リンパ腫全体ではグレードにより低～高集積まで様々だが，骨のリンパ腫は高集積傾向である[1)]．ちなみに，Ewing肉腫はほぼ例外なく高集積である[1)]．骨髄腫もMGUS（monoclonal gammopathy of undetermined significance，意義不明の単クローン性ガンマグロブリン血症）まで含めると，グレードにより集積は様々である．本疾患に限らず経過中に集積が強くなった場合は，悪性度の増加が示唆される．
　原発性の悪性骨腫瘍では稀であるが，サイズが小さい場合や広範囲の壊死がある場合に，また治療開始後の検査でも低集積となることがある．
　頻度の少ない悪性腫瘍のデータは少ないが，上記の原則で判断すればよいと考えられる．

表1 FDG高集積の主な良性病変（腫瘍・腫瘍性病変）の比較

	骨巨細胞腫	軟骨芽細胞腫	線維性骨異形成	Langerhans細胞組織球症	類骨骨腫
好発年齢・背景	20〜50歳	20歳以下	全年齢（若年優位）	15歳以下	・10〜30歳 ・男性に多い
好発部位	大腿骨遠位，脛骨近位，橈骨遠位，仙骨，上腕骨近位の骨端	長管骨骨端（脛骨近位，大腿骨遠位・近位，上腕骨近位），足根骨	肋骨，大腿骨近位，頭蓋骨	頭蓋骨，骨盤骨，肋骨で50％以上，長管骨も約30％	大腿骨，脛骨
診断のポイント	・ほぼ例外なくFDG高集積 ・部位，画像所見で通常は診断可能	・ほぼ例外なくFDG高集積 ・部位，画像所見で通常は診断可能	部位，画像所見で通常は診断可能	病変の時期（活動性）によりFDG集積に違いあり	夜間痛などの症状や画像所見で通常は診断可能
	非骨化性線維腫	内軟骨腫	骨嚢腫	血管腫	
好発年齢	小児（成人では稀）	全年齢（主に20〜40歳）	小児・若年	全年齢（10歳以下は稀）	
好発部位	下肢骨の骨幹端	管状骨，大腿骨・上腕骨近位	長管骨，特に上腕骨・大腿骨近位	・主に頭蓋骨，脊椎 ・他部位は非常に稀	
診断のポイント	・偏心性 ・軽度のFDG集積を認めうるが，通常は容易に診断可能	・長管骨では低悪性度 ・軟骨肉腫との鑑別は不可能	画像所見で通常は診断可能	通常陰性だが，長管骨・扁平骨発生でFDG集積の報告	

表2 FDG高集積の主な良性病変（炎症その他の骨病変）の比較

	骨髄炎（結核含む）	骨折	骨髄穿刺後	骨髄過形成	Schmorl結節	人工関節周囲の骨吸収部
好発年齢・背景	思春期前の小児と高齢者	なし	骨髄穿刺の既往	G-CSF投与後（関連のない場合もあり）	・加齢で増加 ・男性に多い	人工関節置換術後
好発部位	・小児は長管骨 ・高齢者は脊椎	なし	腸骨翼後面	体幹骨，長管骨近位	脊椎終板近傍	股関節
診断のポイント	画像所見のみでは悪性腫瘍との鑑別がしばしば困難	他の病変に骨折を合併すると集積が増加するので注意	骨欠損がみえないこともあり，部位や穿刺の有無確認	・通常軽度のFDG集積 ・経過観察も有用 ・G-CSF投与の確認	画像所見で通常は診断可能	人工物の確認と周囲の骨吸収像の確認
	サルコイドーシス	褐色腫	痛風	骨Paget病	骨壊死	
好発年齢・背景	・骨病変は5％以下 ・70％が25〜45歳	副甲状腺機能亢進症の5％以下	・加齢で増加 ・男性に多い	・中高年者 ・加齢とともに増加	・全年齢 ・原因は外傷，ステロイドなど様々	
好発部位	手，足の骨に多いが，どの骨にも発生	長管骨	母趾基関節や足根・膝関節など	腰椎，骨盤骨，仙骨，大腿骨，頭蓋骨	大腿骨骨頭，上腕骨骨頭，膝など	
診断のポイント	・骨単独は非常に稀 ・他部位の病変や既往歴を確認	慢性腎疾患の既往歴や採血データ	病変部位や既往歴	・画像所見で通常は診断可能 ・FDG集積増加のみで肉腫合併との鑑別は不可能	時期にもよるが画像所見で通常は診断可能	

G-CSF：granulocyte colony-stimulating factor

2) 高集積の良性病変

　画像診断的には，こちらがより重要である．例えば，放射線治療が計画されている場合，癌の骨転移と高集積の良性病変を鑑別するのは非常に重要である[3]．FDG高集積病変であっても，年齢，病変部位，他の画像検査所見が典型的であれば鑑別するのは困難ではないが，非典型的であった場合は苦慮することになり，最終的には生検が必要になることもある．例えば，骨巨細胞腫（giant cell tumor of bone；症例2）や軟骨肉腫は，通常他の画像診断で容易に鑑別できるため，診断目的にFDG-PET検査をする必要はないが，発生部位が非典型的な場合には悪性腫瘍との鑑別が難しいため，施行されることがある[3]．この場合，FDGが高集積でも上記疾患は否定できない．

　骨髄炎，褐色腫（ブラウン腫瘍；brown tumor）や骨折，骨髄穿刺後などは，臨床経過や検査データ，単純X線写真での確認が診断に役立つ．本来はFDG低集積の病変が，骨折により集積が増加していることも稀ではない．

　この鑑別診断リストにおける各病変の正確なFDG集積頻度は不明であるが，悪性腫瘍疑いでFDG高集積病変に遭遇した場合に，鑑別疾患を挙げるためには有用であろう．

鑑別診断のstrategy

　悪性腫瘍にも様々なグレードがあり，組織学的な違い，腫瘍サイズ，腫瘍の分化の程度によりFDG集積が影響を受け，さらに局所浸潤性の良性病変も存在するため，単なるSUVmax値を閾値として良悪性の鑑別はできない[1)2)]．後期像を追加しても鑑別能には限界があり[2]，臨床経過や他検査診断と併せ，慎重に行うべきである（表1, 2）．

文献

1) Aoki J, Endo K, Watanabe H, et al: FDG-PET for evaluating musculoskeletal tumors: a review. J Orthop Sci **8**: 435-441, 2003.
2) Parghane RV, Basu S: Dual-time point ^{18}F-FDG-PET and PET/CT for differentiating benign from malignant musculoskeletal lesions: opportunities and limitations. Semin Nucl Med **47**: 373-391, 2017.
3) Kwee TC, de Klerk JMH, Nix M, et al: Benign bone conditions that may be FDG-avid and mimic malignancy. Semin Nucl Med **47**: 322-351, 2017.
4) 御前 隆，石津浩一，石守崇好・他: Gamut of FDG-PET. 核医学 **49**: 357-389, 2012.

第2章

軟部腫瘍

第2章 軟部腫瘍

1 軟部腫瘍の大きさと良悪性の鑑別

青木隆敏

> 症例 1　30歳台，女性．2か月前に左下腿外側の腫瘤に気づいた．歩行時に痛みが生じるようになり来院．

A　T2強調像

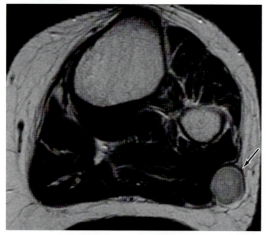

B　T1強調矢状断像

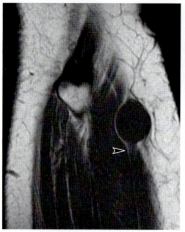

C　T2強調矢状断像

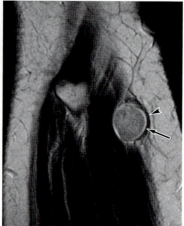

A：左下腿外側の皮下脂肪組織内に，1.5cm大の卵円形腫瘤がみられる．不均一な高信号を呈し，辺縁には被膜を示す低信号帯を認める（→）．
B：腫瘤は筋と等信号を示し，神経との連続性（▶）が認められる．
C：最外層の被膜を示す低信号（▶）の内側には，帯状高信号域（→）が認められる．

診断　神経鞘腫

深部の大きな良性・中間性腫瘍の鑑別診断リスト（比較的頻度の高い疾患）

1. **良性**
   - 脂肪腫
   - 血管腫
   - 良性神経原性腫瘍
     （神経鞘腫，神経線維腫など）
   - 弾性線維腫
   - 筋肉内粘液腫
   - 骨化性筋炎
   - 神経脂肪腫症
   - 腱滑膜巨細胞腫

2. **中間性**（局所侵襲型）
   - 異型脂肪腫様腫瘍
   - デスモイド型線維腫症

症例 2　70歳台，男性．1年前に左大腿の腫瘤を自覚．増大傾向があり来院．

A　T2強調像　　B　脂肪抑制T2強調矢状断像　　C　脂肪抑制造影T1強調矢状断像

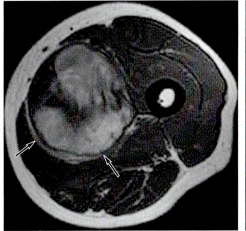
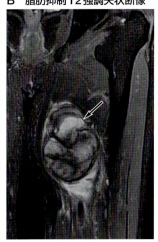
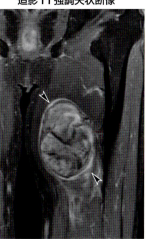

A：左大腿内側の筋内に7cm大の腫瘤がみられる．不均一な高信号を呈し，辺縁には被膜様の低信号帯（→）を認める．
B：腫瘤内部には著明な高信号域（→）や，不完全な低信号隔壁構造がみられる．
C：腫瘤は不均一に増強され，被膜周囲にも濃染像（▶）が認められる．

診断　粘液線維肉腫

所見ないし疾患（群）の概念

　種類の多い軟部腫瘍の良悪性を鑑別するには，非腫瘍性疾患を含めた各疾患の画像所見や臨床像を認識しなければならないことはいうまでもない．しかし，疾患特異的な診断が難しい場合も多く，良悪性鑑別の基本事項を整理し，代表的な例外疾患やピットホールを防ぐための注意事項を認識しておく必要がある[1)2)]．一般に悪性腫瘍は，深部発生でサイズが大きい傾向にある．深部病変では，触診所見と実際のサイズが一致しないことも多く，MRIなど画像診断による病変サイズの把握が必要となる．

　深部に大きな腫瘤を形成することのある，代表的な良性および局所侵襲型の中間性腫瘍を鑑別診断リストに示す．血腫も時に深部に生じて緩徐に増大することがあり，chronic expanding hematomaと呼ばれ，悪性腫瘍との鑑別を要することがある[3)]．一方，類上皮肉腫，血管肉腫など，表在性に発生することの多い悪性腫瘍もある．

診断のポイント

1）神経鞘腫 schwannoma ▶症例❶

　神経鞘腫は被膜を有し，Schwann細胞への分化を示す腫瘍細胞からなる良性腫瘍である．神経と連続し，線維性被膜を有する単発性結節であることが多いが，多結節状ないし数珠状に認められることもある．組織学的には紡錘形細胞が密に増殖する領域と，細胞成分に乏しく粘液腫状基質が目立つ領域が混在して認められる．

　MRIのT2強調像で，腫瘍細胞に富む部分は線維成分も多いため低信号となり，粘液腫

状基質が目立つ領域は高信号となる[4) 5)]．また粘液腫状領域は，症例1-Cで示すように，辺縁部に多く分布する傾向にある．経過が長く，病変が大きくなるにつれて囊胞変性，出血などの二次性変化を伴って不均一な信号を示す．

2）粘液線維肉腫 myxofibrosarcoma ▶症例❷

豊富な粘液産生を示す悪性線維芽細胞性腫瘍で，以前は粘液型悪性線維性組織球腫と呼ばれていた．組織学的に粘液状基質を特徴とするため，MRIのT2強調像では不均一な高信号を示し，腫瘍内に不完全な線維性隔壁を示す低信号の線状・帯状構造を伴う[6) 7)]．周囲組織への浸潤傾向が強いことから，症例2-Cで示すような造影後の腫瘍周囲の濃染域は腫瘍浸潤の可能性が高く，進展範囲を評価する際には注意を要する．

3）血管腫（ないし血管奇形） hemangioma（vascular malformatiion）

血管腫は良性腫瘍の代表的疾患であり，乳幼児では最も多い．無痛性腫瘤を主訴とすることが多いが，深部の血管腫は時に運動後疼痛を伴う．

血管腫の境界は不鮮明なことが多く，病変の広がりを知るにはMRIの脂肪抑制T2強調像やSTIR像が役立つ．しばしばT1強調像で，病変内に脂肪を反映した高信号が混在し，診断の一助となる（図1）．病変内の液面形成は腫瘍内出血によることが多く，海綿状血管腫に多く認められる．血管腫は大きな深部病変を形成し，広範に進展することがあるが，MRIを施行することで特徴的所見が把握でき，診断可能なことが多い．また，CTや単純X線写真で特異的な静脈石をとらえることで診断できることもある．

鑑別診断のstrategy

＜軟部腫瘍の良悪性の鑑別診断のポイント（表）＞

サイズが大きく深部に発生する病変は，特定の良性疾患を示唆するような特徴的所見がない限り，悪性腫瘍を疑って診断を進めなければならない．特に，5cmを超える深部病変

A　T1強調像　　　　B　T2強調像　　　　C　脂肪抑制T2強調矢状断像

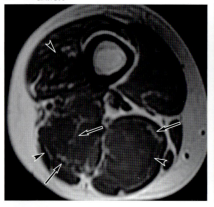
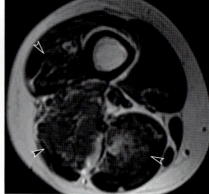
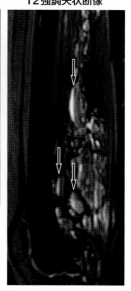

参考症例
図1 20歳台，女性　血管腫
A：左大腿の筋肉内に，筋肉と同等の信号を示す腫瘤（▶）がみられ，腫瘍内や辺縁部には，脂肪を示唆する高信号域が混在している（→）．
B，C：T2強調像で腫瘤は軽度高信号を示し（B；▶），脂肪抑制T2強調矢状断像にて複数の液面形成を伴っているのがわかる（C；→）．

は慎重に診断する必要がある．深部の大きな腫瘍を形成する良性腫瘍の中で，日常臨床で遭遇することの多い脂肪腫，血管腫，良性神経原性腫瘍は，いずれもMRIのみで診断できる特徴を有している可能性が高いので，バリエーションを含めて熟知しておきたい．また，増大速度は活動性の指標であり，良性腫瘍は発育が緩徐で病歴が長いことが多く，正確な病歴の採取も良悪性の鑑別に重要である．ただし，結節性筋膜炎，化骨性筋炎，血腫などは急速に増大して，臨床的に悪性が疑われることがある．また，リンパ管腫などの良性腫瘍が出血を伴い，以前より存在していた病変が急速に増大することもあり，外傷との関連にも注意を払う必要がある．

　他臓器の腫瘍では辺縁性状が良悪性の鑑別の参考となるが，悪性は辺縁不整で，良性は辺縁整な疾患が多いという考えは軟部腫瘍では当てはまらない．血管腫や線維腫症など代表的な良性腫瘍でも浸潤性に発育する疾患が少なくなく，軟部肉腫もしばしば偽被膜を形成し，境界は概ね明瞭で辺縁平滑なことが多い．その他，MRIのいずれの撮像法でも内部均一であれば良性の可能性が高いことや，悪性腫瘍では造影早期に強い造影効果を示すことが多いことなどが，良悪性の鑑別の一助となる[8]．

表 軟部腫瘍における良悪性の鑑別の基本事項

	良性軟部腫瘍	肉腫
病変のサイズ	小さい（5cm以下）	大きい（5cm以上）
発生部位	表在	深部
発育の速さ	緩徐	急速

＊例外疾患は多く，深部の大きな腫瘤であっても代表的な良性腫瘍（脂肪腫，血管腫，良性神経原性腫瘍など）の可能性は，常に考慮しておく必要がある．

文献

1) Ma LD, Frassica FJ, Scott WW Jr, et al: Differentiation of benign and malignant musculoskeletal tumors: potential pitfalls with MR imaging. RadioGraphics **15**: 349-366, 1995.
2) Weatherall PT: Benign and malignant masses. MR imaging differentiation. Magn Reson Imaging Clin N Am **3**: 669-694, 1995.
3) Aoki T, Nakata H, Watanabe H, et al: The radiological findings in chronic expanding hematoma. Skeletal Radiol **28**: 396-401, 1999.
4) Suh JS, Abenoza P, Galloway HR, et al: Peripheral (extracranial) nerve tumors: correlation of MR imaging and histologic findings. Radiology **183**: 341-346, 1992.
5) Varma DG, Moulopoulos A, Sara AS, et al: MR imaging of extracranial nerve sheath tumors. J Comput Assist Tomogr **16**: 448-453, 1992.
6) Waters B, Panicek DM, Lefkowitz RA, et al: Low-grade myxofibrosarcoma: CT and MRI patterns in recurrent disease. AJR **188**: W193-W198, 2007.
7) Lefkowitz RA, Landa J, Hwang S, et al: Myxofibrosarcoma: prevalence and diagnostic value of the "tail sign" on magnetic resonance imaging. Skeletal Radiol **42**: 809-818, 2013.
8) Manaster BJ: Soft-tissue masses: optimal imaging protocol and reporting. AJR **201**: 505-514, 2013.

2 幼少期軟部腫瘍と思春期の悪性軟部腫瘍の鑑別

藤川あつ子，野坂俊介

症例 1 4歳，男児．左陰嚢腫大．

A 陰嚢長軸超音波Bモード像
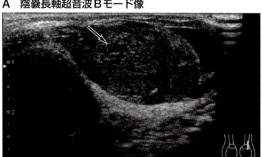

B 陰嚢長軸カラードプラ像
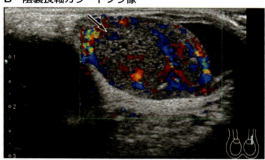

C 造影CT冠状断像
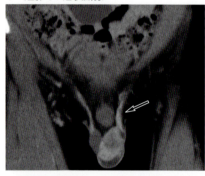

D T2強調冠状断像
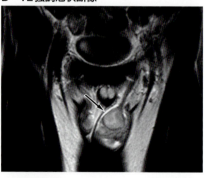

E 拡散強調像（b＝1000s/mm²）
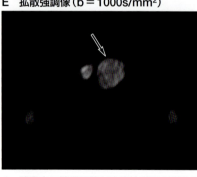

F ADC map
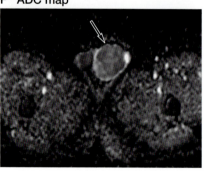

A：陰嚢内に境界明瞭な充実性腫瘤を認める（→）．
B：接する精索から腫瘤に向けて，豊富な血流が確認される（→）．
C：腫瘤は境界明瞭で非特異的な軟部腫瘤濃度を呈する．血流豊富な腫瘤を反映し，精索の血管拡張がみられる（→）．
D：腫瘤は高信号を呈する（→）．
E，F：病変部（→）に軽度の拡散制限が認められる．
切除術が施行され，胎児型横紋筋肉腫の診断となった．

診断 横紋筋肉腫（胎児型）

| 症例 2 | 10歳台，男児．左下腿腫瘤． |

A T2強調像　　　　　　　　　　　B T2強調矢状断像

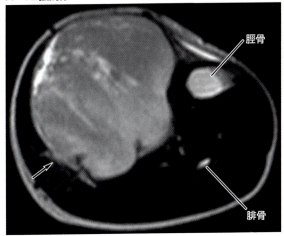
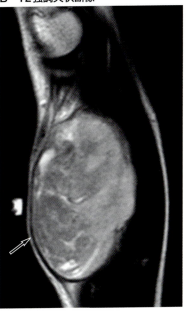

A，B：左ヒラメ筋内に紡錘状の軟部腫瘤を認める（→）．内部信号は不均一で，筋肉よりは高信号である．生検にて滑膜肉腫の診断となった．

診断　左下腿滑膜肉腫

幼少期の軟部腫瘍と思春期の悪性軟部腫瘍の鑑別診断リスト

1．幼少期の軟部腫瘍
- 横紋筋肉腫
- 乳児線維肉腫
- 胞巣状軟部肉腫
- 頸部線維腫症
- 脂肪芽腫
- 乳児線維性過誤腫

2．思春期の悪性軟部腫瘍
- 滑膜肉腫
- 悪性神経鞘腫
- 骨外性Ewing肉腫
- 線維形成性小細胞腫瘍（DSRCT）

診断のポイント

A．幼少期の軟部腫瘍

1）横紋筋肉腫　rhabdomyosarcoma　▶症例❶

　横紋筋肉腫は，未分化な間葉系細胞（骨格筋の前駆細胞）から発生する軟部腫瘍で，筋肉が存在する部位であればどこからでも発生しうる．小児の軟部悪性腫瘍では最も多い．わが国では年間約50〜100小児例が発症している．胎児型（embryonal type），胞巣型（alveolar type），多形型（pleomorphic type）の3種の組織分類があり，それぞれに特徴を有する．胎児型は小児で最も多く（80%），頭頸部や泌尿生殖器に好発する予後の

良い型である．胞巣型は10〜20歳に好発し，胎児型に比べて予後不良である．四肢や傍脊椎，会陰部などに発生する．90%以上で相互転座による，転写調節因子のPAX遺伝子異常（PAX3-FKHR, PAX7-FKHR）がみられる．多形型は成人発生の組織型である[1]．

横紋筋肉腫は基本的に散発性発生だが，Li-Fraumeni症候群，Beckwith-Wiedemann症候群，神経線維腫症との関連が知られている[2] [3]．

画像所見は，非特異的な所見を呈する軟部腫瘤である．典型的には，MRIではT1強調像で低信号，T2強調像で高信号を呈する．境界が明瞭なことも不明瞭なこともある．造影パターンは様々で一定しない[4]．内部の出血や壊死がみられることがあり，壊死の所見は新生児発生の腫瘍において予後不良因子となる[4]．

治療前ステージと手術後グループの組み合わせからリスク分類が決定され，この分類に応じて治療方針が決定される．治療前ステージングは腫瘍の生検または摘出前に，画像評価を中心に行われるもので，腫瘍の部位や進展範囲，転移の有無を評価する．腫瘍の進展評価について，局所はMRI，全身はCT，骨転移に対しては骨シンチグラフィで評価するのが一般的である．近年ではPET検査も活用されている．リスク分類は，生検または摘出後の病理所見でなされる[1]．

2）乳児線維肉腫　infantile fibrosarcoma

半数は胎児期に発見され，残りもほとんどが2歳未満で発見される．若干男児に優位である．四肢の軟部組織，頭頸部発生が多いが，稀に後腹膜発生もある．臨床像は急激に増大する無痛性腫瘤で，皮膚圧迫による色調変化がみられ，この所見で血管奇形と間違えられることがある．

MRIでは，基本的にT2強調像で高信号，T1強調像で低信号を呈する．内部に含まれる線維性成分を反映したT2強調像での低信号領域がみられることがある．また，多血性病変のため，MRIではflow voidが，超音波検査では豊富な血流が確認される．内部に出血成分や壊死成分を伴うことがある[5]．

3）胞巣状軟部肉腫　alveolar soft-part sarcoma

1歳未満の乳児と思春期に2相性の発症ピークがある，稀な間質系悪性腫瘍である．緩徐に無症候性に増大する．好発部位は四肢の筋肉内や深部軟部組織で，分葉状形態を呈する．

MRIではT1強調像で筋肉より高信号，T2強調像では高信号を呈する．腫瘍は血流豊富で強い造影効果を呈し，内部にflow voidがみられることもある[6]．初診時に，3割で既に肺転移や脳転移を伴うとの報告がある[7]．

4）頸部線維腫症　fibromatosis colli

新生児のおよそ4〜8週の時期に，胸鎖乳突筋腫瘤と斜頸を来す，一過性の良性線維芽細胞増殖である．正確な病因は不明であるが，出生時の外傷や胎内での血流障害などがいわれている．発症からの期間によって画像所見上，内部輝度や信号は異なるが，特徴的な部位と発生時期で診断が可能である．

5）脂肪芽腫　lipoblastoma

新生児期または幼児期にみられる，脂肪性の良性腫瘍である（詳細は2-3「脂肪腫の亜型，中間群脂肪性腫瘍と脂肪肉腫，脂肪腫症の鑑別」p.S152-S157参照）．

6）乳児線維性過誤腫　fibrous hamartoma of infancy

2歳未満の皮下に好発し，20%は生下時から確認される（図1）．可動性のある急速に増大する腫瘤で，どの部位でも発生しうるが，腹部や肩周囲に多い．超音波検査では，高輝度の脂肪組織内部に蛇行した線状の低エコー域（線維成分）が分布し，不均一な内部輝度

となる．内部血流は弱く，境界は不明瞭なことも，境界明瞭で病変が分葉状を呈することもある．CTでは等〜低吸収を呈する．MRIでは被膜は認めず，脂肪と線維性成分の混在した信号が認められる[5]．

B．思春期の悪性軟部腫瘍
1）滑膜肉腫　synovial sarcoma　▶症例❷

滑膜肉腫は全軟部悪性腫瘍のうち，undifferentiated/unclassified sarcoma（旧名 malignant fibrous histiocytoma；MFH），脂肪肉腫，横紋筋肉腫に続いて4番目に多く，小児の非横紋筋肉腫性軟部肉腫の中では最も頻度が高い．いずれの年齢でもみられるが（図2），好発年齢は15〜40歳で若干男性に優位である[8]．

病変発生部位は多様であるが，関節近傍の発生が多い．5cm未満のサイズの小さな病変は，均一な充実性軟部腫瘤であることが多いが，サイズの大きなものは，壊死や出血，石灰化などを伴いがちであることが知られている．画像所見はこれを反映して多彩である．石灰化成分は単純X線写真上30%で検出され，様々なパターンで内部に含まれる．CTでは筋肉と似通った吸収値の腫瘤として描出されるが，石灰化，壊死や出血の合併に応じて所見は変化する．MRIでも同様に，非特異的な軟部組織信号だが，腫瘍内部の出血，壊死，石灰化などの混在により所見は変化する．これらの多彩な信号変化を表した所見のサインがいわれており，腫瘍内部に出血や壊死，充実性成分，石灰化などによる不均一な信号変化を呈した際にはtriple sign[9]，出血をして多房状嚢胞を形成し，複数の内部隔壁がみられる際にはbowl of grapes signなどと呼称されている．

症状の期間は平均2〜4年と長い．初期には長期間にわたって腫瘍の増大がみられないことが，良性病変の臨床像をみているものと誤って解釈される．しかし，初期の時点で十分なマージンをとって切除することが予後に関連するため，診断や治療の遅れが致命的エラーになりうる点を留意すべきである．

02 軟部腫瘍

A　T1強調横断像

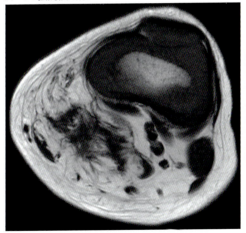

B　T2強調矢状断像

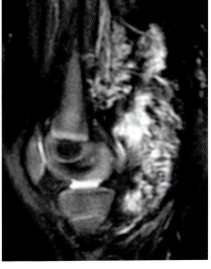

参考症例
図1　2歳，男児　乳児線維性過誤腫
腫瘤を主訴に来院．
A，B：線維組織と脂肪組織の増生がみられる．
（岩手医科大学医学部放射線医学講座　江原　茂先生のご厚意による）

ちなみに，小児の非横紋筋肉腫性軟部肉腫には滑膜肉腫の他，悪性神経鞘腫や悪性ラブドイド腫瘍，乳児型線維肉腫などが知られている．いずれも診断には病理組織検査が必要であるが，それでも診断が困難なことがあり，腫瘍特異的な染色体，遺伝子異常の検出が必要となることがある．また，ほとんどの非横紋筋肉腫性軟部肉腫は特発性の遺伝子変異に由来するが，遺伝症候群との関連が知られているものもある（Li-Fraumeni症候群，網膜芽細胞腫，神経線維腫症1型，Gorlin症候群，Werner症候群）．小児の非横紋筋肉腫性軟部肉腫は，組織学的多様性があるものの症例数が少なく，腫瘍組織型に応じたそれぞれ固有の治療ストラテジーは設定されておらず，ほぼ同様のマネージメントになる[10]．

2）悪性末梢神経鞘腫　malignant peripheral nerve sheath tumor

40歳台の成人発生が多いが，神経線維腫症患者では若年で生じることがある．出血，壊死，石灰化などが様々な頻度で混在してみられる非特異的な軟部腫瘍で，境界も明瞭な場合も，不明瞭な場合もある[11]．所見が非特異的かつ神経原性腫瘍の特徴をもつために，神経線維腫症で多発する蔓状神経鞘腫の中から悪性神経鞘腫を検出するのは困難であるが，FDG-PETでの感度・特異度が良好であるとの報告がある[12]．

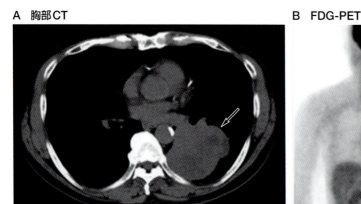
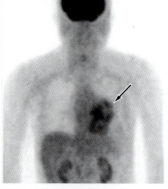
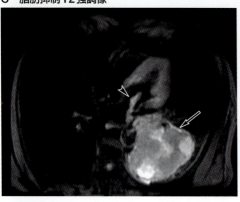
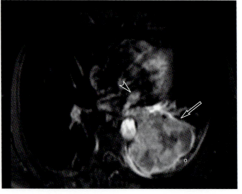

参考症例
図2　60歳台，男性　滑膜肉腫

A〜D：左肺門部から背側に軟部組織濃度の腫瘤を認める（→）．内部濃度は不均一で，FDGの集積もみられる（B；→）．T2強調像（C）およびT1強調像（D）で，腫瘍内部には水信号様の高信号域が島状に存在し，造影効果を呈さない壊死成分または出血成分などが示唆される．腫瘤の左房への浸潤を認める（C，D；▻）．

3）骨外性 Ewing 肉腫　extraskeletal Ewing sarcoma

発生年齢は広汎だが，若年成人に好発する．体幹部の筋肉内発生が多い．

画像は，出血や壊死を混じる不均一軟部腫瘤を反映した所見が得られる．変性を伴わない充実部はT2強調像では高信号，T1強調像では筋肉とほぼ等信号の非特異的な信号パターンを呈する．血流豊富な所見を反映して，腫瘤内に蛇行した血管構造が認められる．これ自体は特異的所見ではないが，若年者の血流豊富な筋肉内腫瘍をみたら鑑別に挙がる所見である[13]．

4）線維形成性小細胞腫瘍　desmoplastic small round cell tumor；DSRCT

5～25歳頃の男性優位に発生する腫瘍で，腹腔内発生が多い．その他，胸膜や唾液腺発生も知られている．所見は非特異的であるが，腹腔内発生の起源のわからない病変であれば鑑別に挙がる．

鑑別診断の strategy

悪性軟部腫瘍は，充実成分の信号は概ね非特異的で，出血や石灰化，壊死などが混在し，局所所見のみでは鑑別が絞り難いが，発生部位や年齢，脂肪の混在などに注意すると，ある程度鑑別を絞ることができる．病理組織を得ても鑑別が難しい症例も多く，既存の遺伝子異常などの所見と併せて診断がなされる．画像所見で重要なのは，むしろ病変の範囲を正確に評価することにある．

文献

1) 日本小児血液・がん学会（編）；小児がん診療ガイドライン 2016年版．金原出版，p.251-299, 2016.
2) Farid M, Ngeow J: Sarcomas associated with genetic cancer predisposition syndromes: a review. Oncologist **21**: 1002-1013, 2016.
3) Shern JF, Yohe ME, Khan J: Pediatric rhabdomyosarcoma. Crit Rev Oncog **20**: 227-243, 2015.
4) Laor T: MR imaging of soft tissue tumors and tumor-like lesions. Pediatr Radiol **34**: 24-37, 2004.
5) Sargar KM, Sheybani EF, Shenoy A, et al: Pediatric fibroblastic and myofibroblastic tumors: a pictorial review. RadioGraphics **36**: 1195-1214, 2016.
6) McCarville MB, Muzzafar S, Kao SC, et al: Imaging features of alveolar soft-part sarcoma: a report from Children's Oncology Group Study ARST0332. AJR **203**: 1345-1352, 2014.
7) Ogose A, Yazawa Y, Ueda T, et al: Alveolar soft part sarcoma in Japan: multi-institutional study of 57 patients from the Japanese Musculoskeletal Oncology Group. Oncology **65**: 7-13, 2003.
8) Murphey MD, Gibson MS, Jennings BT, et al: From the archives of the AFIP: imaging of synovial sarcoma with radiologic-pathologic correlation. RadioGraphics **26**: 1543-1565, 2006.
9) Jones BC, Sundaram M, Kransdorf MJ: Synovial sarcoma: MR imaging findings in 34 patients. AJR **161**: 827-830, 1993.
10) Williams RF, Fernandez-Pineda I, Gosain A: Pediatric sarcomas. Surg Clin North Am **96**: 1107-1125, 2016.
11) Yu YH, Wu JT, Ye J, et al: Radiological findings of malignant peripheral nerve sheath tumor: reports of six cases and review of literature. World J Surg Oncol **14**: 142, 2016.
12) Ferner RE, Golding JF, Smith M, et al: [18F]2-fluoro-2-deoxy-D-glucose positron emission tomography (FDG PET) as a diagnostic tool for neurofibromatosis 1 (NF1) associated malignant peripheral nerve sheath tumors (MPNSTs): a long-term clinical study. Ann Oncol **19**: 390-394, 2008.
13) Murphey MD, Senchak LT, Mambalam PK, et al: From the radiologic pathology archives: Ewing sarcoma family of tumors: radiologic-pathologic correlation. RadioGraphics **33**: 803-831, 2013.

第2章 軟部腫瘍

3 脂肪腫の亜型，中間群脂肪性腫瘍と脂肪肉腫，脂肪腫症の鑑別

久岡正典，青木隆敏

症例 1 60歳台，男性．左上腕のやや硬い腫瘤を摘出された．

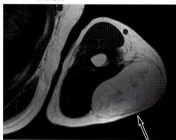
A　T1強調像

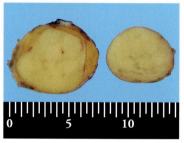
B　摘出腫瘍の割面マクロ像

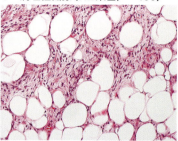
C　病理組織像（HE染色，×400）

A：左上腕皮下に位置する周囲との境界明瞭な高信号強度の腫瘤（→）がみられる．
B：黄色調の卵円形腫瘍が摘出された．
C：成熟脂肪組織と膠原線維を背景に，小型の紡錘形細胞の増殖がみられる．

診断 **紡錘形細胞脂肪腫**

症例 2 70歳台，女性．徐々に増大する左大腿部の腫瘤が認められた．

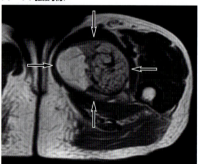
A　T1強調像

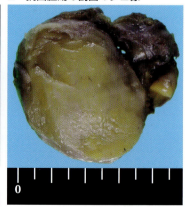
B　摘出腫瘍の割面マクロ像

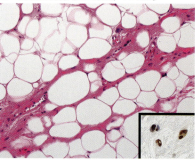
C　病理組織像（HE染色，×400）

A：左大腿に，周囲との境界が明瞭な隔壁構造を有する高信号強度の筋肉内腫瘤（→）がみられる．
B：黄白色調の腫瘍が摘出された．
C：大小不同を示す成熟脂肪細胞の集団と，線維性隔壁内の異型細胞がみられる（挿入図：免疫染色によるMDM2陽性像）．

診断 **異型脂肪腫様腫瘍**

| 症例 | 3 | 60歳台，男性．腹部の膨満感を自覚し，精査で後腹膜腫瘍を指摘された． |

A　腹部単純CT

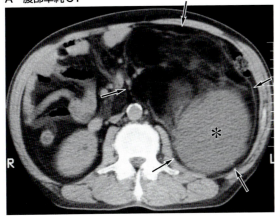

B　病理組織像（HE染色，×200）

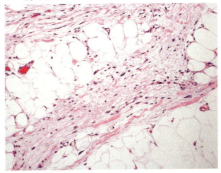

C　病理組織像（HE染色，×400）

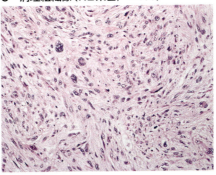

A：後腹膜に巨大な腫瘤（→）を認める．腫瘤の一部に，周囲との境界が明瞭な高吸収域（＊）を認める．
B：幅広い線維性隔壁を伴い，大型の脂肪細胞の増生を主とする高分化型脂肪肉腫相当の領域がみられる．
C：脂肪細胞を欠き，異型紡錘形細胞や多形細胞の渦巻き状の増生からなる脱分化領域がみられる．

診断　脱分化型脂肪肉腫

| 症例 | 4 | 70歳台，男性．10年以上の経過で頸部から両肩にかけて，ほぼ対称性の皮下脂肪の増大がみられた． |

A　肉眼像

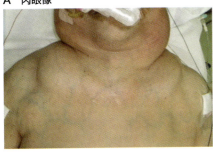

B　T1強調像

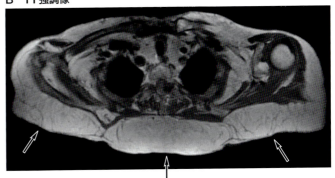

C　病理組織標本のルーペ像

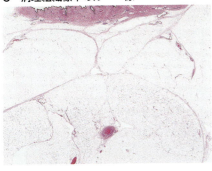

A：頸部から両肩にかけて瘤状の隆起がみられる．
B：両肩から上背部にかけて皮下脂肪の対称性増大（→）がみられる．
C：皮下に成熟脂肪の分葉状の増生がみられる．

診断　対称性脂肪腫症

脂肪性腫瘍の鑑別診断リスト

1. common
- 脂肪腫とその亜型
- 異型脂肪腫様腫瘍
- 脱分化型脂肪肉腫
- 粘液型脂肪肉腫

2. rare
- 脂肪芽腫
- 筋肉内血管腫
- 富細胞性血管線維腫
- 乳腺型筋線維芽細胞腫
- 筋脂肪腫
- 対称性脂肪腫症
- 多形型脂肪肉腫
- 骨盤脂肪腫症

所見ないし疾患（群）の概念

1）脂肪腫とその亜型

成熟脂肪細胞の増生を基本とする良性腫瘍（脂肪腫）である．筋肉内に発生する筋肉内脂肪腫，骨周囲など深部に生じて，しばしば骨軟骨成分を伴う傍骨性脂肪腫，毛細血管を豊富に伴う血管脂肪腫，紡錘形細胞や多形細胞を混在する紡錘形細胞脂肪腫・多形脂肪腫などの亜型が存在する．

2）中間群脂肪性腫瘍と脂肪肉腫

成熟脂肪細胞を混在しうるが，種々の程度に未熟な脂肪芽細胞や脂肪前駆細胞様の紡錘形細胞，異型多形細胞などの増生を伴うもので，局所再発傾向を示すものの外科的根治が期待できる中間型腫瘍として，四肢や体幹部などの外軟部組織に発生する異型脂肪腫様腫瘍がある．それと同一の組織形態を示しながら縦隔や後腹膜，精索に生じるものは予後がより不良であり，高分化型脂肪肉腫と称される[1]．また，明らかな転移能を有する脂肪性腫瘍として，脱分化型脂肪肉腫，粘液型脂肪肉腫，多形型脂肪肉腫が知られている．

3）脂肪腫症

脂肪細胞による真の腫瘍性病変ではなく，びまん性の成熟脂肪細胞の過剰増殖を意味し，多発性の脂肪腫とは区別される．原因不明のものに加え，肥満や糖尿病などの代謝異常，ステロイドによる影響などが原因と考えられるものがある．代表的な亜型として，対称性脂肪腫症や骨盤脂肪腫症がある[2]．

診断のポイント

1）脂肪腫 lipoma とその亜型　▶症例❶

中高年の四肢近位や体幹部，頭頸部の皮下に好発し，多くは径5cm大までの高頻度な腫瘍であり，成熟脂肪組織の分葉状増生からなる．時に筋間や筋肉内にも発生するが，腹腔内や後腹膜においてはきわめて稀である．なお，紡錘形細胞脂肪腫（spindle cell lipoma；症例1）や多形脂肪腫（pleomorphic lipoma）は，主に中年以降の男性の後頸部や肩，背部に生じ，免疫染色でCD34が陽性となる上に，しばしば*RB1*[*1]遺伝子の発現が消失している．

2）異型脂肪腫様腫瘍 atypical lipomatous tumor　▶症例❷

主に中年以降の四肢や肩甲肢帯，後腹膜，縦隔などに好発する中間群の腫瘍で，外軟部組織では筋膜以深に生じることが少なくない．また，内軟部組織発生の高分化型脂肪肉腫に相当するものでは，径5cm大をしばしば超える．成熟脂肪細胞の増生がみられるが，

脂肪腫に比して大小不同が目立つ上に，腫大性の核と単・多空胞状細胞質を有する脂肪芽細胞を認めることがある．腫瘍は多少とも肥厚した線維性隔壁に分画された分葉状構造を示し，隔壁内の濃染性核を有する異型な紡錘形細胞や多形細胞の存在が診断上有用であり，免疫染色では*MDM2*[*2]遺伝子や*CDK4*[*3]遺伝子の過剰発現を認める[1]．また，fluorescence *in situ* hybridization (FISH) 法などを用いて，同遺伝子の増幅を確認できる．

3) 脱分化型脂肪肉腫 dedifferentiated liposarcoma ▶症例❸

異型脂肪腫様腫瘍ないし高分化型脂肪肉腫の初発時や再発時において，同腫瘍の領域とは異なり脂肪分化を欠き，細胞成分に富む高異型度の領域（脱分化部）を認める腫瘍は，脱分化型脂肪肉腫と呼ばれ，四肢深部や後腹膜，縦隔に好発する．高分化領域と脱分化部は明瞭な境界によって区別されることが多いが，時に両者の境界が不規則，不明瞭であったり，明らかな高分化領域を認識できない場合もある．また，脱分化部では，未分化多形肉腫や線維肉腫様の組織像を示すことが多いが，粘液線維肉腫や炎症性筋線維芽細胞腫に類似するものや，平滑筋肉腫や横紋筋肉腫，骨肉腫などの脂肪以外の種々の間葉細胞への分化を示す腫瘍の像を呈することもあるなど，組織学的な多様性に富んでいる．異型脂肪腫様腫瘍・高分化型脂肪肉腫と同様に，脱分化部においても，*MDM2*・*CDK4*の遺伝子増幅や過剰発現を確認することが，本腫瘍の診断に有用である．

4) 粘液型脂肪肉腫 myxoid liposarcoma

主に若年成人から中年の四肢深部に好発し，粘液状基質に富み周囲との境界がしばしば明瞭な腫瘍である．組織学的に多少とも分化した脂肪細胞とともに，脂肪芽細胞や未熟な類円形ないし短紡錘形細胞が増殖し，発達した毛細血管網を伴う．時に異型な小円形細胞が密に増殖する領域がみられ，その場合は円形細胞型脂肪肉腫（round cell liposarcoma）と称され，予後がより不良であるとされる．豊富な粘液腫状基質を伴う粘液線維肉腫や脱分化型脂肪肉腫などとの鑑別を要するが，発症年齢や発生部位に加え，本腫瘍では腫瘍細胞に多形性がみられない点も，それらとの鑑別上重要である．なお，本腫瘍では特異的な染色体・遺伝子変異t(12;16)(q13;p11)あるいはt(12;22)(q13;q12)と，それらに基づく融合遺伝子*FUS-DDIT3*または*EWSR1-DDIT3*が存在するため，これらの所見を見出すことも診断の確定に有用である．

5) 脂肪芽腫 lipoblastoma

専ら乳幼児や小児の体幹部や四肢の皮下に生じ，紡錘形の脂肪前駆細胞や脂肪芽細胞，成熟型脂肪細胞が種々の程度に混在した分葉構造の明瞭な腫瘍である．しばしば粘液腫状の基質を伴い，高分化型脂肪肉腫や粘液型脂肪肉腫に類似することがあるが，本腫瘍では多形細胞はみられず，隔壁を主体に認められるdesmin陽性細胞や，*PLAG1*[*4]遺伝子異常に基づく*PLAG1*の過剰発現も認める点などが鑑別に役立つ．

6) 筋肉内血管腫 intramuscular hemangioma

骨格筋内に生じた血管腫では，萎縮性の筋組織とともに成熟脂肪組織の過剰増生がしばしばみられ，脂肪性腫瘍と誤認される可能性があるが[3]，種々の程度に拡張し集簇した大小の異常な血管成分の存在を認識することにより，診断が可能である．

---

*1　*RB1* (retinoblastoma 1)
*2　*MDM2* (murine double minute 2)
*3　*PLAG1* (pleomorphic adenoma gene 1)
*4　*CDK4* (cyclin dependent kinase 4)

7) 富細胞性血管線維腫　cellular angiofibroma

中年以降の主に陰部や鼠径部，大腿部の皮下などに発生する，周囲との境界が明瞭な腫瘍である．小血管とともに紡錘形細胞の増生を伴った線維性組織から構成される腫瘍で，種々の程度に成熟脂肪組織を混在することが多い．免疫染色で腫瘍細胞はしばしばCD34やCD99，性ホルモン受容体が陽性となり，RB1遺伝子の欠失を認める．

8) 乳腺型筋線維芽細胞腫　mammary type myofibroblastoma

乳腺に生じる筋線維芽細胞腫と同族の腫瘍であり，鼠径部や体幹部，四肢などの乳腺外に発生するもので，中年以降の男性に比較的多く，紡錘形から類円形，上皮様の細胞が豊富な線維性基質を背景に増殖し，種々の程度に成熟脂肪組織がしばしば混在する．腫瘍細胞は免疫染色でCD34やdesminが陽性となり，RB1遺伝子の発現を欠いている．紡錘形細胞脂肪腫や富細胞性血管線維腫と共通した特徴がみられることより，それらの腫瘍と同じ疾患スペクトラムを構成する腫瘍ともみなされている．

9) 筋脂肪腫　myolipoma

専ら成人女性の後腹膜や骨盤腔に生じる周囲との境界の明瞭な腫瘍で，組織学的に紡錘形の平滑筋細胞の増生からなる平滑筋腫の成分に，多少とも成熟脂肪組織が混在する．子宮に発生する脂肪平滑筋腫 (lipoleiomyoma) と同じ形態を示す軟部腫瘍である．

10) 対称性脂肪腫症　symmetric lipomatosis　▶症例❹

特に誘因なく，あるいは過剰なアルコール摂取などに関係して，専ら中年男性の頸部から両肩にかけて左右対称性に生じる皮下脂肪組織のびまん性増生疾患である．時に紡錘形細胞脂肪腫に類似して，紡錘形細胞を混在する．

11) 多形型脂肪肉腫　pleomorphic liposarcoma

高齢者の四肢や体幹部などにおいて，しばしば深在性に発生する大型の腫瘍で，組織学的に未分化多形肉腫様の異型紡錘形細胞や類円形・上皮様細胞，多形細胞の増殖に加え，単ないし多空胞状の脂肪細胞や脂肪芽細胞が種々の程度に混在する．高分化型脂肪肉腫や脱分化型脂肪肉腫とは異なり，MDM2やCDK4遺伝子の異常は通常認められない．

12) 骨盤脂肪腫症　pelvic lipomatosis

主に中年男性の膀胱や直腸周囲に生じる原因不明のびまん性脂肪過剰増生 (過形成) 疾患であり，下部尿路や消化管の圧迫・通過障害を生じる稀な疾患であるが，日本人にはきわめて少ないとされる．小骨盤腔内が脂肪組織で満たされ，膀胱や前立腺の挙上，S状結腸・直腸の直線状の内腔狭小化などを生じる．

鑑別診断のstrategy

脂肪性腫瘍の診断では，まず症例の年齢や腫瘍の発生部位，大きさなどの臨床情報が重要である (表)．良性腫瘍は概して表在性で小型のものが多いが，深在性で大型の腫瘍の場合には，中間群ないし悪性の可能性を考慮する．特に，MRIで脂肪成分の存在とその性状を把握することが病変の推定に役立つ[4]．腫瘍の病理診断に苦慮する例は限られるが，生検組織などの限られた検体による評価では難渋することが多く，摘出腫瘍組織での再評価がしばしば必要となる．特に，異型脂肪腫様腫瘍の可能性が考慮される場合には，MDM2・CDK4遺伝子の異常の有無を免疫染色や分子遺伝学的手法を用いて検索することが推奨される．

表 主な脂肪性腫瘍の比較

	脂肪腫とその亜型	異型脂肪腫様腫瘍/高分化型脂肪肉腫	脱分化型脂肪肉腫	粘液型脂肪肉腫
臨床像	● 中高年，男性* ● 四肢・体幹部 ● 表在性	● 中年以降 ● 四肢近位・後腹膜・縦隔 ● 深在性	● 高齢者 ● 四肢近位・後腹膜・縦隔 ● 深在性	● 若年成人〜中年 ● 四肢 ● 深在性
画像所見	● 周囲との境界明瞭 ● 均質	● 隔壁構造あり ● 分葉状	● 不均質・非脂肪性領域の存在	● 周囲との境界明瞭 ● 均質 ● 分葉状
肉眼所見	● 小型 ● 黄色調	● 大型 ● 黄〜黄白色	● 大型 ● 黄〜黄白色調部と灰白色調部	● 小〜大型 ● 黄〜灰褐色 ● 光沢あり
組織学的所見	● 成熟脂肪細胞の増生 ● 紡錘形・多形細胞の混在*	● 脂肪細胞の大小不同 ● 隔壁内の異型紡錘形細胞・多形細胞 ● 脂肪芽細胞	● 脂肪細胞を含む高分化領域と脂肪細胞に乏しい脱分化領域 ● 多様性に富む	● 豊富な粘液腫状基質 ● 脂肪芽細胞・脂肪前駆細胞・小円形細胞 ● 毛細血管網の発達
免疫組織化学	S-100(+)，CD34(+)*，RB1(−)*	MDM2・CDK4(+)	MDM2・CDK4(+)	S-100(+)
分子遺伝学的所見	● t(3;12)(q27;q13)，13q欠失* ● *HMGA2-LPP*，*RB1*欠失*	● 余剰環状染色体 ● 巨大マーカー染色体 ● 12q13-15増幅 ● *MDM2・CDK4*増幅	● 余剰環状染色体 ● 巨大マーカー染色体 ● 12q13-15増幅 ● *MDM2・CDK4*増幅	● t(12;16)(q13;p11)/t(12;22)(q13;q12) ● *FUS/EWSR1-DDIT3*

＊紡錘形細胞脂肪腫・多形脂肪腫での所見．

文献

1) Dei Tos AP, Pedeutour F: Atypical lipomatous tumour. *In* Fletcher CDM, et al (eds); WHO classification of tumours of soft tissue and bone, 4th ed. IARC Press, Lyon, p.33-36, 2013.
2) Goldblum JR, Folpe AL, Weiss SW: Diffuse lipomatosis. *In* Goldblum JR, et al (eds); Enzinger and Weiss's soft tissue tumors, 6th ed. Elsevier, Philadelphia, p.471-474, 2014.
3) Kransdorf MJ, Moser RP Jr, Meis JM, et al: Fat-containing soft-tissue masses of the extremities. RadioGraphcs **11**: 81-106, 1991.
4) 青木隆敏: 脂肪成分を注意深く探す. 青木隆敏(編著); 軟部腫瘍のMRI. 南江堂, p.155-163, 2016.

第2章 軟部腫瘍

4 多発軟部病変の鑑別

中田和佳

症例 1 10歳台，女性．左足関節外側の皮下腫瘤を認める．

A T1強調像

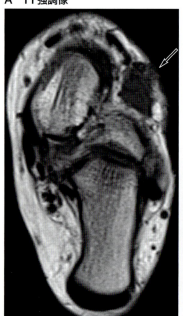

B T2強調像

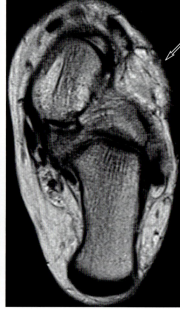

C STIR像

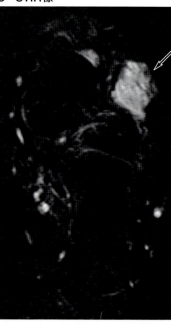

D STIR像

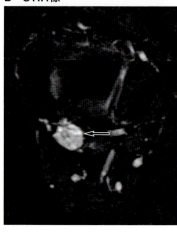

A〜C：左外果前方の皮下に，分葉状の多房性嚢胞性腫瘤を認める（→）．T1強調像（A）では低信号，T2強調像（B）/STIR像（C）では高信号を示す．
D：距腿関節背側にも多房性の嚢胞性腫瘤を認める．fluid-fluid level（→）があり，出血を疑う．

診断 リンパ管奇形

症例 2　50歳台，女性．手指や手掌に多発する有痛性の皮下腫瘤を認める．

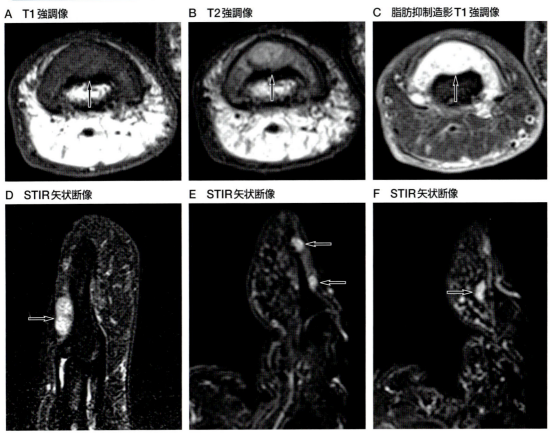

A〜D：左環指．爪下に楕円形の境界明瞭な腫瘤を認める（→）．T1強調像（A）では低信号，T2強調像（B）/STIR像（D）では高信号で，脂肪抑制造影T1強調像（C）では均一な造影効果を示す．

E, F：左母指．左環指の病変（A〜D）と同様の所見を示す腫瘤が，左母指の爪下（E；→）と橈側の皮下（F；→）に多発している．

診断　glomus腫瘍

多発軟部病変の鑑別診断リスト

1. 線維性腫瘍
- デスモイド型線維症
- 筋線維腫
2. 脂肪性腫瘍
- 脂肪腫
- 脂肪芽腫
3. 血管性腫瘍/血管奇形
- 血管腫
- 血管奇形
- リンパ管奇形
- glomus腫瘍
4. 神経性腫瘍
- 神経線維腫症
- 神経鞘腫
5. その他
- 粘液腫
- 転移性腫瘍
- 多発性骨髄腫

所見ないし疾患の概念

多発軟部病変は，軟部腫瘍が多発している状態である．個々の病変の所見に加え，多発する病変の局在や広がりのパターンが特徴となることがある．また，症候群の一部として軟部腫瘍を生じている場合もある．

診断のポイント

1) デスモイド型線維腫症 desmoid type fibromatosis

腹壁発生の腹壁デスモイド，それ以外の部位に発生する腹壁外デスモイド，腹腔内に発生する腹腔内デスモイドに分類される．10～15％の頻度で多発する．浸潤性発育を示し，局所再発率が高い．家族性腺腫性ポリポーシス，Gardner症候群に合併することがある．

2) 筋線維腫 myofibroma/ myofibromatosis

稀な疾患であるが，新生児期の線維性腫瘍で最も多い．ほとんどが2歳以下に発症する．約25％で多発し，そのうち1/3の症例で臓器病変（visceral involvement）を伴う．また，単発例の50％，多発例の90％が生下時より腫瘍を認めるという．頭頸部や体幹部の皮膚，皮下組織，筋に好発し，その他に骨，消化管，肺，心臓などの臓器にも発生する．

3) 脂肪腫 / 脂肪芽腫 lipoma / lipoblastoma

脂肪腫は40～60歳台に好発し，約5～15％で多発する[1]．皮下，深在性，傍骨性に分類される．MRIではT1強調像，T2強調像で脂肪と同等の高信号を示し，脂肪抑制像にて信号が抑制される．薄い被膜が描出されることもあるが，はっきりしないこともある．深在性では筋肉内・筋膜下，筋間などに認められる．

脂肪芽腫は5歳未満，特に3歳未満の幼児に好発する．体幹と四肢に多い．脂肪を主体とする腫瘍であるが，線維性隔壁や粘液腫様成分などを含むことがある．脂肪腫の10歳未満での発症は稀であることを知っておく必要がある．

4) 血管性腫瘍 / 血管奇形 vascular tumors / vascular malformation ▶症例❶

これまで"血管腫""リンパ管腫"とひとまとめに呼ばれてきた病変は，ISSVA（the International Society for the Study of Vascular Anomalies）分類では血管内皮細胞の増殖を伴う血管性腫瘍と，動脈・静脈・リンパ管・毛細血管などの脈管形成異常を示す血管奇形に分類される[2]．いわゆる"血管腫"は，海綿状血管腫と呼ばれていた静脈奇形（venous malformation）と血管性腫瘍としての血管腫（hemangioma）があるため，混乱しやすい．

5) glomus腫瘍 glomus tumor / glomangioma ▶症例❷

大きさの割に強い痛みを伴う軟部腫瘤である．発症から診断までに時間がかかることが多く，平均10年ともいわれる．手足の爪下病変のような典型例では，臨床診断のみで切除されることもある．ほとんどが単発であるが，多発することがあり，遺伝性多発性glomus腫瘍（multiple hereditary glomus tumors）では常染色体優性遺伝する．また，神経線維腫症1型（neurofibromatosis type 1；NF-1）に合併することがある．

6) 神経線維腫 neurofibroma

Schwann細胞，神経周膜細胞，線維芽細胞の増殖からなる良性末梢神経鞘腫瘍である（図1）．神経線維腫症1型（NF-1）患者では，全身性に多発神経線維腫を認めることがよく知られているが（約10％），散発性に発生することもある．神経鞘腫と異なり被膜に包まれていない．稀に悪性転化を示し，悪性末梢神経鞘腫（malignant peripheral nerve sheath tumor；MPNST）に移行することがある．NF-1では悪性化は5％程度といわれている．

神経鞘腫と比較して出血や囊胞変性は少ないとされている．

7）神経鞘腫 schwannoma

Schwann細胞への分化を示す腫瘍細胞よりなる良性腫瘍である．神経鞘腫と神経線維腫の画像所見にはオーバーラップがあり，鑑別が難しいことがある．神経鞘腫では神経は腫瘍の辺縁に位置し，神経線維腫では神経が腫瘍の中心を貫通する．神経周囲の脂肪組織が腫瘍周囲にも認められ，MRIで腫瘤の辺縁に1層の脂肪信号を認める（split-fat signやfat-rim sign）．

8）粘液腫 myxoma

Mazabraud症候群では，典型的には多骨性線維性骨異形成（polyostotic fibrous dysplasia）に伴って，多発性の筋肉内粘液腫を認めることが知られている．

9）転移性腫瘍 metastatic tumor

軟部組織は転移に対して比較的抵抗性のため稀であり，軟部腫瘍の1.3％程度を占める．70％が癌で，その中でも肺癌が多い[3]．画像所見は非特異的で，他の軟部肉腫とのオーバーラップが多い．良性軟部腫瘍とは辺縁不整や造影効果のパターンが異なることが，鑑別ポイントになることがある．

10）多発性骨髄腫 multiple myeloma

骨外病変の好発部位に皮膚，皮下組織があり，多発軟部腫瘍として認められることがある．

鑑別診断のstrategy

軟部腫瘍は通常，単発性であるため，病変が多発している場合，鑑別診断をかなり絞ることができる（表）．

脂肪性腫瘍はその特徴的な脂肪成分が，血管性病変はリンパ管や血管の成分の多寡に

A STIR像
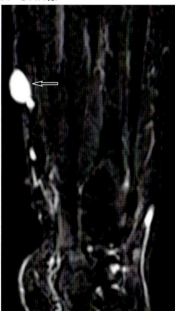

B T2強調像
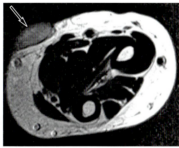

C T1強調像
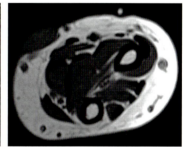

D 脂肪抑制造影T1強調像
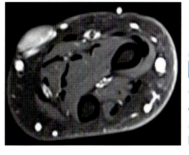

参考症例
図1 50歳台，女性　神経線維腫
A～D：症例2と同一患者の左前腕．屈側の皮下に扁平で辺縁平滑，境界明瞭な腫瘤を認める（→）．

表　主な多発軟部腫瘍の比較

	デスモイド	筋線維腫	脂肪腫	脂肪芽腫	血管性腫瘍	血管奇形
一般的概念	・腹壁，腹壁外，腹腔内発生がある ・良悪性中間腫瘍	・単発例と多発例がある ・皮膚，皮下組織，筋にはほぼ必発	・被膜を伴うこともあるが，伴わないこともある ・筋内発生では内部に筋線維を線状・索状構造として認める	・体幹と四肢に好発 ・限局性（被膜あり）とびまん性（被膜なし）がある	・良性・局所浸潤性/境界悪性・悪性に分類される ・良性で乳児に最も多いのは乳児血管腫 ・生下時には腫瘤を形成せず，生後増大し，1歳半をピークに徐々に消退する	いわゆる血管腫と呼ばれていた病変は静脈奇形に相当し，血管奇形の中で最も多い
CT所見	・境界不明瞭な軟部腫瘤 ・造影効果は中程度 ・石灰化は稀	・筋と比較して等〜低吸収 ・石灰化を認めることがある	脂肪と同等の吸収値を示す	・脂肪濃度を伴う低吸収の腫瘤 ・内部に伴う成分により軟部濃度を種々の割合で認める	・乳児血管腫の典型例では通常，画像診断は不要 ・深部病変や多発病変に対しては，まず超音波検査が選択される	・皮膚・皮下組織，筋，骨などの間隙に進展する分葉状の低吸収の腫瘤 ・造影すると拡張蛇行する血管成分を認める ・静脈石を認めることがある
MRI所見	・線維成分はT1強調像/T2強調像で低信号 ・壊死や細胞成分の有無により，T2強調像の信号は高低混在する	・T1強調像では低信号で筋と等信号 ・T2強調像では高信号	脂肪と同等の信号を示し，脂肪抑制像にて信号が抑制される	・線維性組織はT1強調像およびT2強調像で低信号 ・粘液腫様成分はT1強調像で低信号，T2強調像で高信号	・分葉状の腫瘤で，増殖期には早期にびまん性の均一な造影効果を示すが，消退期には造影効果が減弱し，徐々に脂肪置換される ・T2強調像では高信号でflow voidを認めることがある	・T1強調像で筋と等信号，T2強調像で高信号 ・一般的には緩徐不均一な遅延造影効果を示す ・動脈成分の混在があれば早期濃染することもある
臨床的特徴	・10〜15%で多発 ・局所再発率が高い ・家族性腺腫性ポリポーシス，Gardner症候群の合併あり	臓器病変を伴わない単発例の予後は良い	・40〜60歳台に好発 ・術後の再発は稀	・5歳未満，特に3歳未満に好発 ・不完全切除では25%に再発がみられる	多発する場合は肝病変の有無も確認する	多くは孤発性だが，多発性，家族性発症もみられる

NF-1：neurofibromatosis type 1，NF-2：neurofibromatosis type 2

よる所見の違いはあるものの，個々の病変の構成要素やコンパートメントに関係ない広がりの分布が鑑別に有用である．また，神経性腫瘍は神経との連続性や神経に沿った病変分布が特徴となる．デスモイドやglomus腫瘍は好発部位に発生した場合，病変の局在が診断のヒントになる．転移も忘れてはならないが，画像所見が非特異的な腫瘤については，既往歴や全身性の合併疾患の有無についての確認が重要になる．画像診断時に多発であることを確認できないこともあるため，同一病変の切除の既往など，臨床情報についても確認する．

リンパ管奇形	glomus腫瘍	神経線維腫	神経鞘腫	転移性腫瘍	多発性骨髄腫
・いわゆるリンパ管腫と呼ばれていた病変に相当する ・嚢胞の大きさによりmacrocytic type, microcystic type, mixed typeに分類される	・全身のいずれの部位にも生じるが，四肢末梢に多い ・特に爪下が60〜80％ ・2.3〜25％程度で多発	皮膚限局型/びまん型，神経内限局型，蔓状型，巨大軟部型などに分類される	・末梢神経に発生するものは頭頸部や四肢の伸側に好発する ・深部では後縦隔や後腹膜に発生する	・軟部組織への転移は稀ではあるが，27％では初発時の症状となる ・好発部位は腹壁，背部，大腿，胸壁，肩	・皮膚および皮下組織は骨外病変の好発部位 ・多発軟部腫瘤として認められる
・低吸収の嚢胞性腫瘤として認められる ・出血があれば高吸収となる ・隔壁はMRIより不明瞭	病変が小さいため，通常撮影されない	・筋に比較して低吸収 ・椎間孔レベルの病変では，圧排性骨侵食による椎間孔拡大がみられる	・筋より低吸収 ・陳旧型神経鞘腫（ancient schwannoma）では石灰化や嚢胞変性，出血を伴うこともある	・非特異的な軟部腫瘤 ・皮下で筋膜に接する病変が多いといわれる	非特異的な軟部腫瘤
・T1強調像で低〜中等度信号 ・T2強調像/STIR像で高信号 ・多房性腫瘤で，液面形成を伴うことがある ・辺縁，隔壁のみが造影される	・T1強調像で低信号 ・T2強調像で低信号のrimを伴う高信号 ・造影効果は軽〜中等度	・T1強調像で筋より低信号 ・T2強調像では高信号，中心部が淡く低信号を示す"target sign"を認めることがある	・T1強調像で筋と同程度の低信号 ・T2強調像では高信号 ・神経線維腫のようにtarget signを伴うことがある	一般的にはT1強調像で低信号，T2強調像で高信号	一般的にはT1強調像で低信号，T2強調像で高信号
・炎症や出血を伴うと，突然増大することがある ・血管成分が混在することがある	・神経線維腫症1型（NF-1）の5％に合併することがある ・glomus腫瘍の患者の30％にNF-1を合併	NF-1に随伴することがある	・神経線維腫症2型（NF-2）に随伴する場合は頭蓋内や脊髄根神経に多発する	・他臓器の悪性腫瘍が既知であることが多いが，13％程度で原発が不明 ・痛みを伴うことが多い	骨外病変は5％程度にみられ，より進行性の患者に多い傾向

文献

1) Kransdorf MJ, Murphey MD: Radiologic evaluation of soft-tissue masses: a current perspective. AJR **175**: 575-587, 2000.
2) Merrow AC, Gupta A, Patel MN, et al: 2014 revised classification of vascular lesions from the International Society for the Study of Vascular Anomalies: radiologic-pathologic update. RadioGraphics **36**: 1494-1516, 2016.
3) Zhuang KD, Tandon AA, Ho BC, et al: MRI features of soft-tissue lumps and bumps. Clin Radiol **69**: e568-e583, 2014.

第2章 軟部腫瘍

5 嚢胞性病変と液面形成の鑑別

名川恵太，新津 守

> **症例** 60歳台，男性．3週間前に右肘の腫脹に気づく．痛みや運動制限なし．

A　T1強調像　　　　　　　　B　脂肪抑制T2強調像

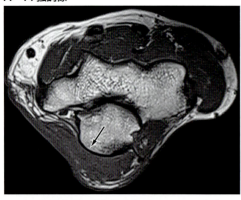
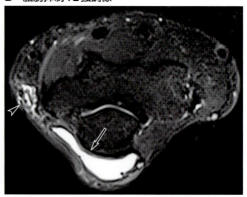

A，B：肘頭背側に嚢胞性病変が認められる（→）．T1強調像（A）にて低信号，脂肪抑制T2強調像（B）にて高信号を示す．周囲の皮下軟部組織に軽度の浮腫状変化がみられる（B；►）．

診断 肘頭滑液包炎

> **症例** 20歳台，女性．1か月前から右手背側の痛みあり．背屈位にて増強．バドミントン部所属．

A　T1強調矢状断像　　　　　B　脂肪抑制プロトン密度強調像

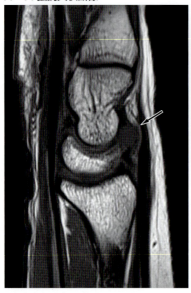
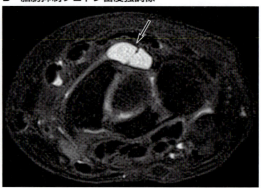

A，B：月状骨と有頭骨の手背側に接して，2房性腫瘤が認められる（→）．T1強調像（A）にて中等度信号，脂肪抑制プロトン密度強調像（B）にて高信号を示す．拡散強調像で高信号，ADCは低値を示す（非提示）．

診断 ガングリオン

症例 3 40歳台，女性．右臀部（転子部）に腫瘤を触知．弾性軟で圧痛なし．

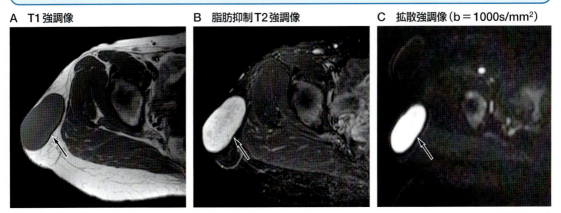

A T1強調像　　B 脂肪抑制T2強調像　　C 拡散強調像（b = 1000s/mm²）

A〜C：右臀部側面皮下に囊胞性病変がある（→）．T1強調像（A）では比較的均一な中等度信号を示す．脂肪抑制T2強調像（B）では高信号主体だが，小粒状の低信号が含まれ不均一である．拡散強調像（C）で強い高信号を示し，ADCは中間値を示す（非提示）．周囲に浸潤性変化なし．

診断 表皮囊胞／粥腫

症例 4 40歳台，女性．左大腿に腫瘤自覚．

A T1強調像

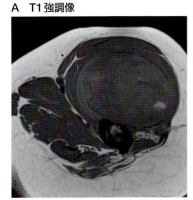

B 脂肪抑制T2強調像

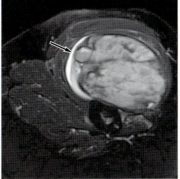

C 脂肪抑制造影T1強調像

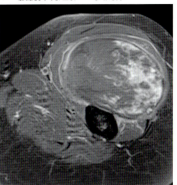

A〜C：左大腿骨近位部の前面，主に中間広筋内に広がる軟部腫瘤が認められる．辺縁は低信号のやや厚い被膜に覆われ，内部はT1強調像（A）で等〜軽度高信号，脂肪抑制T2強調像（B）やSTIR像（非提示）で低〜軽度高信号と不均一であり，隔壁や結節状の低信号域が描出される．一部の囊胞内に液面形成がみられる（B；→）．脂肪抑制造影T1強調像（C）では，辺縁や内部の結節状部分に一致して不均一な造影効果が認められる．

診断 慢性拡張性血腫

症例 5　80歳台，男性．5年前から左肘に腫瘤自覚．最近，放散痛が出現し受診．

A　T1強調像　　B　プロトン密度強調像

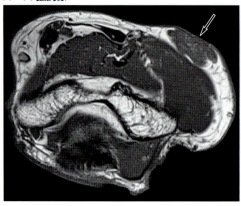
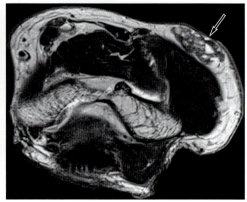

A，B：左肘屈側皮下に多房性嚢胞性病変が認められる（→）．多数の嚢胞内に液面形成を伴う．周囲にわずかに拡張した血管あり（非提示）．

診断　脈管奇形（静脈奇形）

症例 6　40歳台，男性．右膝窩部腫瘤の精査．

A　プロトン密度強調像　　B　脂肪抑制造影T1強調像

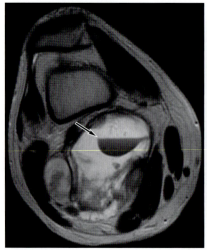
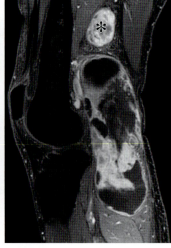

A：膝窩部に巨大な分葉状腫瘤が認められ，嚢胞性と充実性の成分が混在する不均一な内部構造を示す．一部の嚢胞内に液面形成がみられる（→）．
B：充実部に一致して強い造影効果が認められる．近位側にも造影効果を伴った充実性腫瘤があり，転移性病変が疑われる（＊）．

診断　滑膜肉腫

嚢胞性病変と液面形成の鑑別診断リスト

1. 嚢胞性病変
- 滑液包炎
- ガングリオン
- 表皮嚢胞／粥腫

2. 液面形成
- 血腫
- 脈管奇形
  ▸ 静脈奇形
  ▸ リンパ管奇形

- 類上皮血管内皮腫
- 類血管型線維性組織球腫
- 滑膜肉腫

所見ないし疾患（群）の概念

1）囊胞性病変

軟部組織に発生する囊胞性病変は基本的にほとんどが良性病変であるが，日常的に遭遇する頻度が高いため，代表的な疾患は理解しておく必要がある．滑液包炎やガングリオンは関節周囲に発生し，疼痛や腫脹，神経圧迫症状などを来す．その他，関節近傍に発生する代表的な囊胞性病変として，本項ではさらに傍椎間関節囊胞や関節唇囊胞について概説する．また，皮膚および皮下に好発する代表的な囊胞性病変として，表皮囊胞／粥腫が挙げられる．

2）液面形成

血液成分を伴う囊胞性病変では，血清と血球成分との分離により，しばしば液面形成が認められる．特に出血性病変に多くみられ，比較的経過の長い血腫の他，出血・壊死を来す多血性腫瘍（腫瘍内出血）が鑑別に挙げられる．後述する滑液包炎やガングリオンでも，内部出血により液面形成を来すことがある．また，病変内の血流停滞により液面形成を来す場合があり，脈管奇形（特に静脈奇形）がそれに該当する．

診断のポイント

1）囊胞性病変

a. 滑液包炎 bursitis ▶症例❶

滑液包（bursa）は関節近傍に存在する潜在的な液体貯留腔であり，機械的刺激や外傷，炎症（関節リウマチや痛風，感染）が加わると内容液が増加し，疼痛や腫脹を伴って滑液包炎（bursitis）の状態となる．通常の急性滑液包炎は一様に薄い壁で囲まれた漿液貯留腔だが，慢性の経過で出血やdebrisを伴い壁厚が増し内部不均一になる．発生部位は全身150か所以上知られており，いずれも腱付着部周囲（滑液包が存在）が多い[1]．

滑膜囊胞（synovial cyst）は，関節の変形や炎症に伴い関節液が関節外に貯留したもので，二次性に拡張した滑液包から発生し，滑液包炎と密接な関連があるとされている．実際には，膝窩囊胞や傍椎間関節囊胞が滑膜囊胞として報告されることが多い．

膝窩囊胞（popliteal cyst, 図1）は，別名Baker囊胞とも呼ばれる．膝窩部の滑液包

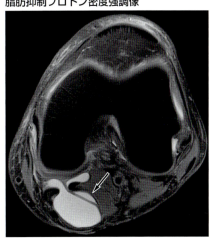

脂肪抑制プロトン密度強調像

参考症例
図1 60歳台，男性　膝窩囊胞
2か月前より左膝内側の違和感を自覚．
腓腹筋内側頭と半膜様筋腱の間に入り込むような形状の囊胞性病変がある（→）．内部は脂肪抑制プロトン密度強調像で高信号，T1強調像（非提示）で低信号を示す．造影で辺縁部のみ増強される．明らかな滑膜増生はみられない．

に液体貯留を来したものである．発生部位と形状が診断において重要であり，横断像で腓腹筋内側頭と半膜様筋腱の間にコンマ状に入り込むような形状を示す[2]．破裂を来すことがあり，膝窩部から下腿の筋膜下，および筋間に進展する液体貯留，および周囲軟部組織の浮腫を示す．

傍椎間関節嚢胞（juxtafacet cyst, 図2）は，脊椎椎間関節の近傍に発生する嚢胞性病変であり，症状を呈するものは腰椎レベルに好発し，神経根障害や間欠性跛行，神経反射異常，運動・感覚障害などの原因となる．

関節唇嚢胞（labral cyst, 図3）は，関節唇に発生する単房性あるいは多房性嚢胞性病変である．関節唇損傷に合併することが多いが，連続性が不明瞭なこともある．肩関節では後上方に，股関節では前上方と後上方に好発する[1]．

b. ガングリオン ganglion ▶症例❷

関節包や腱鞘に隣接して認められる径数mm～数cmの多房性あるいは単房性嚢胞である．ゼリー状の内容物を含み，通常は均一なT1強調像で低信号，T2強調像で高信号を示すが，出血や炎症により多彩な信号を呈しうる．ガングリオンと滑液包炎の鑑別は容易でないが，両者を明確に区別する臨床的意義も少ない[1)2)]．

c. 表皮嚢胞／粥腫 epidermal cyst / atheroma ▶症例❸

表皮や毛包由来の上皮性嚢胞性病変であり，正常表皮によって裏打ちされ，内部にdebris状の角質塊が蓄積した貯留嚢胞である．頭部や頸部，躯幹部をはじめ，全身の皮膚・皮下に発生する．通常はT1強調像で低信号だが蛋白濃度が高くなると高信号となり，T2強調像では内部のdebrisを反映して，やや不均一な高信号を示し，拡散低下がみられる[1]．

2）液面形成

a. 血腫 hematoma ▶症例❹

外傷や手術などの病歴，血友病や抗凝固薬投与をはじめとする患者背景の確認が診断

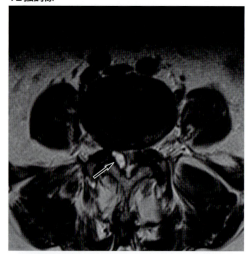

参考症例
図2 60歳台，女性　傍椎間関節嚢胞
2か月前から腰痛と右下腿外側のしびれが出現．L4/5右椎間関節に接して，壁のやや厚い径約10mm程の嚢胞性病変が認められる（→）．病変は脊柱管に向かって突出している．

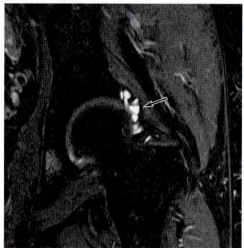

参考症例
図3 50歳台，女性　関節唇嚢胞
4か月前から誘因なく左股関節痛を自覚．関節唇の後上方に損傷があり，径4mm程度の嚢胞性病変が数珠状に連なって認められる（→）．

において重要である．MRI所見は出血からの時間によって異なり，急性期〜亜急性期にはT2強調像で強い低信号，亜急性期以降ではT1強調像・T2強調像ともに高信号を示すとされる．慢性期の血腫では辺縁部にT1強調像・T2強調像低信号の被膜構造（ヘモデリン沈着を反映）が認められる．液面形成は比較的経過の長い血腫にみられる．症例4のように1か月以上の経過で緩徐に増大する血腫は慢性拡張性血腫（chronic expanding hematoma）と呼ばれ，新旧の出血を反映しmosaic patternと呼ばれる不均一な内部性状を示す[1]．

b. 脈管奇形：静脈奇形，リンパ管奇形 vascular malformations : venous malformations, lymphatic malformations ▶症例5

静脈腔やリンパ管腔が円形ないし管腔状に不規則に拡張し，多様な形状の嚢胞性腫瘤が形成される．図4のように皮膚・皮下だけでなく深部組織にも発生し，緩徐に増大することがある．遅い流速を反映し，T2強調像にて高信号を呈する．拡張した腔内でうっ滞が生じると，血球が沈殿し液面形成がみられる．造影後に辺縁や隔壁が増強される．通常周囲との境界は明瞭であるが，図4のように境界不明瞭な浸潤性病変を呈する場合もある．単純X線写真やCTで静脈石がみられた場合や，超音波検査で圧迫による虚脱がみられた場合には，静脈奇形がより考えやすい[1]．

なお，従来の"血管腫""リンパ管腫"と呼ばれる病変は，ISSVA（The International Society for the Study of Vascular Anomalies）分類で体系的に整理された．本項の静脈奇形はWHO分類での海綿状血管腫，静脈性血管腫，筋肉内血管腫，滑膜血管腫に，リンパ管奇形はリンパ管腫やリンパ嚢胞に相当する．

c. 類上皮血管内皮腫 epithelioid hemangioendothelioma ; EHE

血管内皮由来の中間型悪性腫瘍であり，発生年齢は20〜90歳台と幅広く，性差はない．多くは四肢の深部に発生し，膨張性で境界不明瞭，骨に接する場合，びらんや溶骨性変化を伴う．50〜70％が血管の近傍に発生し，腫瘍周囲に蛇行する血管成分が目立つとされる．転移が約30％と比較的高頻度にみられる[3]．

d. 類血管型線維性組織球腫 angiomatoid fibrous histiocytoma ; AFH

非常に稀な分化不明の中間型悪性腫瘍である．小児〜若年者に多く，四肢の皮膚・皮下に好発する．充実性成分と多房性嚢胞性成分が混在し，出血性でしばしば液面形成を

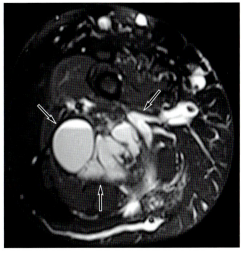

脂肪抑制T2強調像

参考症例
図4 10歳台，女性　リンパ管奇形
左大腿および下腿の背側皮下〜筋間に及ぶ多房性嚢胞性病変が認められる（→）．嚢胞の一部には液面形成がみられる．筋は全体的に萎縮している．経時的変化に乏しい病変である．

生じる．ヘモジデリンの沈着や線維性偽被膜も本腫瘍に特徴的とされる[4]．

e. 滑膜肉腫　synovial sarcoma ▶症例❻

液面形成を来す悪性軟部腫瘍の代表的疾患である．若年男性にやや多くみられる．四肢の深部，特に膝関節の近傍に好発する．CTでは境界明瞭な類円形あるいは分葉状の腫瘤として認められ，腫瘍内石灰化が20〜30％に認められる．MRIではT2強調像にて腫瘍内に隔壁構造がみられ，10〜25％で囊胞内出血による液面形成が認められる．充実部の造影効果はかなり強く，隣接骨のcortical erosionを伴う[1]．

鑑別診断のstrategy

軟部組織に発生する囊胞性病変の鑑別においては，病変の局在，形状・分布，内部性状，臨床像が重要な鑑別ポイントとなる（表1, 2）．

囊胞性病変が関節周囲に認められる場合，最も基本となるのが滑液包炎やガングリオンの鑑別である．前者は特に肩・肘・膝・股関節の腱付着部周囲，後者は手・足関節の腱鞘や靱帯周囲に好発する．両者とも通常は壁が一様で薄く，囊胞の内容はCTで水と同等の低吸収，T1強調像で低信号，T2強調像で高信号を示す．慢性の経過で出血やdebrisにより内部が不均一となったり，滑膜が肥厚し辺縁の増強効果が目立ったりする場合もある．その他，関節周囲には様々な囊胞性病変（例：滑膜囊胞，関節唇囊胞，半月板囊胞）が生じるが，いずれも発生部位が特徴的であり，診断は比較的容易である．

一方，関節と無関係に皮下や深部組織に認められる囊胞性病変として，表皮囊胞／粥腫や脈管奇形，血腫が重要である．典型的な表皮囊胞は，やや厚い被膜を有する単房性囊胞であり，内部は通常，T1強調像で低〜高信号，T2強調像では不均一に高信号を呈し，拡散低下を示すことが多い．脈管奇形の低流速病変（静脈奇形，リンパ管奇形）や血腫は，血液成分を反映し液面形成を来しうる．脈管奇形は蛇行した管状あるいは円形の小囊胞状構造の集簇として認められ，脈管との連続性や石灰化（静脈石）が診断の助けとなる．血腫は主に外傷部位に発生し，病歴（外傷歴，易出血性）の確認が重要である．多彩な形状や分布を示し，時期によって内部信号も様々であるが，病変内に新旧の出血を示唆する所見（T2強調像での強い低信号，T1強調像・T2強調像での高信号，液面形成など）があれば血腫を鑑別として考慮する必要がある．

液面形成を伴う病変は出血性腫瘍との鑑別が重要である．病変に不整な壁肥厚や充実性構造が認められる場合には腫瘍が鑑別となり，さらに周囲組織への浸潤や膨隆性発育を伴えば悪性腫瘍の可能性が考慮される．各種の肉腫は，腫瘍内出血により液面形成を来しうる．特に滑膜肉腫はその代表的疾患であり，若年者の膝周囲に好発し，石灰化や充実性部分の強い造影効果も特徴的とされる．その他，類上皮血管内皮腫，類血管型線維性組織球腫も液面形成を来しうる腫瘍として重要である．

ピットフォールとして，非腫瘍性病変（慢性血腫，出血を来した滑液包炎やガングリオンなど）でも辺縁などに造影効果を伴うことがあり，腫瘍との鑑別が難しい場合がある．また，脈管奇形は通常，境界明瞭であるが，巨大病変では境界不明瞭かつ浸潤性の広がりを示すことがあり，浸潤性腫瘍との鑑別が困難な場合がある．

表1 嚢胞性病変を来す主な疾患の比較

	滑液包炎	傍椎間関節嚢胞	関節唇嚢胞	ガングリオン	表皮嚢胞/粉瘤
臨床像	罹患部位の疼痛・腫脹	・神経根障害 ・間欠性跛行	関節痛	神経圧迫症状(±)	−
病変の局在	肩・肘・膝・股関節	腰椎＞頸椎	肩・股関節	手・足関節	皮膚・皮下
形状	単・多房性	単・多房性	単・多房性	単・多房性	単房性
T1強調像	低信号	低信号	低信号	低信号	低～高信号（粘稠度上昇で高信号）
T2強調像	高信号	高信号	高信号	高信号	高信号
内部性状	基本的に均一（出血や炎症合併により様々）	均一	均一	均一	・不均一 ・粒状/結節状のdebris ・拡散低下あり
特徴的所見	腱付着部周囲に発生	椎間関節周囲に発生	関節唇損傷・断裂と連続	腱鞘，靱帯周囲に発生	やや厚い壁，debris状貯留物

表2 液面形成を来す疾患の比較

	血腫	脈管奇形	類上皮血管内皮腫	類血管型線維性組織球腫	滑膜肉腫
臨床像	・外傷・手術歴 ・出血傾向	−	・年齢層広く性差なし ・局所の腫脹・疼痛	・小児～若年者 ・緩徐に増大する腫瘤	・若年男性 ・局所の腫脹，疼痛
病変の局在	−	皮膚・皮下，深部	四肢（特に下肢）深部	四肢皮膚・皮下（肘前窩，腋窩）	四肢（特に膝）深部
形状・分布	類円形～分葉状	分葉状で境界明瞭（境界不明瞭な浸潤性病変の場合もある）	・膨張性で境界不明瞭 ・多中心性（複数病変）	類円形～分葉状で境界明瞭	分葉状で境界明瞭
内部性状	出血時期により様々	円形～管状構造の集簇，多房性嚢胞±充実部	・嚢胞＋充実部混在 ・病変辺縁に血管・シャント増生	・嚢胞＋充実部混在 ・ヘモジデリン沈着	・嚢胞＋充実部混在 ・壊死・出血・石灰化などにより不均一
特徴的所見	外傷・手術部位などに発生，易出血性の患者背景	脈管との連続性，静脈石や血栓，超音波検査で圧迫により虚脱（→静脈奇形）	・血管近傍に発生 ・骨に隣接，びらんや溶骨性変化を伴う ・転移が多い	・若年者に好発 ・線維性偽被膜あり	・若年者の膝周囲に好発 ・境界明瞭，充実部に強い造影効果

文献

1) 福田国彦（編著）：第4章 関節周囲の軟部腫瘤，第5章 腫瘍性病変．軟部腫瘤の画像診断－よくみる疾患から稀な疾患まで－．画像診断増刊号 36(11)：s71-s201, 2016.
2) 新津 守（著）：第12章 膝内外の液体貯留腔．膝MRI, 改訂第3版．医学書院, p.291-315, 2018.
3) Ignacio EA, Palmer KM, Mathur SC, et al: Epithelioid hemangioendothelioma of the lower extremity. RadioGraphics 19: 531-537, 1999.
4) Bauer A, Jackson B, Marner E, et al: Angiomatoid fibrous histiocytoma: a case report and review of the literature. J Radiol Case Rep 6: 8-15, 2012.

6 粘液腫性（腫瘍性）病変の鑑別

山本麻子

症例 40歳台，女性．緩徐に増大する左大腿部腫瘤を自覚．

A　STIR矢状断像

B　T1強調矢状断像

C　脂肪抑制造影T1強調矢状断像

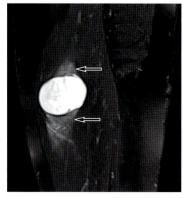 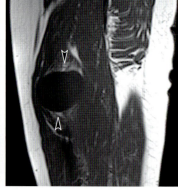 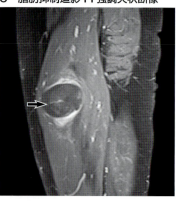

A：大腿四頭筋内に隔壁様構造をもつ強い高信号腫瘤が認められる．頭尾側方向に軟部組織の信号上昇域を伴う（→）．
B：頭尾側方向にわずかな脂肪組織の増生がみられる（▶）．
C：腫瘤内部には広範囲に軽微な造影効果がみられ，隔壁様構造の造影効果も認める（➔）．

診断　粘液腫

症例 50歳台，男性．4か月前から右下腿の発赤あり，1か月前より蜂窩織炎として他院で抗菌薬加療後，腫瘤を穿刺するも液体は引けず，当院紹介受診．

A　DIXON T2強調冠状断像
　（in phase）

B　DIXON 脂肪強調
　T2強調冠状断像

C　脂肪抑制造影T1強調冠状断像

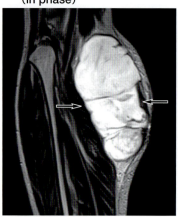 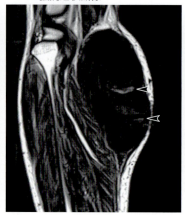 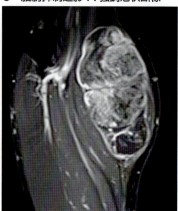

A：下腿皮下深部に，やや分葉状の境界明瞭な15cm大の腫瘤を認める（→）．
B：腫瘤内部に脂肪の含有が同定される（▶）．
C：造影後，辺縁および腫瘤内に不均一な造影効果が認められる．

診断　粘液型脂肪肉腫

> **症例 3** 20歳台，男性．1年前から左大腿の腫脹を自覚．1か月前に検診で胸部単純X線写真にて異常を指摘され来院．

A　T2強調冠状断像　　B　脂肪抑制T1強調冠状断像　　C　脂肪抑制造影T1強調冠状断像

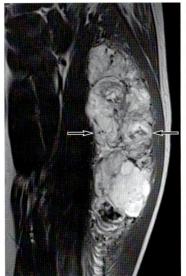
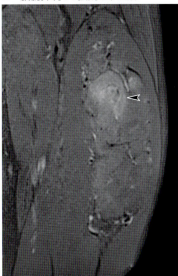
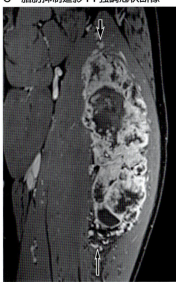

D　胸部単純X線写真正面像

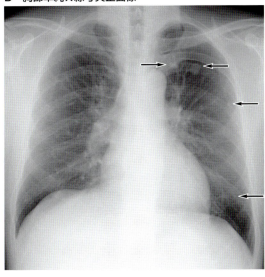

A：左大腿に長径17cm大の分葉状腫瘤が認められ，内部は高〜低信号の多彩な信号，隔壁構造を示す（→）．
B：腫瘤内部には高信号を示す領域がみられ（▶），出血成分を疑う．
C：造影後，辺縁や隔壁に濃染が認められる．中心部の造影効果は乏しい．近位，遠位側に流出静脈が拡張している（→）．
D：初診時の単純X線写真にて，すでに多発肺転移が認められる（→）．

診断 骨外（性）粘液型軟骨肉腫

粘液腫性（腫瘍性）病変の鑑別診断リスト

1. common
- 粘液腫
- 良性神経原性腫瘍
- 粘液型脂肪肉腫
- 粘液線維肉腫

2. rare
- 侵襲性血管粘液腫
- 爪部線維粘液腫
- 骨外（性）粘液型軟骨肉腫
- 低悪性度線維粘液肉腫
- 粘液炎症性線維芽肉腫
- 骨化性線維粘液性腫瘍
- 粘液性平滑筋肉腫

症例 60歳台，男性．1か月前から右前腕皮下腫瘤が出現，急激に増大した．

A　T2強調像

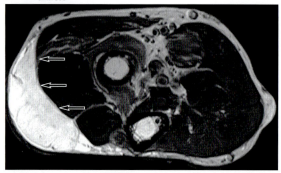

B　脂肪抑制造影T1強調像

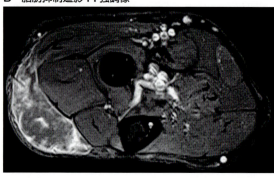

C　FDG-PET MIP正面像

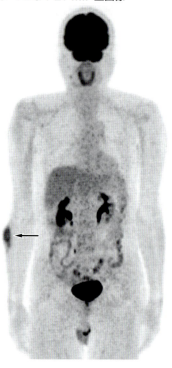

A：上腕皮下に周囲脂肪より高信号を示す腫瘤（→）を認める．
B：腫瘤は筋膜に沿って位置し，内部は辺縁を主体に中心部まで不均一な濃染を示す．
C：病変部のSUVmax（→）は早期相3.95，後期相5.10であった．

診断　粘液炎症性線維芽肉腫

所見ないし疾患（群）の概念

　　　　粘液腫性（腫瘍性）病変は，豊富な細胞間粘液性基質を有する，由来から良悪性まで多岐にわたる腫瘍が含まれる．細胞間粘液性基質は，線維芽細胞や軟骨芽細胞などの間葉系細胞が産生するゲル状基質を指す．2013年のWHO分類においても，神経原性，脂肪性，線維/筋線維芽性，由来不明に分類されている．

診断のポイント

1）粘液腫　myxoma ▶症例❶

　20〜70歳台に好発する良性腫瘍性病変である．緩徐な増大を示すが，受診時には約半数に圧痛や自発痛を認める．筋肉内に好発するが，皮下，骨内にも発生する．大腿に約8割が発生し，上腕，肩甲部，臀部と続く．
　腫瘍の頭尾側に，①腫瘍の増大および筋萎縮に伴う脂肪増生（fat cap）がみられること，②脂肪抑制T2強調像やSTIR像で粘液成分の漏出による浮腫性変化がみられること（79〜100%）が特徴的とされるが，必ずしも他の粘液性腫瘍を否定する根拠とはなりえない．造影後，76%の症例では均一かつ軽微な，他も中等度までの造影効果を示し，隔壁や辺縁

に濃染をみることがある．

粘液腫の多発をみた場合には，線維性骨形成を合併するMazabraud症候群を考慮する．

2）良性末梢神経原性腫瘍 benign peripheral nerve sheath tumor；BPNST

BPNSTは神経線維腫（neurofibroma）と神経鞘腫（neurilemoma, schwannoma）に分類される．神経線維腫は良性軟部腫瘍の5％程度を占め，90％程度を占める限局性（localized）の他，びまん性（diffuse type），蔓状（plexiform type）に分類される．神経鞘腫は神経線維腫よりやや頻度が低く，同様に20〜50歳台に好発する．両者とも増大すると疼痛を来すが，神経線維腫は神経の合併切除が必要となるため，深部発生の場合には経過観察されることが一般的である．FDGもしくはメチオニンPETによる良悪性の評価が有用との報告がある．

BPNSTを画像上積極的に疑う所見として，entering and exiting nerve signがあり，神経鞘腫では腫瘤は由来神経に対して偏在する（図1）．target signは神経線維腫の約6割，神経鞘腫の2割程度に認められ，辺縁の粘液成分が多い領域と中央部の膠原線維の豊富な領域を反映する．後者は濃染するため，典型的なtarget signを呈さない膠原線維の豊富なBPNSTは，悪性粘液性腫瘍との鑑別が問題となる．

3）粘液型脂肪肉腫 myxoid liposarcoma ▶症例❷

2番目に多い脂肪肉腫のタイプであり，粘液器質，円形/類円形間葉系細胞，"chicken wire"状と称される樹枝状の血管網構築，脂肪芽細胞からなる．30〜40歳台と，他の脂肪肉腫より，やや若年に好発する．疼痛を伴わない軟部腫瘍として自覚され，15cmを超えるものも少なくない．大腿筋肉内に多く発生する．円形細胞の占める程度が高いほど，悪性度および転移のリスクが上昇する．また，粘液性脂肪肉腫は他の脂肪肉腫に比して，後腹膜や対側肢などの肺外転移の頻度が高いことが知られている．

画像上，腫瘍内脂肪の検出が診断に直結するが，通常，脂肪信号の占める割合は腫瘍体積の10％以下であり，線状，隔壁に沿った微小な結節として残存する程度のことも多い．詳細なシーケンス間での画像比較により，90％以上の症例ではMRIでの脂肪検出が可能

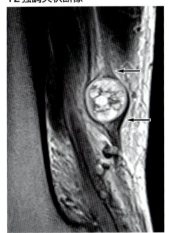

T2強調矢状断像

参考症例
図1 60歳台，女性　神経鞘腫
2年前にマッサージ中にしこりを強く圧迫したところ，母指基底にしびれを自覚．
腫瘍の頭尾側にentering and exiting nerve signを認める（→）．腫瘍は神経に対して腹側に偏在している．

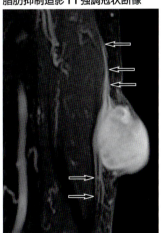

脂肪抑制造影T1強調冠状断像

参考症例
図2 70歳台，女性　粘液線維肉腫
半年で急激に腫瘍が増大してきた．
左上腕深部の筋膜に沿って広範囲の造影効果が認められる（tail sign；→）．筋膜までの浸潤と考えて切除を行ったが，深部筋肉断端が陽性であった．

詳細なシーケンス間での画像比較により，90％以上の症例ではMRIでの脂肪検出が可能と考えられている[1]．

4）粘液線維肉腫　myxofibrosarcoma

以前の悪性線維性組織球腫（malignant fibrous histiocytoma）の粘液型（myxoid variant）と称されていた疾患が，新たな疾患として命名された．60歳以上に好発し，20歳以下での発生はきわめて稀である．四肢に好発する．これまで述べてきた疾患とは異なり，境界不明瞭な腫瘍として同定され，筋膜や血管に沿って進展する傾向が強い．このため，手術断端陽性率が高く，半数以上で局所再発を来す．

T2強調像および造影後，長軸方向に筋膜などに沿って高信号を高頻度に認め（tail sign），切除範囲決定のため注意深い読影を要する[2) 3)]（図2）．

5）侵襲性血管粘液腫　aggressive angiomyxoma

20〜40歳台の女性の外陰部から骨盤内に好発する稀な間葉系腫瘍で，局所再発率の高さからlocally aggressiveと考えられている．境界は明瞭なことが多く，サイズの割に周囲組織への浸潤所見が乏しい．

画像所見では，造影CTやMRIのT2強調像もしくは造影T1強調像で，粘液基質に介在する層状の線維血管組織（swirling pattern）が特徴的である．通常，エストロゲン，プロゲステロンレセプターの発現がみられるため，ホルモン療法が著効する．

6）爪部線維粘液腫　acral fibromyxoma

手足，特に母指の爪下もしくは爪周囲に限局して発生する良性腫瘍であり，ポリープ状の6mm〜5cm程度の病変を形成し，爪変形や末節骨の変形を来しうる．孤立性の緩徐に増大する腫瘤で，40％程度の症例が疼痛を機転として発見される．

画像所見の報告は数例に留まるが，いずれも粘液基質を反映したT2強調像での高信号を主体とする．

7）骨外（性）粘液型軟骨肉腫　extraskeletal myxoid chondrosarcoma　症例❸

50歳台男性の下肢，特に長管骨近位近傍の深部軟部組織に好発する．豊富な粘液器質とともに，軟骨芽細胞に類似した悪性細胞をもつことからその名がつけられたが，硝子軟骨を形成することはなく，2013年のWHO分類ではuncertain differentiationにカテゴライズされる．緩徐に増大する無痛性腫瘤として自覚され，7cmを超えて診断されることが多い一方，約半数で経過中に主に肺への転移を生じる．

境界明瞭な分葉状腫瘤として認められ，内部に隔壁や出血/嚢胞変性を伴う．通常石灰化は認められない．辺縁に強い濃染を来し，周囲組織や血管，骨浸潤を認める場合もある．

8）低悪性度線維粘液肉腫　low-grade fibromyxoid sarcoma

Evans tumorとも呼ばれ，低悪性度の粘液線維肉腫（low-grade myxofibrosarcoma）と紛らわしいため，あえてこの名称を使用する場合もある．20〜40歳台の四肢近位，体幹部に好発する．

病理所見においては，膠原線維が密に分布する細胞の少ない領域と，富細胞性粘液腫状の領域が混ざり合っており，これを反映してT2強調像での結節構造，中〜低信号の脳回様パターンが認められるとの報告もある[4]．

9）粘液炎症性線維芽肉腫　myxoinflammatory fibroblastic sarcoma　症例❹

局所侵襲性の高い腫瘍であり，約8割が手，特に手指に好発する．緩徐に増大する腫瘤として自覚されるため，腱鞘炎やガングリオンなどの良性病変として穿刺，腫瘍内切除を行われるリスクが高く，局所再発が高い原因である．稀に所属リンパ節転移を来すことがある．皮下に好発し，隣接する皮膚や筋膜，滑膜に浸潤する．

病理学的には紡錘状細胞，粘液器質，炎症細胞浸潤，およびReed-Sternberg様巨細胞からなり，それぞれの成分の占める比率により，多彩な画像所見を示す．

表　主な粘液腫性（腫瘍性）病変の比較

	粘液腫	侵襲性血管粘液腫	粘液線維肉腫	骨外(性)粘液型軟骨肉腫
由来	uncertain differentiation	uncertain differentiation	fibroblastic/myofibroblastic	uncertain differentiation
好発年齢	20〜70歳台	20〜40歳台/女性	60歳台〜	50歳台/男性
部位	・大腿，肩，臀部 ・境界明瞭，主に筋肉内	外陰部〜骨盤内	四肢	大腿近位
特徴的画像所見*	腫瘍頭尾側の"fat cap"，染み出し像	"swirling pattern"，乏しい周囲浸潤傾向	"tail sign"	・分葉状，内部出血壊死 ・辺縁優位の造影効果 ・流出静脈の拡張像

	粘液型脂肪肉腫	低悪性度線維粘液肉腫	骨化性線維粘液性腫瘍
由来	adipocytic	fibroblastic/myofibroblastic	uncertain differentiation
好発年齢	30〜40歳台	20〜40歳台	50歳台/男性
部位	大腿筋肉内	四肢近位，体幹	大腿，頭頸部
特徴的画像所見*	腫瘍内の線状，結節状脂肪組織	（脳回様低信号領域，腫瘍内結節）**	腫瘍内石灰化，骨化巣

＊疾患特異的ではない点に注意が必要．
＊＊報告数が少ないためカッコ書きで記載．

10）骨化性線維粘液性腫瘍　ossifying fibomyxoid tumor

　本疾患が報告された当初は良性腫瘍と考えられていたが，現在では中間悪性腫瘍と考えられており，核異型，核分裂像の程度により，typical/atypical/malignantのsubtypeに分けられる．50歳台の男性に多い傾向がある．

　病理学的には円形，類円形，紡錘状細胞を含む線維粘液性基質および骨形成を認める．これを反映してCTや単純X線写真では円弧状，結節状石灰化がみられ，骨シンチグラフィでの集積もみられる．MRIではT2強調像で不均一な高信号を呈し，不均一な造影効果がみられる．T1強調像では，形成された骨内の骨髄脂肪が同定されることがある．

11）粘液性平滑筋肉腫　myxoid leiomyosarcoma

　きわめて稀な平滑筋肉腫の亜型で，軟部組織発生の症例は数例のみの報告に留まる．

鑑別診断のstrategy

　豊富な粘液基質を反映して，いずれの腫瘍も主にCTで低吸収，T2強調像で高信号，T1強調像で低信号を示す（表）．悪性腫瘍においても粘液基質が大部分を占める場合には，造影CT，造影MRIを行わないとガングリオンや滑液包炎として経過観察されたり，不十分な切除計画がなされる場合がある．

　画像的にオーバーラップの大きな疾患群であり，腫瘍の増大スピードや腫瘍内の脂肪，出血，軟骨基質の有無，特徴的な部位，造影パターン，内部線維組織の走行の把握を行うことなどに注目して，詳細に読影する必要がある．

文献
1) Walker EA, Salesky JS, Fenton ME, et al: Magnetic resonance imaging of malignant soft tissue neoplasms in the adult. Radiol Clin North Am **49**: 1219-1234, 2011.
2) Kaya M, Wada T, Nagoya S, et al: MRI and histological evaluation of the infiltrative growth pattern of myxofibrosarcoma. Skeletal Radiol **37**: 1085-1090, 2008.
3) Lefkowitz RA, Landa J, Hwang S, et al: Myxofibrosarcoma: prevalence and diagnostic value of the "tail sign" on magnetic resonance imaging. Skeletal Radiol **42**: 809-818, 2013.
4) Hwang S, Kelliher E, Hameed M: Imaging features of low-grade fibromyxoid sarcoma (Evans tumor). Skeletal Radiol **41**: 1263-1272, 2012.

第2章 軟部腫瘍

7 メラニンを含む骨・軟部腫瘍の鑑別

江原 茂

> 症例 70歳台，男性．頸部痛，上肢の痺れ．

A T1強調傍正中矢状断像

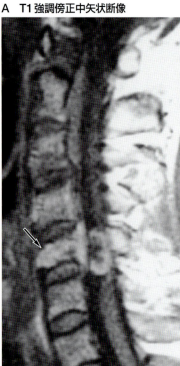

B T2強調傍正中矢状断像

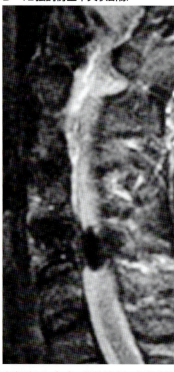

A：第5頸椎椎体に圧迫骨折を伴う高信号病変があり（→），脊柱管内に突出する病変がみられる．
B：病変は低信号である．

診断 メラニンの信号を呈する悪性黒色腫の頸椎転移

メラニンを含む骨・軟部腫瘍の鑑別診断リスト

- 悪性黒色腫
- 明細胞肉腫
- メラニン性小児神経外胚葉腫瘍
- メラニン性神経鞘腫

> **症例 2** 50歳台，男性．大腿の腫脹・疼痛．

A T2強調像

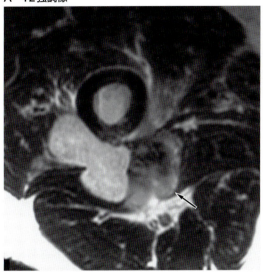

B 造影T1強調像

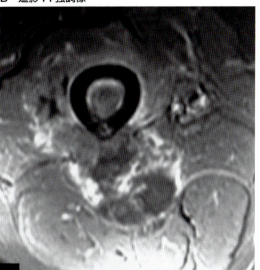

A：大腿骨背側に分葉状の腫瘤があり，骨髄にも浸潤している．骨外成分は高信号部分と低信号部分（→）からなっている．
B：不均一な信号の腫瘤が一部良好に造影されている．

診断 大きく不均一な信号を呈する明細胞肉腫

所見ないし疾患（群）の概念

　メラニンを含む常磁性物質は，T1強調像で高信号，T2強調像で低信号を呈し，特有の信号特性をもつ物質として知られている．そのため，常磁性物質は造影効果をもつが，生体のメラニンもそのような特性をもち，MRI診断においては特有の信号を有している．

　ただし，実際にT1強調像で高信号を呈する病変は稀でなく，これらの多くはメラニンの常磁性特性の反映というよりも，血流に富む腫瘍の多血成分を反映しているのではないかと考えられている．悪性黒色腫は多血性腫瘍でもあり，そのT1強調像での高信号はその血流の反映である可能性もある．

　組織学的にメラニンを含むとされる腫瘍は，皮膚の悪性黒色腫，軟部の明細胞肉腫，頭頸部や中枢神経のメラニン性小児神経外胚葉腫瘍，メラニン性神経鞘腫など多様である．

診断のポイント

1）悪性黒色腫　malignant melanoma　▶症例❶

　高悪性度の皮膚腫瘍であり，中年以降に好発し，発生部位は多様である．10％を超える高頻度で転移を来すことが知られている．転移は血流の豊富な主要臓器に加えて，皮下の広範な転移も知られている（図1）．

　メラニンの量が多く，MRIで，その特性を最も濃厚に反映させる腫瘍であり，一般的にT1強調像での高信号が特徴的であるが[1]，T2強調像での低信号はさほど際立たないとされる．

2）明細胞肉腫　clear cell sarcoma　▶症例❷

　比較的稀な軟部肉腫で，組織学的にメラニンを含んでいることが知られている．若年成人（20〜40歳）の足や足関節部に好発する．腱，靱帯や腱膜を包み込むように増殖することが特徴とされる．

　大きく不均一な軟部腫瘤を形成するため，メラニンによる常磁性効果が特徴的とされるが[2]，その影響は部分的に留まるともいわれている．予後は一般に不良である．

3）メラニン性小児神経外胚葉腫瘍　melanotic neuroectodermal tumor of infancy

　6か月以下の小児の上顎，下顎，頭蓋にみられる稀な腫瘍で，骨や軟部組織に浸潤性の増殖を来す傾向のある病変である．MRIのT2強調像では低信号〜中間信号を来す．

4）メラニン性神経鞘腫　melanotic schwannoma

　神経鞘腫の亜型でメラニンを含む，転移・再発を来しやすい腫瘍で，成人の脊椎周囲に好発する．予後は一般的に不良である．砂粒体の合併や，Carney complex（心臓などの粘液腫，内分泌異常）との合併が知られている．

A　T1強調像　　　　　　　　　　　B　T2強調像

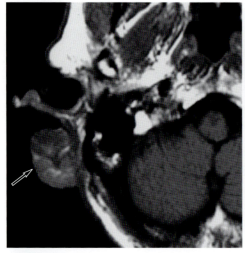 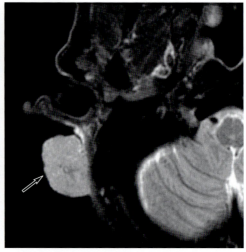

参考症例

図1　60歳台，男性　非特異的信号特性を示す耳介後部の皮膚に発生した悪性黒色腫

A：耳介の前方の皮膚から突出する軟部腫瘤であり，やや低信号である（→）．
B：軟部腫瘤はやや高信号で，比較的非特異的な信号である（→）．

鑑別診断のstrategy

　常磁性を有するメラニンを含む腫瘍で最も頻度が高く，特徴的な信号により鑑別診断に寄与するのは，悪性黒色腫とその転移である（表）．他の腫瘍は明細胞肉腫のように大きく不均一な腫瘍であり，悪性黒色腫のようなメラニンを多く含む均一な腫瘍の頻度は低い．皮膚の悪性黒色腫と軟部の明細胞肉腫において，メラニンの存在を疑うことが鑑別上の課題である．ただし，悪性黒色腫でも信号特性が非特異的な場合があったり，さらに多血性腫瘍では，T1強調像で高信号を呈する可能性があるので，メラニン産生腫瘍であることをMRIで確診できる場合は多くないかもしれない．さらに，MRIの撮像条件の影響も考慮する必要がある．なお，多血性腫瘍でも類似の信号を呈することがあり，鑑別上の課題となる．

表 メラニンを含む主な腫瘍の比較

	悪性黒色腫（原発・転移）	明細胞肉腫	メラニン性小児神経外胚葉腫瘍	メラニン性神経鞘腫
好発年齢	中年以降	20〜40歳	6か月以下の小児	成人
好発部位	多様	足・足関節付近（腱に沿って発育）	上顎・下顎・頭蓋	脊椎周辺
MRI信号	常磁性特性が最も強い	常磁性特性は概して弱いか，不均一	T2強調像で低〜中間信号（十分な報告なし）	T1強調像でやや高信号が多い（十分な報告なし）

文献

1) Premkumar A, Marincola F, Taubenberger J, et al: Metastatic melanoma: correlation of MRI characteristics and histopathology. J Magn Reson Imaging **6**: 190-194, 1996.
2) De Beukeleer LH, De Schepper AM, Vandevenn JE, et al: MR imaging of clear cell sarcoma (malignant melanoma of the soft parts): a multicenter correlative MRI-pathology study of 21 cases and literature review. Skeletal Radiol **29**: 187-195, 2000.

8 線維腫・線維組織球性病変の鑑別

元井 亨, 大隈知威

 20歳台, 女性. 3年前に気づかれた左腰部レベルの腹壁軟部腫瘤の精査.

A　T1強調像
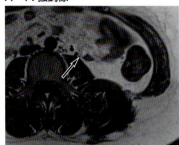

B　T2強調像
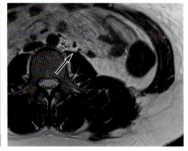

C　病理組織像（HE染色）
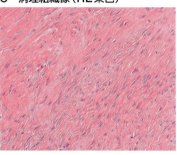

A：筋と同等の信号強度の筋内発生腫瘤を認める（→）. 筋膜などのバリア構造を無視して浸潤性に広がる点が特徴的である. 境界が不明瞭であり, 周囲の筋体や脂肪に染み込むようにみえる. 腫瘤は不整形を呈する.
B：筋と同等か低信号の信号強度である点が, 豊富な線維成分を反映している（→）. 内部の信号強度は不均一に低い.
C：異型性の乏しい紡錘形細胞が増殖する. 繊細な膠原線維束が細胞間に介在している.

診断 デスモイド型線維腫症

 70歳台, 女性. 10年間増大傾向のない左肩甲部軟部腫瘤の精査.

A　T1強調像
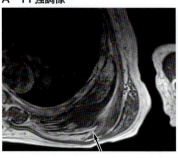

B　T2強調像
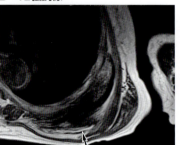

C　病理組織像（HE染色）
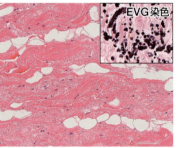

A：左前鋸筋と胸郭（肋骨と肋間筋）の筋間に局在する凸レンズ形の腫瘤を認める（→）. 内部に線状ないしは点状の高信号域が散在しており, 腫瘤内に脂肪成分が層状に介在していることを示唆する本疾患の特徴的な所見である.
B：T1強調像と分布が一致する高信号域は脂肪成分であり（→）, それ以外の領域は弾性線維を反映して筋よりも低信号を呈する.
C：紡錘形細胞は疎らに分布し, 好酸性の球状, 棒状, ブラシ状の異常な弾性線維が膠原線維とともに増加している. EVG（Elastica van Gieson）染色により, 黒色に染まる異常な弾性線維が明瞭に確認される（挿入図）. 病変内には, 成熟した脂肪組織が数珠状に残存している.

診断 弾性線維腫

> **症例 3** 70歳台，女性．13年の経過のある右鼠径部軟部腫瘤の精査．

A 造影CT

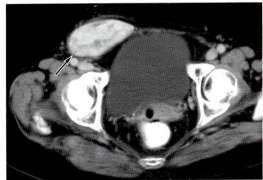

B T2強調像

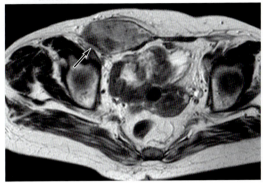

C 病理組織像（HE染色）

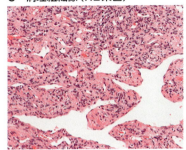

A：筋内を首座とする占拠性病変を認める（→）．辺縁は整で境界は明瞭である．ほぼ一様な非常に強い造影効果を示す点は本疾患の特徴である．また，腫瘤体積が大きい割に中心壊死を起こしにくい点も特徴的である．腫瘍周辺の血管増生が目立つ．
B：全体的にほぼ均一な高信号を呈する．脂肪や液体よりは低信号である．内部に豊富な血管増生を示唆する点状無信号域が散在する（→）．
C：紡錘形細胞が線維成分とともに増殖する．血管周皮腫様パターンをとっており，鹿の角状に拡張した毛細血管がみられる．

診断　孤立性線維性腫瘍

> **症例 4** 30歳台，男性．腹痛での画像検査の際に偶然みつかった右臀部軟部腫瘤．

A 造影CT

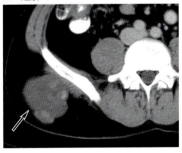

B T2強調像

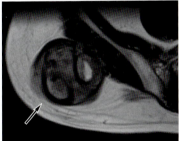

C 病理組織像（HE染色）

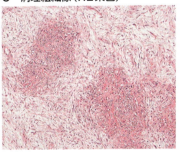

A：皮下に首座を置く円形の腫瘤を認める（→）．周囲の脂肪との境界はやや不鮮明で周囲組織への浸潤を示唆する．内部の吸収値は不均一であり，液体貯留，粘液成分，線維成分が混在している．造影効果も成分に応じて不均一である．
B：線維成分の豊富な低信号域，細胞成分が多い軽度高信号域，粘液成分を示唆する中等度高信号域，液体貯留を示す高度高信号域が，複雑な形状で混在している点が特徴的である（→）．
C：本腫瘍の紡錘形細胞の増殖パターンは一様ではなく，細胞密度が高く線維増生の強い島状構造が，細胞が疎らな粘液状器質の豊富な成分と混在し，両成分の境界は断続的である．

診断　低悪性度線維粘液性肉腫

線維腫・線維組織球性病変の鑑別診断リスト

1. common
- デスモイド型線維腫症
- 手掌・足底線維腫症
- 弾性線維腫

2. rare
- 乳児線維性過誤腫
- 深部良性線維性組織球腫
- 孤立性線維性腫瘍
- 低悪性線維粘液性肉腫

所見ないし疾患（群）の概念

　本項では，皮下あるいは深部発生で骨軟骨基質を伴わない，線維性あるいは線維組織球病変について述べる．WHO分類（2013年）では，"いわゆる線維組織球性腫瘍群"に属する深部良性線維性組織球腫以外は線維芽細胞性・筋線維芽細胞性群に属する[1]．これらの腫瘍の多くが緩徐な進行を示し，また画像・病理所見では疾患特異的な所見に乏しいため，鑑別診断が困難な場合がしばしばある．組織形態的には，異型性の軽い線維芽細胞様の紡錘形細胞が様々な量の線維性基質を伴って増殖する点が基本的に共通している．対照的に良性，良悪中間性，悪性など悪性度に関しては幅があるため，診断には細心の注意を要する．

　実際の鑑別診断に際しては，発生部位および年齢が非常に重要である．また病理診断においては，デスモイド型線維腫症，孤立性線維性腫瘍，低悪性線維粘液性肉腫では特異性の高い免疫組織化学的な腫瘍マーカーが存在し，確定診断に不可欠となっている．

診断のポイント

1）デスモイド型線維腫症　desmoid type fibromatosis　▶症例❶

　小児より高齢者の広い年齢層において，全身の深部軟部組織より発生するが，体幹部軟部組織（肩，胸壁，背部，大腿，頭頸部）に好発する．高エストロゲン状態と関連して，思春期〜40歳台では女性の腹壁からの発生が多い．また，家族性大腸腺腫症の患者に発生することがあるため，家族歴や大腸腺腫症の有無に注意する．本腫瘍は局所侵襲性が強く，術後再発の頻度が高いため良悪中間性腫瘍とされている．他の線維性腫瘍に比して周囲への境界不明瞭な浸潤が顕著である点は，鑑別診断に有用な特徴である．紡錘形細胞の細胞密度や線維成分の量は，腫瘍の増殖活性の強さや存在時間の長さにより異なる．

　なお，遺伝子異常として β-catenin（*CTNNB1*）遺伝子あるいは*APC*遺伝子の点突然変異がほとんどの症例にあり，変異の結果として免疫染色で β-cateninの核内集積像がとらえられるため，この確認が有力な補助診断法となっている．

2）手掌・足底線維腫症　palmar / plantar fibromatosis

　成人の手掌，足底の腱膜に発生し，男性に優位に発生する．病変は多結節性，しばしば多発性，両側性であり，個々の結節はせいぜい母指頭大ぐらいまでである．異型のない線維芽細胞・筋線維芽細胞が局所性，しばしば周囲に浸潤性に増殖するが，細胞密度や細胞増殖活性は結節ごと，あるいは時期により多彩である．病変が進行すると結節間の索状，帯状の線維増生が進み，皮膚のひきつれや拘縮を起こすことがある．手掌腱膜の屈曲拘縮，伸展障害を起こした病変はDupuytren拘縮と呼ばれている．

なお，本疾患の原因は外傷，慢性的なアルコール摂取，喫煙，糖尿病など多様である．また，デスモイド型線維腫症にみられる遺伝子異常は有していない．

3) 弾性線維腫 elastofibroma ▶症例❸

高齢女性に多く，肩甲部や胸壁の深部軟部組織に主として発生する良性線維性病変である．摩擦などの局所の慢性的な刺激や外傷が発生原因と考えられている．ただし，両側発生や家族性発生の症例もみられ，遺伝の要因も推測されている．異常な弾性線維の過剰な増加が特徴であり，線維芽細胞の密度は低い．病変は境界不明瞭に浸潤性に広がり，内部に縞状，筋状に脂肪組織や骨格筋組織が残存している．弾性線維を染めるElastica van Gieson (EVG)染色は球状，棒状，ブラシ状などの異常な弾性線維を明瞭に確認できるので診断に有用性がある．

4) 乳児線維性過誤腫 fibrous hamartoma of infancy

2歳以下の乳児の上部体幹，腋窩，上腕，外陰部，鼠径部の皮下軟部組織に好発する良性線維性病変である．大きさは様々で，境界が不明瞭な腫瘤を形成する．結節性筋膜炎のような自然消退はみられない．成熟した脂肪組織成分，線維腫様の紡錘形細胞と線維束の増生成分，未熟な間葉系細胞の小結節の3つの成分が混在するのが特徴である．

5) 深部良性線維性組織球腫 deep benign fibrous histiocytoma

皮膚線維腫と同様の腫瘍が稀に皮下あるいは深部軟部組織から発生することがあり，深部良性線維性組織球腫と呼ばれる．四肢，頭頸部に多いが，後腹膜，縦隔，骨盤内などからも発生する．あらゆる年齢で発生し，男性にやや多い．本腫瘍はWHO分類(2013年)では"いわゆる線維組織球性腫瘍"のグループに属し，良性腫瘍の範疇とされている．しかし，局所再発率が20%と高く，遠隔転移を来した報告もあるため，深部発生の良性線維性腫瘍とともに肉腫との鑑別が重要となる[2]．本腫瘍は，境界明瞭な腫瘤を形成することが多く，線維性被膜を有するが，皮膚線維腫と同様の浸潤傾向を示すこともある．

組織学的には，均一な紡錘形細胞がstoriform patternをとり増殖するが，血管の豊富な腫瘍であり血管周皮腫様パターンも出現する．粘液基質や間質の硝子変性などがみられることもあり，組織像は比較的多彩である．本腫瘍は，血管増生のパターンなどが後述の孤立性線維性腫瘍と組織学的類似性があるため，両者の鑑別が問題となることがしばしばある．なお，CD34染色は，いずれの腫瘍でも陽性となりうるので有用性は低い．

6) 孤立性線維性腫瘍 solitary fibrous tumor；SFT ▶症例❹

WHO分類(2013年)で孤立性線維性腫瘍(SFT)の腫瘍群の疾患概念は大きく変わった．定義が曖昧であった血管周皮腫の名称が消滅し，良性の巨細胞性血管線維腫や脂肪腫様血管周皮腫もSFTに含まれることとなった．また，SFTの特異的遺伝子異常として染色体逆位inv12(q13q13)に起因する*NAB2-STAT6*融合遺伝子が同定され，この融合遺伝子は抗STAT6抗体を用いて免疫組織化学的に検出が可能であるため，以前の特異性の低いCD34染色に代わってSFTの病理診断に不可欠なマーカーとなっている[3]．

胸膜外SFTは主として成人の四肢，頭頸部，胸壁，縦隔，心膜，後腹膜，腹腔内，髄膜などから発生し，男性にやや多い．腫瘍の大きさは症例により様々であるが境界明瞭で被膜を欠く．異型性の乏しい紡錘形細胞が線維増生と血管増生を伴い増殖し，特徴的な血管周皮腫様パターンをとる．約90%の症例では良性の経過をたどるが，10%程度は悪性の振る舞いを示し，局所再発や転移を起こす．しかし，組織像による予後予測は難しい．

鑑別診断として深部良性線維性組織球腫，滑膜肉腫，間葉性軟骨肉腫，粘液型脂肪肉腫など，血管周皮腫様パターンをとる肉腫が挙げられる．

7）低悪性線維粘液性肉腫　low-grade fibromyxoid sarcoma ▶症例❷

　小児〜若年成人の主に四肢近位側や体幹部の深部軟部組織に発生し，男女差はない．一見，境界明瞭で周囲を圧排する腫瘤を形成するが，組織学的には浸潤傾向を示す．異型性に乏しい紡錘形細胞が線維基質あるいは粘液基質を伴い，しばしば多結節状に増殖するが，両成分の移行像は乏しく断続的，交互に配列することが大きな特徴である．背景の血管構築も特徴的であり，屈曲蛇行あるいはアーケード状の毛細血管がみられる．また，細胞成分の高い領域が血管周囲性に出現したり，"collagen rosette"と呼ばれる特徴的な結節状の膠原線維塊がみられることもある．さらに，一見すると線維腫のような膠原線維の増生が主体の腫瘍も存在する．

　このように，低悪性線維粘液性肉腫はきわめて多彩な像を呈するため，鑑別腫瘍も良性から悪性まで多岐にわたる．線維成分の多い腫瘍はデスモイド型線維腫症や神経線維腫，深部良性線維性組織球腫である．粘液基質が豊富な腫瘍は低悪性線維粘液性肉腫などと鑑別が必要である．免疫組織学的な診断マーカーとしてMUC4（mucin4）が用いられるが，特異性が高く診断に有用である．

　低悪性線維粘液性肉腫の細胞遺伝学的異常として約2/3の症例において，染色体相互転座t(7;16)(q34;p11)に起因する融合遺伝子*FUS-CREB3L2*がみられる．また，稀にはt(11;16)(p11;q11)に起因する*FUS-CREB3L1*がみられる．なお，硬化性類上皮線維肉腫とは近縁の肉腫であり，融合遺伝子も共通しており．両者のハイブリッド腫瘍も存在する．本腫瘍は悪性腫瘍であるが，増殖は緩徐で5年以上の長い年月を経過後に，局所再発や肺転移を比較的高率に来すことが知られているので，長期にわたる経過観察が必要である[4]．

文献

1) Fletcher CDM, Bridge JA, Hogendoorn PCW (eds); WHO classification of tumours of soft tissue and bone, 4th ed. International Agency for Research on Cancer, Lyon, 2013.
2) Gleason BC, Fletcher CD: Deep "benign" fibrous histiocytoma: clinicopathologic analysis of 69 cases of a rare tumor indicating occasional metastatic potential. Am J Surg Pathol 32: 354-362, 2008.
3) Doyle LA, Vivero M, Fletcher CD, et al: Nuclear expression of STAT6 distinguishes solitary fibrous tumor from histologic mimics. Mod Pathol 27: 390-395, 2014.
4) Evans HL: Low-grade fibromyxoid sarcoma: a clinicopathologic study of 33 cases with long-term follow-up. Am J Surg Pathol 35: 1450-1462, 2011.

表 線維腫・線維組織球性病変の比較

	デスモイド型線維腫症	手掌・足底線維腫症	弾性線維症	乳児線維性過誤腫	深部良性線維性組織球性腫	胸膜外孤立性線維性腫瘍	低悪性線維粘液性肉腫
悪性度	良悪中間性（局所侵襲的）	良悪中間性（局所侵襲的）	良性	良性	良性	良悪中間性（稀に転移）	悪性
好発年齢・性別	小児〜高齢者（思春期〜40歳台：女性優位）	成人，男性＞女性	高齢者，女性＞男性	新生児・乳児，男性＞女性	全年齢，男性＞女性	成人（20〜70歳台），男性＝女性	若年成人，男性＝女性
好発部位	深部軟部，体幹部	手掌・足底の腱膜	深部軟部，胸壁・肩甲骨	皮下軟部，腋窩，上腕，外陰，鼠径部など	皮下・深部軟部，四肢，頭頸部など	皮下，深部軟部，四肢，頭頸部，胸壁，縦隔，心膜，後腹膜，腹腔内，髄膜など	深部軟部，四肢近位側，体幹部
臨床像	・高エストロゲン状態と関連 ・家族性大腸線維症に合併 ・術後再発多い	屈曲拘縮や伸展制限あり	局所の慢性刺激や外傷と関連	不完全切除で再発あり	局所再発あり（稀に遠隔転移）	・90％は良性 ・10％は悪性	年余単位の非常に緩徐な増殖や転移あり
画像所見	・被膜なし ・筋膜などバリア構造を超えた浸潤傾向 ・T2強調像で筋と同等あるいは低信号 ・造影効果は乏しい	・被膜なし ・境界不明瞭，しばしば多結節性 ・T2強調像で低信号	・被膜なし ・T1強調像，T2強調像で低信号域と高信号域が層状，洗状	・被膜なし ・特徴的な像はないが，T1強調像，T2強調像とも高信号，低信号域が混在	特徴的所見なし	・境界明瞭 ・T1強調像は不均一，筋と等信号 ・T2強調像は不均一で様々な信号強度	・境界明瞭 ・MRIに特異的な所見なし，様々な信号強度の領域が混在
病理所見	・異型性の乏しい線維性紡錘形細胞性腫瘍 ・β-catenin染色の核内集積像が診断マーカー	・腱膜内の多結節性，多発性病変 ・異型性の乏しい線維性紡錘形細胞腫瘍	細胞成分は乏しく，異常な弾性線維が増加	線維組織，脂肪組織，未熟な間葉組織の混在	異型性の軽い紡錘形細胞の密な増殖，線維増生や血管周皮腫パターンの出現あり	・異型の乏しい紡錘形細胞の増殖，血管周皮腫パターン，Patternless patternが特徴 ・STAT6染色の核内陽性像が診断マーカー	・異型の軽い紡錘形細胞の粗密配列，粘液基質の存在 ・MUC4染色の細胞質陽性像が診断マーカー

第2章 軟部腫瘍

9 出血・ヘモジデリン沈着(T2*強調像でのblooming effect)とflow voidを来す腫瘍の鑑別

小黒草太, 樋口順也

> **症例 1** 　30歳台, 女性. 1年前より右膝のロッキング症状が出現. 関節穿刺を数回行い, いずれも血性関節液が吸引された.

A　T2強調像

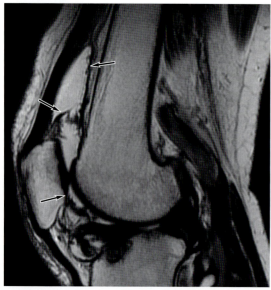

B　T2*強調像

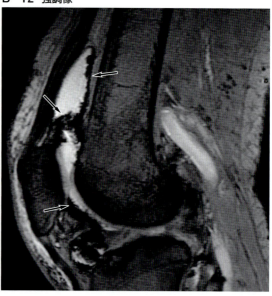

A：膝関節の滑膜に沿って低信号を認める (→).
B：T2強調像 (A) で滑膜に沿ってみられた低信号は拡大し, "blooming effect" を示す (→). ヘモジデリン沈着が示唆され, 色素性絨毛結節性滑膜炎 (pigmented villonodular synovitis；PVNS) と診断し, 滑膜切除術が施行された.

診断　色素性絨毛結節性滑膜炎

出血・ヘモジデリン沈着とflow voidを来す腫瘍の鑑別診断リスト

1. 出血・ヘモジデリン沈着
　(T2*強調像でのblooming effect)
- 色素性絨毛結節性滑膜炎 (PVNS)
- 滑膜血管腫
- 血友病性関節症
- 腱鞘巨細胞腫
- 筋肉内血腫

2. flow void
- 高流速の血管腫・血管奇形
- 胞巣状軟部肉腫 (ASPS)
- 孤立性線維性腫瘍 (SFT)
- 血管平滑筋腫
- 血管肉腫
- 血管内皮腫
- Kaposi肉腫
- 肝細胞癌や腎細胞癌の転移性腫瘍

症例 ❷ 10歳台，女性．左大腿部に腫瘤を触れる．

A T1強調像

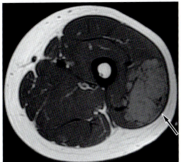

B T2強調像

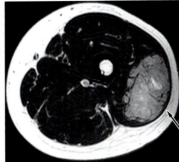

C 脂肪抑制T2強調冠状断像

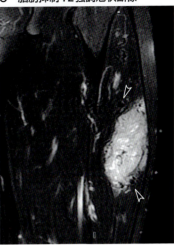

A：左大腿部外側広筋を中心として，内部が淡い高信号を示す6.3×4cm大の腫瘤性病変を認める（→）．

B，C：腫瘍内部は筋肉より高信号を示し（B；→），頭尾側の辺縁にflow voidが観察される（C；▷）．造影後は全体に強い増強効果を示し，胞巣状軟部肉腫（alveolar soft part sarcoma）と診断し，拡大腫瘍摘出術が施行された．

（立川病院放射線診断科 堤 啓先生，橋本 統先生，整形外科 鈴木禎寿先生のご厚意による）

診断 胞巣状軟部肉腫

所見ないし疾患（群）の概念

1）出血・ヘモジデリン沈着

T2強調像で骨格筋と同程度の低信号を示すのは膠原線維，ヘモジデリン，アミロイド，石灰化，骨化などである．特にヘモジデリンは磁化率アーチファクトを生じ，T2*強調像などのグラジエントエコー系の撮像法で，周辺部の低信号が増強される．これをblooming effect（開花効果）と呼ぶ．さらに，最近はblooming effectをより明瞭に描出できる磁化率強調像という撮像法も使用される．また，拡散強調像でもヘモジデリン沈着の評価はある程度可能である[1]．

2）flow void

flow voidとは，流れの速い液体が画像上で無信号となる現象のことである．一般的にspin echo法では，90°パルスと180°パルスの双方を受けた組織のみ正しくspatial encodingが行われるが，あるスライスに血液など速い流れが存在すると，いずれかのパルスを受けられずに無信号となる．特にspin echo法T2強調像でこの現象が生じやすく，流れが速ければspin echo法T1強調像でもflow voidを示す．静脈石，ガス，血栓などもT2強調像で似た所見を呈することがあるので，単純X線写真やCTと併せて判断すると誤りを減らせる．

診断のポイント

A．ヘモジデリン沈着を伴う関節内病変

1）色素性絨毛結節性滑膜炎　pigmented villonodular synovitis；PVNS　▶症例❶

関節の滑膜や滑液包，腱鞘から発生する腫瘍類似病変である．組織学的には腱鞘巨細

胞腫（tenosynovial giant cell tumor）と同一である．何歳でも発生しうるが，特に若年（40歳以下）に多く，わずかに女性に多い．75％が膝関節に発生し，股関節，足関節，肘関節，肩関節にも発生しうる．

画像上は滑膜の肥厚と増強効果を示し，T2*強調像では滑膜のヘモジデリン沈着によりblooming effectを示す[2,3]．

2）滑膜血管腫　synovial hemangioma

滑膜に浸潤する稀な血管腫・血管奇形であり，ISSVA（International Society for the Study of Vascular Anomalies；国際血管腫・血管奇形学会）分類では静脈奇形（venous malformation）に含まれる．小児または青年期に発見され，やや男性に多い．膝関節前方部分の報告がほとんどである．症状は関節痛，腫脹，可動域制限である．

関節腔内に出血を繰り返す場合には，穿刺にて血性の関節液が吸引され，画像上は滑膜の肥厚と造影効果を示し，T2*強調像では滑膜のヘモジデリン沈着によりblooming effectを示す[1]．

3）血友病性関節症　hemophilic arthropathy

先天的な凝固因子欠損や凝固能異常により起こる疾患で，膝・肘・足関節などの関節に関節内出血を繰り返すことで，特に鉄成分に刺激された滑膜の増生・絨毛化ならびに血管新生が起こり，関節破壊が進行すると考えられている．小児期にも発症しうるが，30歳台以降に機能障害，40〜50歳から関節症が増加する．

画像上は滑膜の肥厚と造影効果を示し，T2*強調像では滑膜に沿ったblooming effectを示す．その他，関節液貯留や二次性変形性関節症を呈する[1]．

B. ヘモジデリン沈着を伴う関節外病変

1）関節外びまん型腱鞘巨細胞腫　diffuse type tenosynovial giant cell tumor

関節の滑膜や滑液包，腱鞘から発生する腫瘍類似病変である．何歳でも発生しうるが，30〜50歳に多く，女性に多い．85％は指に発生し，手関節，足関節，膝関節周囲などに発生する．

T2強調像・T2*強調像で不均一な低信号を示す境界明瞭な腫瘤を呈し，内部に粗大なヘモジデリン沈着があるとblooming effectを呈する（図1）．ただし，ヘモジデリン沈着が少なくblooming effectがみられない例も，しばしば経験する．単純X線写真では約15％に骨侵食がみられる[2,3]．

2）慢性期の血腫　hematoma

腹壁，骨盤周囲や後腹膜など軟部組織，筋肉内など様々な部位に血腫を形成する．外傷歴が明らかなものは比較的診断しやすいが，外傷歴のないものも，しばしば経験される．先天性または後天性血友病，高齢，抗凝固薬服用などに起因するが，原因が明らかでない例も存在する．

急性期の血腫は，単純CTで筋肉よりも高吸収を示し，経過とともに等〜低吸収化する．MRIでは時期により様々な信号を呈し，特に慢性期では，腫瘤辺縁を中心にヘモジデリン沈着によるblooming effectを示す．血腫内部に軟部腫瘍や動脈瘤が潜んでいることがあるので，注意が必要である．また，大部分の血腫は緩徐に縮小するが，慢性拡大性血腫（chronic expanding hematoma）では内部の繰り返す出血と器質化が存在し，しばしば辺縁に造影効果を有して増大することから，悪性腫瘍との鑑別が問題となる[3]．

C. flow void

1）高流速の血管腫・血管奇形　high-flow vascular malformation

血管腫・血管奇形のISSVA分類の中でも特に動静脈奇形（arteriovenous malformation）は，動脈と静脈が正常の毛細血管床を介さずに，異常な交通を生じた病変で，動静脈シャントを単一～複数有する．シャント部は，異常血管の集合体であるnidusや様々な太さの動静脈瘻を形成し，流入・流出血管の拡張・蛇行・瘤化など二次的変化を伴う．生下時から存在し成長とともに増大し，思春期や妊娠時のホルモンバランスの変化や外傷を契機に増悪しやすい[4]．

T2強調像で高流速血管がflow voidを示す（図2）．その他，筋肉内血管腫，増殖期の乳児血管腫，先天性血管腫もflow voidを伴うことがある．

2）胞巣状軟部肉腫 alveolar soft part sarcoma；ASPS ▶症例❷

分化未定腫瘍に分類され，類洞様血管網によって取り囲まれる胞巣状構造という組織学

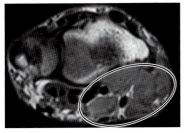
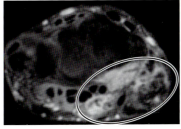
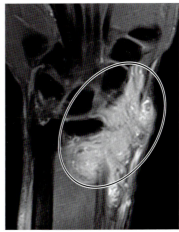

参考症例
図1 40歳台，男性　関節外腱鞘巨細胞腫
A～C：橈骨遠位端周囲に，T2*強調像（B）でblooming effectを示す腫瘤性病変を認め，T1強調像（A）で低信号を示し，脂肪抑制造影T1強調像（C）では増強効果を有する（○）．関節外の腱鞘巨細胞腫と診断し，腫瘍摘出術が施行された．

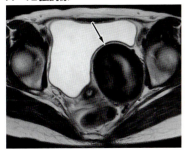
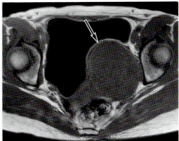
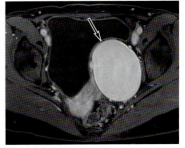

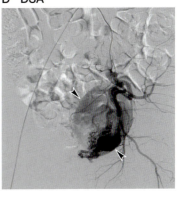

参考症例

図2 40歳台，女性　動静脈奇形（high flow type）
健診の超音波検査で骨盤内に囊胞性腫瘤を指摘．
A～C：T2強調像（A）で，骨盤内左側を占拠するような8.5cm大の低信号域（flow void）を認め，脂肪抑制造影T1強調像（C）では低信号を示し，全体に均一な増強効果を呈する（→）．
D：左内腸骨動脈からの血管造影で，nidusと考えられる拡張した血管腔（►）と多数の動静脈短絡が描出され，動静脈奇形（high flow type）と診断した．

的な特徴を有する，稀な腫瘍である．豊富な血流を反映して腫瘍の拍動を触れることもある．思春期から若年成人（15〜35歳）に好発し，四肢，特に大腿や臀部発生が40%と多いが，女性生殖器，縦隔，乳腺，膀胱，消化管，骨など様々な部位に生じうる．

画像上，腫瘍の内部や辺縁にflow voidを示し，特に腫瘍頭尾側の両端にflow voidが目立つ．腫瘤内部はT1強調像で淡い高信号を示すことが多く，強い造影効果を示す[2)3)]．

3) 孤立性線維性腫瘍 solitary fibrous tumor ; SFT

線維芽細胞様細胞からなり，血管周皮腫様の分岐状血管が目立つ腫瘍で転移を来す場合もある．好発年齢は20〜70歳で，小児や青年期には稀で，性差はない．下肢，特に大腿に好発する．腫瘍は境界明瞭で，円形や分葉状の形態を示す．

腫瘍周囲に豊富な血管を有することが多く，T2強調像では腫瘍の辺縁や内部にflow voidを認めることがある．膠原線維に富む領域はT2強調像で低信号，T1強調像で低信号で遷延する造影効果を呈する．細胞成分に富む領域はT2強調像で高信号，T1強調像で低信号では早期濃染を示す[2)3)]．

4) 血管平滑筋腫 angioleiomyoma

皮膚または皮下に発生する，分化した平滑筋細胞が血管周囲に増殖する良性腫瘍である．40〜60歳台に好発し，下肢に発生する場合は女性に多く，その他の部位では男性に多い．痛みを伴うことが多い．

画像上は，T2強調像で不均一な高信号を示し，腫瘍内部や辺縁に小さなflow voidを伴うことが多い．T1強調像では低信号を示し，強い造影効果を呈する[2)3)]．

5) 軟部血管性腫瘍 vascular tumors of soft tissue

軟部血管性腫瘍に含まれるepithelioid hemangioendothelioma, Kaposi肉腫, angiosarcoma of soft tissueなどは，画像所見のまとまった報告は乏しいが，浸潤性の病変でT2強調像では非特異的な高信号を示し，腫瘍内部または周囲に蛇行する血管構造(flow void)が観察される．T1強調像では低信号を示し，強い造影効果を示す[2)]．

6) 転移性腫瘍

特に血流の豊富な肝細胞癌や腎細胞癌からの転移性腫瘍では，速い血流がflow voidを呈することがある．画像的な特徴は乏しいが，T2強調像では非特異的な高信号を示し，T1強調像では低信号を示し，強い造影効果を示す[2)]．

鑑別診断のstrategy

慢性期の出血はヘモジデリンを含み，T2*強調像でblooming effectを示す（表1）．組織型によらず，悪性腫瘍は腫瘍内出血を来す可能性があるが，特にPVNS，血友病性関節症，筋肉内血腫などではblooming effectが重要な所見となる．関節外腱鞘巨細胞腫もヘモジデリン沈着を伴い，blooming effectがある場合には鑑別診断の根拠となるが，ヘモジデリンが少ない場合は画像でblooming effectを示さないこともあるので注意する．

速い流れがあればflow voidを示し，血流豊富な腫瘍や動静脈奇形ではflow voidの所見が特徴的である（表2）．

表1 出血・ヘモジデリン沈着（T2*強調像でのblooming effect）を呈する主な疾患の比較

	色素性絨毛結節性滑膜炎	滑膜血管腫：静脈奇形	血友病性関節症	びまん型関節外腱鞘巨細胞腫	筋肉内血腫
臨床像	関節血症	関節血症	関節血症	緩徐に増大する無痛性腫瘤	外傷の既往が確認できないこともある
年齢・部位	・40歳以下に多い ・膝が75%	膝の前方	・40〜50歳から増加 ・膝・肘・足関節	・30〜50歳に多い ・女性に多い ・指が85%	様々
MRI所見	・T2強調像で滑膜に沿った低信号 ・T2*強調像でblooming effect	・T2強調像で滑膜に沿った低信号 ・T2*強調像でblooming effect	・T2強調像で滑膜に沿った低信号 ・T2*強調像でblooming effect	・T2強調像で不均一な低信号 ・T2*強調像でblooming effect	慢性期は，T2*強調像で腫瘤辺縁を中心にヘモジデリン沈着によるblooming effect

02 軟部腫瘍

表2 flow voidを呈する主な疾患の比較

	血管腫・血管奇形（high flow type）	胞巣状軟部肉腫	孤立性線維性腫瘍
臨床像	生下時から存在し，成長とともに増大	・緩徐に増大する無痛性軟部腫瘤 ・触診で拍動を触れることがある	緩徐に増大する無痛性軟部腫瘤
年齢・部位	様々	・思春期から若年成人に好発 ・大腿や臀部発生が40%	・好発年齢は20〜70歳 ・性差はない ・大腿に好発
MRI所見	T2強調像で血流の速い血管がflow voidを示す	・腫瘍の内部や辺縁にflow void＋（特に腫瘍頭尾側） ・T1強調像で淡い高信号を示すことが多い ・強い造影効果	・T2強調像では腫瘍の辺縁にflow voidを認めることがある ・細胞成分に富む領域はT2強調像で高信号で，T1強調像では低信号で早期濃染

	血管平滑筋腫	血管性腫瘍	富血管性腫瘍
臨床像	・皮膚または皮下に発生する軟部腫瘤 ・しばしば痛みを伴う	血管内皮腫，Kaposi肉腫，血管肉腫などの血管性腫瘍を含む	肝細胞癌や腎細胞癌など富血管性腫瘍の既往を有する
年齢・部位	・40〜60歳台に好発 ・下肢に発生する場合は女性に多い	様々	様々
MRI所見	・T2強調像で不均一な高信号を示し，腫瘤内部や辺縁に小さなflow voidを示す ・T1強調像では低信号 ・強い造影効果	T2強調像で血流の速い血管がflow voidを示す	T2強調像で血流の速い血管がflow voidを示す

文献

1) 福田国彦（編）；関節のMRI，第2版．メディカル・サイエンス・インターナショナル，p.148-149, p.220-224, p.319-321, 2013.
2) Fletcher CDM, Bridge JA, Hogendoorn P, et al: WHO classification of tumours of soft tissue and bone, 4th ed. IARC, Lyon, p.80-82, p.93-94, p.99-107, p.120-121, p.130-131, p.137-158, 2013.
3) 福田国彦（編著）；軟部腫瘍の画像診断－よくみる疾患から稀な疾患まで－．画像診断増刊号 **36**（11）：p.28-29, p.150-151, p.156-157, p.192-193, 2016.
4) 難治性血管腫・血管奇形・リンパ管腫・リンパ管奇形症および関連疾患についての調査研究：血管腫・血管奇形・リンパ管奇形診療ガイドライン2017, 2017.

10 骨化・石灰化病変の鑑別

大木 望, 上谷雅孝

症例 1 20歳台, 女性. 右大腿の疼痛.

A 単純X線写真（初診時）

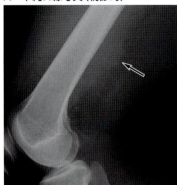

B T2強調像（初診時）

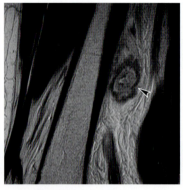

C STIR像（初診時）

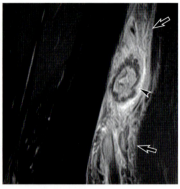

D 単純X線写真（3か月後）

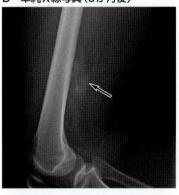

E 単純X線写真（6か月後）

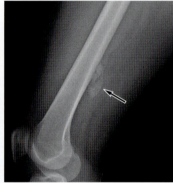

A：大腿骨骨幹背側の軟部組織に淡い石灰化を認める（→）.
B, C：リング状の低信号を呈する腫瘤状病変があり（▶）, その周囲の軟部組織に, 広範で境界不明瞭な異常信号を伴っている（C；➡）.
D：3か月後, 辺縁主体に石灰化/骨化が進行しているが, 大腿骨との間に薄い透亮像が介在している（→）.
E：6か月後, さらに石灰化/骨化が進行し, 病変は軽度縮小している（→）.

診断　骨化性筋炎

骨化・石灰化病変の鑑別診断リスト

1. 骨化
- 骨化性筋炎
- 傍骨性骨肉腫
- 骨外骨肉腫
- 骨巨細胞腫の軟部組織再発
- 進行性骨化性線維異形成症
- メロレオストーシス

2. 石灰化

＜Ca／P値の異常（転移性石灰化）＞
- 副甲状腺機能亢進症
- 副甲状腺機能低下症
- ミルクアルカリ症候群
- ビタミンD過剰
- サルコイドーシス
- 広範な骨破壊（骨転移, 多発性骨髄腫など）

＜Ca／P値の異常なし＞
- 結晶沈着症（痛風, 偽痛風, 石灰沈着性腱炎）
- 膠原病（強皮症, 多発性筋炎, 皮膚筋炎など）
- その他（外傷・感染症・動脈硬化・腫瘍性など）

症例 2 50歳台，女性．左膝窩部腫瘤を自覚した．

A 単純X線写真　　B T2強調像　　C STIR像

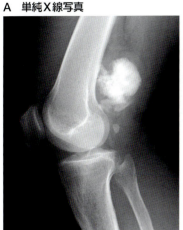 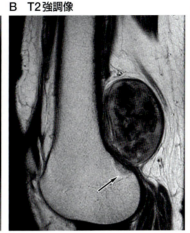 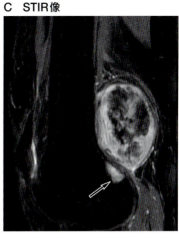

A：大腿骨遠位骨幹端背側に不整形の強い石灰化/骨化を有する腫瘤を認める．
B，C：大腿骨後面に広く接する腫瘤があり，一部は骨髄内にも進展している（→）．石灰化に相当する中心部は不均一な低信号を呈する．

診断　傍骨性骨肉腫

症例 3 30歳台，女性．骨巨細胞腫術後．

A 単純X線写真　　B 単純CT（骨条件）　　C T2強調像

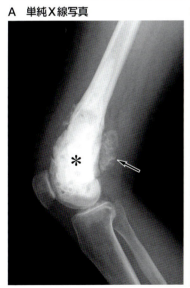 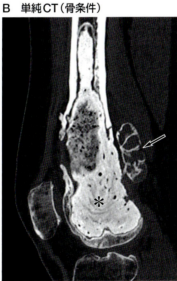 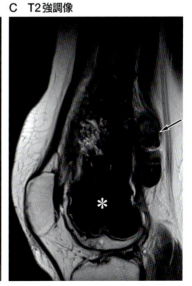

A～C：左大腿骨遠位の骨巨細胞腫術後で，骨セメントが充填されている（＊）．その背側に石灰化を伴う骨外腫瘤が認められる（→）．

診断　骨巨細胞腫の軟部組織再発

症例 30歳台，男性．右第5足趾の腫脹，疼痛．痛風加療中．

A 単純X線写真

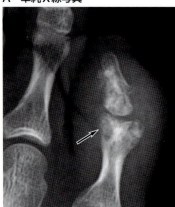

B 脂肪抑制T2強調像

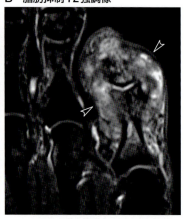

C 単純CT（骨条件）

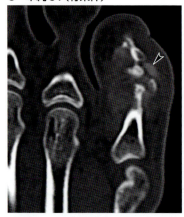

D dual energy CT

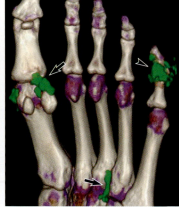

A：右第5基節骨・末節骨に境界明瞭な骨びらん（→），骨辺縁より突出する骨形成（overhanging edge）があり，その周囲の軟部組織腫脹が認められる．
B：不均一な低〜高信号の腫瘤と骨髄浮腫がみられる（▶）．
C：腫瘤に相当した軽度高吸収構造があり（▶），結晶沈着が示唆される．
D：第5足趾の軟部腫瘤は尿酸結晶の沈着を示す緑色を呈している（▶）．第5足趾以外にも尿酸沈着が認められる（→）．

診断 痛風結節

症例 60歳台，女性．右股関節痛．

A 単純X線写真

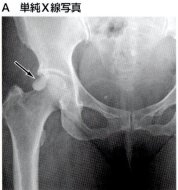

B T2強調像

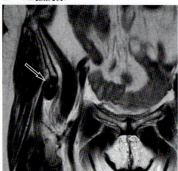

C STIR像

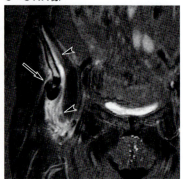

A：右下前腸骨棘近傍に結節状の石灰化がみられる（→）．
B，C：石灰化は，大腿直筋付着部の低信号腫瘤として認められる（→）．周囲軟部組織や腸骨に浮腫や炎症を示す異常信号域が広がっている（C；▶）．

診断 大腿直筋腱の石灰沈着性腱炎

症例 6　70歳台，女性．右臀部痛．

A　単純X線写真

B　単純CT（骨条件）

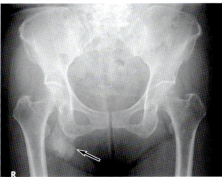
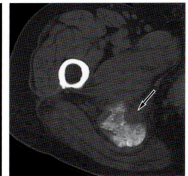

C　T2強調像

D　T2*強調像

E　脂肪抑制造影T1強調像

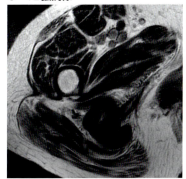
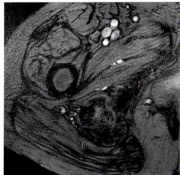
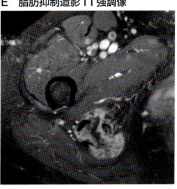

A，B：右坐骨結節近傍に無構造な石灰化を伴う腫瘤を認める（→）．
C〜E：石灰化に相当する部分がT2強調像（C），T2*強調像（D）で不均一な低信号域を示し，脂肪抑制造影T1強調像（E）で中心部以外は不均一な造影効果を示す．

診断　結節状偽痛風（CPPD沈着症，偽痛風）

所見ないし疾患（群）の概念

　　　骨化とは，膠原線維からなる基質にカルシウム塩類を主とする無機塩類の沈着した組織で，皮質骨と海綿骨で構成される．これに対して，石灰化は無構造のカルシウム塩の沈着である．両者の区別で最も重要となるのは皮質骨・海綿骨の有無であるが，初期の骨化ではこのような構造が明確でないことも多く，鑑別が困難なことも少なくない．

診断のポイント

1）骨化性筋炎　myositis ossificans　▶症例❶

　　原因不明または外傷後に起こる異所性骨化のひとつであり，時期によって次のような異なる画像所見を呈する．

a. 早期

　　単純X線写真は軟部組織腫脹が認められるが，正常のこともある．CTでは低吸収を示

し，淡い石灰化が認められることもある．MRIでは，非特異的な筋肉の異常信号（T1強調像で筋と同等の低信号，T2強調像で高信号）と造影効果を示し，炎症や外傷性変化，腫瘍との鑑別がしばしば難しい．T2強調像で内部に筋線維の残存を示す線状〜索状の低信号がみられる場合は，腫瘍の可能性は低い．

b. 中間期

単純X線写真およびCTで病変の石灰化が次第に明瞭となり，辺縁ほど明瞭な点が特徴である（ゾーン現象）．骨近傍に発生した病変では，しばしば骨膜反応を認める．また，石灰化と骨との間に薄い透亮像がみられることは，傍骨性骨肉腫との鑑別点とされる[1]．MRIでは，辺縁の石灰化・骨化がT1強調像・T2強調像ともに低信号を呈し，中心部はT1強調像で等〜低信号，T2強調像で様々な信号強度を示す[2]．

c. 後期

単純X線写真およびCTでは，辺縁の石灰化・骨化がより明瞭となる．中心部まで骨化し，隣接する骨と癒合することも少なくない．MRIでは，骨化した病変内に脂肪髄形成を示すT1強調像・T2強調像で高信号域を認める．

2）傍骨性骨肉腫 parosteal osteosarcoma ▶症例❷

骨表面に発生する線維成分主体の高分化型骨肉腫である．骨肉腫の約5％を占め，10〜30歳台の長幹骨の骨幹端に好発する[3]．骨皮質に広基性に付着し，外向性発育を示す分葉状腫瘤で，中心に濃厚な骨化を伴う点が特徴である．骨皮質の破壊を来し，骨髄に進展することも少なくない．予後は比較的良好で，5年生存率は90％を超える．

3）骨巨細胞腫の軟部組織再発 ▶症例❸

骨巨細胞腫の軟部組織再発は稀で，その頻度は約1.5〜3.1％との報告がある[4]．原発巣の近傍に発生することが多く，手術時や病的骨折による腫瘍播種と考えられている．再発の性状として，卵殻様の辺縁骨化・石灰化を呈するとの報告が多いが，中心に石灰化を伴うものや石灰化のないものもある．また近年，骨巨細胞腫の再発や手術非適応例の治療にデノスマブが用いられるようになり，その二次性変化（治療効果）を反映した石灰化を来す場合もある[5]．

4）結晶沈着症

a. 痛風 gout ▶症例❹

高尿酸血症による尿酸ナトリウム結晶が関節周囲に沈着する代謝性疾患である．単純X線写真では，関節周囲に生じた痛風結節の周囲に硬化縁を伴う骨侵食（erosion）が認められ，痛風結節を取り囲むような骨棘様の突出（overhanging margin）が特徴的である．痛風結節は高濃度を示し，石灰化を伴うこともそうでないこともある．近年，dual energy CTにより尿酸結晶の明瞭な分離が可能となり，症状のない部位や非典型的な部位における検出，治療効果判定などへの応用が期待されている[6,7]．

b. 石灰沈着性腱炎 calcific tendinitis ▶症例❺

腱またはその近傍の石灰化（結晶沈着；calcium hydroxyapatite）を特徴とする疾患である．あらゆる腱に発生しうるが，特に肩関節では棘上筋腱に好発する．股関節では，大腿直筋腱の起始部（下前腸骨棘近傍）や中臀筋腱の大転子付着部，大臀筋の大腿骨後面付着部などにみられる．石灰化は様々な形態と濃度を示し，特に急性期では辺縁不明瞭で，不均一な濃度を示すことが多い．

c. 偽痛風 pseudogout ▶症例❻

ピロリン酸カルシウム（calcium pyrophosphate dihydrate；CPPD）が関節軟骨や関節円板などの軟骨に沈着し，偽痛風と呼ばれる急性関節炎，変形性関節症に類似した慢

性関節炎を来す．関節近傍に腫瘤状に沈着し，線維性腫瘤を形成することがあり，結節状偽痛風（tophaceous pseoudogout）と呼ばれる．CTでは，境界不明瞭な微細顆粒状石灰化の集簇が特徴であるが，MRIでは石灰化の同定が難しく，腫瘍性病変と紛らわしい所見を示す．

鑑別診断のstrategy

骨化・石灰化は臨床的に遭遇する頻度が非常に高いが，局在や性状・形態の特徴により鑑別の重要なポイントとなる（表）．一方，MRIは骨化・石灰化周囲の腱や軟部組織に炎症を示す異常信号が目立つために，骨化・石灰化に気づきにくい場合がある．単純X線写真やCTと併せた注意深い読影が必要である．

表　関節近傍に石灰化を来す疾患の比較

	痛風	石灰沈着性腱炎	偽痛風
沈着物質	尿酸	Ca-HA	CPPD
好発年齢	40歳以上	中高齢者	中高齢者
性差	M＞F	M＝F	M＝F
臨床所見	・高尿酸血症 ・急性関節炎症状 ・四肢末梢の皮膚結節	急性期は疼痛・圧痛・浮腫，関節運動制限	無症状または急性・慢性疼痛，関節炎症状
好発部位	・足（特に母趾中足趾節間関節） ・膝	・肩周囲の腱・靱帯・滑液包（特に棘上筋腱） ・股関節周囲 ・頸長筋腱	・関節軟骨 ・線維軟骨（半月板，椎間板，三角線維軟骨，恥骨結合など） ・靱帯 ・滑膜
画像所見	・関節周囲の腫瘤 ・骨侵食像 ・overhanging margin ・dual energy CTによる尿酸結晶の分離同定	腱や滑液包の部位に一致した塊状の石灰化	関節軟骨，関節周囲の石灰化

Ca-HA：calcium hydroxyapatite，CPPD：calcium pyrophosphate dihydrate

文献

1) 小池玄文, 上谷雅孝：骨化性筋炎の画像診断．臨床画像 **33**: s600-s606, 2017.
2) Kransdorf MJ, Meis JM, Jelinek JS: Myositis ossificans: MR appearance with radiologic-pathologic correlation. AJR **157**: 1243-1248, 1991.
3) Yarmish G, Klein MJ, Landa J, et al: Imaging characteristics of primary osteosarcoma: nonconventional subtypes. RadioGraphics **30**: 1653-1672, 2010.
4) Xu L, Jin J, Hu A, et al: Soft tissue recurrence of giant cell tumor of the bone: Prevalence and radiographic features. J Bone Oncol **9**: 10-14, 2017.
5) Akaike K, Suehara Y, Takagi T, et al: An eggshell-like mineralized recurrent lesion in the popliteal region after treatment of giant cell tumor of the bone with denosumab. Skeletal Radiol **43**: 1767-1772, 2014.
6) Choi HK, Burns LC, Shojania K, et al: Dual energy CT in gout: a prospective validation study. Ann Rheum Dis **71**: 1466-1471, 2012.
7) Desai MA, Peterson JJ, Garner HW, et al: Clinical utility of dual-energy CT for evaluation of tophaceous gout. RadioGraphics **31**: 1365-1375, 2011.

11 軟部腫瘍の画像サインの鑑別

長田周治, 西村 浩

> 症例 1　20歳台, 女性. 左大腿部に痛みを伴う腫瘤を触知.

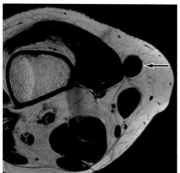
A　T1強調像

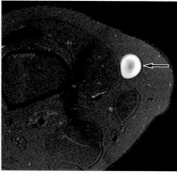
B　脂肪抑制T2強調像

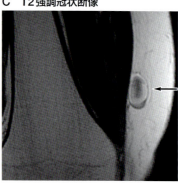
C　T2強調冠状断像

A：右大腿部内側皮下に境界明瞭な低信号を呈する腫瘤を認める（→）.
B，C：脂肪抑制T2強調横断像（B）やT2強調冠状断像（C）では中央部は低信号を呈し，その辺縁は高信号の"target sign"を呈している（→）.

診断 神経線維腫

> 症例 2　20歳台, 女性. 幼少時より右第1指の巨指症を認めていた.

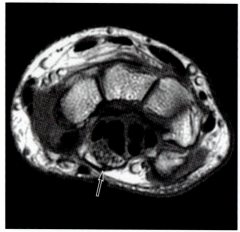
A　T1強調像

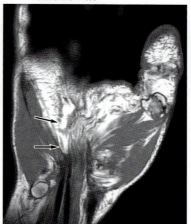
B　T1強調冠状断像

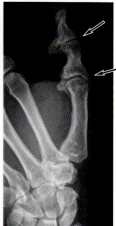
C　単純X線写真

A，B：正中神経は腫大し，神経束間に脂肪の増生を認める（→）. T1強調横断像（A）では"cable-like appearance"，T1強調冠状断像（B）では"spaghetti-like appearance"を呈しており，線維脂肪性過誤腫の所見である.
C：第1指の末節骨，基節骨，中手骨の肥大を認める（→）.

診断 脂肪腫性巨大症

症例 3

50歳台，女性．サルコイドーシスにて加療中．FDG-PETにて四肢に多数の集積を認めた．

A FDG-PET

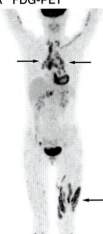

B T2強調像

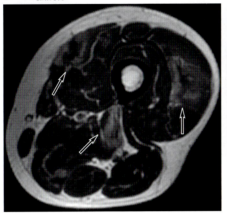

C 脂肪抑制T2強調冠状断像

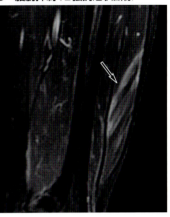

A：縦隔，肺門，心筋，両下肢などにFDGの集積を認める（→）．
B：左大腿四頭筋に，境界不明瞭な高信号を呈する腫瘤性病変を認める．線維成分を反映した中央部は低信号であり，"central dark star"を呈している（→）．
C：筋束に沿った縦長の腫瘤は3層の縞模様に認められ，"three stripes"を呈している（→）．

診断　筋サルコイドーシス

症例 4

60歳台，男性．1年前に右大腿部の皮下腫瘤に気づく．その後，増大．

A T1強調像

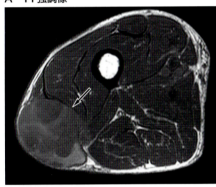

B T2強調像

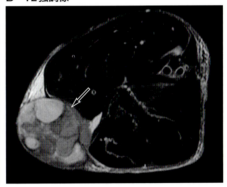

C 造影T1強調像

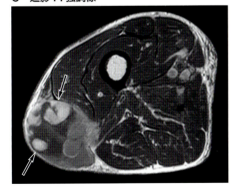

A：右大腿部皮下に内部不均一な腫瘤を認める（→）．
B：腫瘤は低信号，中間信号，高信号が存在する所見を呈している．出血，嚢胞変性，充実部分が混在する"bowl of fruits appearance"を呈している（→）．
C：T1強調像（A）で低信号，T2強調像（B）で高信号を呈する領域は，強く造影される充実部分である（→）．

診断　未分化多形肉腫

症例 **5**　90歳台，女性．3か月前に右大腿部腫瘤に気づく．抗血小板薬内服中．

A T1強調像　　**B** T2強調像　　**C** T2*強調像

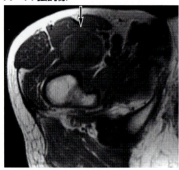
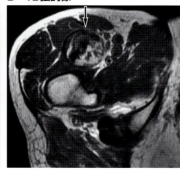
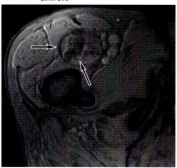

A：大腿直筋，外側広筋，腸骨筋の間に被膜を有し，筋肉より高信号を呈する境界明瞭な腫瘤を認める（→）．
B：腫瘤は，低信号と高信号が混在した"mosaic pattern"を呈している（→）．
C：腫瘤の内部や被膜に著しい低信号域を認め，ヘモジデリンの存在が示唆される（→）．

診断　慢性拡張性血腫

bowl of fruits appearanceの鑑別診断リスト

1. common
- 未分化多形肉腫
- 平滑筋肉腫
- 滑膜肉腫

2. rare
- 類上皮肉腫

所見ないし疾患（群）の概念

　悪性軟部腫瘍では，膠原線維，出血，ヘモジデリン，壊死，囊胞変性により，T2強調像で低信号，中間信号，高信号が混在した多彩な内部信号を呈することがある．この所見を"bowl of fruits appearance"という[1]．未分化多形肉腫，平滑筋肉腫，滑膜肉腫，類上皮肉腫などで認められる．

診断のポイント

1）神経線維腫　neurofibroma　症例❶

　Schwann細胞，神経周膜細胞，神経芽細胞の増殖からなり，緩徐に発育する被膜を有さない末梢神経鞘腫瘍である．散発性に発生する場合と，神経線維腫症1型（neurofibromatosis type 1；NF-1）に合併し全身に多発する場合がある．皮膚など表在性に好発する．T2強調像では大部が高信号で，中心部に低信号を呈する"target sign"を呈することがある．病理学的には，まばらに並んだ膠原線維と粘液腫状の基質の中央に密な膠原線維と腫瘍細胞が存在している．

2）神経鞘腫　schwannoma

　Schwann細胞へ分化を示す腫瘍細胞からなる良性末梢神経腫瘍である．神経鞘腫が全身に多発する場合は神経鞘腫症と呼ばれる．腫瘍は被膜を有し，T2強調像で低信号を呈する細胞成分に富むAntoni A領域と，高信号を呈する粘液成分が豊富なAntoni B領

域が様々な割合で混在する．そのためtarget signを呈することがある．嚢胞変性や出血など二次性変化を伴いやすい．

3）線維脂肪性過誤腫 fibrolipomatous hamartoma ▶症例❷

　lipomatosis of nerve, lipofibroma, fibrolipomatosis, perineural lipomaと同義である．神経束周囲に成熟脂肪と線維組織が増生し，神経外膜は腫脹する．正中神経や尺骨神経に好発し，生下時または小児期に気づかれることが多い．神経束を表す細い線状の低信号域の周りに増生した脂肪組織が取り囲むため，MRIの横断像では"cable-like appearance"，冠状断像では"spaghetti-like appearance"を呈する．支配神経に一致した領域の骨軟部組織は徐々に肥大し，巨指症を伴うと脂肪腫性巨大症と呼ばれる．

4）筋サルコイドーシス muscular sarcoidosis ▶症例❸

　筋サルコイドーシスは下肢に好発し，両側性のこともある．筋線維に沿った縦長の腫瘤を呈し，T1強調像やT2強調像で，辺縁は炎症性変化や肉芽腫を反映して高信号となる．線維成分を反映した中心部は低信号を呈し，MRIの横断像では"central dark star sign"，冠状断像や矢状断像では3層の縞模様を呈し"three stripes sign"と称される．

5）未分化多形肉腫 undifferentiated pleomorphic sarcoma ▶症例❹

　線維芽細胞様細胞と組織球様細胞により構成される未分化軟部肉腫である．軟部肉腫の約5％を占める．60〜70歳台の四肢，特に下肢の深部に好発し，分葉形ないし多結節状腫瘤である．急速に増大し，周囲組織へ浸潤傾向が強い．分葉形ないし多結節状の腫瘤で，T2強調像で膠原線維，出血，ヘモジデリン，壊死，嚢胞変性により低〜高信号が混在する不均一な信号を呈する（"bowl of fruits appearance"）．

6）平滑筋肉腫 leiomyosarcoma

　平滑筋へ分化を示す悪性軟部腫瘍である．軟部肉腫の約5〜10％を占める．発生頻度に明らかな性差はない．中高年の四肢，特に大腿や後腹膜に好発する．T1強調像で筋肉と等信号，T2強調像で低〜高信号が混在する不均一な信号を呈する．T2強調像で高信号域は嚢胞や出血壊死などを表し，低信号域は膠原線維やヘモジデリンによる所見である．

7）滑膜肉腫 synovial sarcoma

　分化不明腫瘍群に属する悪性軟部腫瘍である．軟部肉腫の約5〜10％を占める．滑膜起源説や滑膜への分化は完全に否定されているが，一般には滑膜肉腫の名称が用いられている．臨床経過が比較的長く，良性腫瘍に似た緩徐な発育を呈することもある．男女比は1.2：1と，やや男性に多い．若年成人の下肢や上肢の関節近傍に好発する．腫瘍内に出血，壊死，嚢胞変性などにより多彩な画像所見を呈する．単純X線写真では30％の割合で点状や斑状の石灰化を認める．

8）類上皮肉腫 epithelioid sarcoma

　分化不明腫瘍群に属する悪性軟部腫瘍である．小児や若年成人に好発し，男女比は2：1

 知識

mosaic pattern

　脱分化型脂肪肉腫では，異型脂肪腫様腫瘍部分と未分化多形肉腫などへ脱分化した部分が隣接して存在する，特徴的な画像所見を呈する．しかし，病理学的には両者を明確に区別することが困難な"mosaic pattern"を示す領域があることは，以前より知られていた．近年，MRIにおいても両者を明確に区別できない"mosaic pattern"を呈する症例が知られるようになってきた[2]．

脂肪抑制造影T1強調像

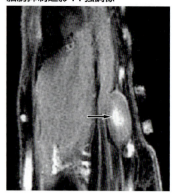

参考症例
図1 30歳台，女性　神経線維腫
細胞成分に富む，中心部のみ造影される central enhancement signを認める（→）.

T2強調像

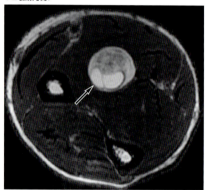

参考症例
図3 30歳台，男性　神経鞘腫
囊胞変性を伴う腫瘤を認める（→）.

T1強調矢状断像

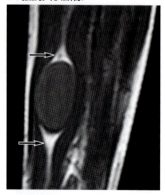

参考症例
図5 50歳台，男性　神経鞘腫
神経および腫瘤を取り囲む筋間の正常脂肪の層を認め，split-fat signまたはfar-rim signを呈している（→）.

脂肪抑制T2強調像

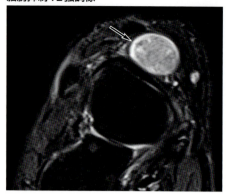

参考症例
図2 30歳台，男性　神経鞘腫
辺縁に薄い高信号を呈するthin hyperintense rim signを認める（→）.

T2強調矢状断像

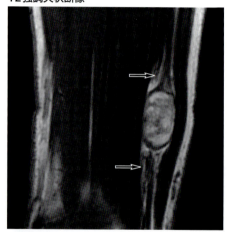

参考症例
図4 30歳台，男性　神経鞘腫
腫瘤と神経が連続して描出されており，entering/exiting nerve signを呈している（→）.

表1 神経線維腫と神経鞘腫のMRI所見と頻度

MRI所見	頻度
target sign	神経線維腫＞神経鞘腫
central enhancement sign	
fascicular sign	神経線維腫＜神経鞘腫
thin hyperintense rim sign	
diffuse-enhancement sign	
囊胞変性，出血などの二次性変化	神経線維腫＝神経鞘腫
split-fat signまたはfat-rim sign	
entering/exiting nerve sign	

である．遠位型では手，前腕などの四肢末梢，近位型では骨盤，会陰，外陰部に好発する．表在性の腫瘍では皮膚潰瘍を伴うことがある．腫瘍は出血を来すことが多く，T1強調像で不均一な高信号を呈する．リンパ節転移を高頻度に認める．

9）慢性拡張性血腫 chronic expanding hematoma ▶症例❺

外傷や手術を契機に発生し，1か月以上の経過で増大する血腫の総称である．腫瘍内には，出血や新旧の血腫が混在するため，T2強調像で低信号と高信号が混在した"mosaic pattern"を特徴とする（豆知識参照）．ヘモジデリンの沈着部は，T2*強調像で著明な低信号域を呈する．辺縁の線維性偽被膜には毛細血管が存在し，造影効果を呈する．

鑑別診断のstrategy

target signは，T2強調像で辺縁部が高信号，中心部が低信号の同心円状パターンを呈する所見であり，神経鞘腫よりも神経線維腫で認められる頻度が高い．造影MRIでは，細胞成分に富む中心部のみ造影されるcentral enhancement signを呈する（図1）．T2強調像で神経線維束が小輪状の低信号の集族として認めるfascicular sign，辺縁に薄い高信号を呈するthin hyperintense rim sign（図2），びまん性に造影されるdiffuse enhancement，嚢胞変性（図3）や出血変性などの二次性変化は神経鞘腫に認めることが多い．神経が腫瘍と連続して描出されるentering/exiting nerve sign（図4）や，神経および腫瘍を取り囲む正常脂肪の層を描出するsplit-fat signまたはfar-rim sign（図5）は，いずれの腫瘍でも比較的よく認められる[3]（表1）．

"bowl of fruits appearance"を呈する疾患の鑑別については，表2に示す．

表2 "bowl of fruits appearance"を呈する悪性軟部腫瘍の比較

	未分化多形肉腫	平滑筋肉腫	滑膜肉腫	類上皮肉腫
臨床像	● 急速に増大 ● 浸潤性発育	急速に増大	緩徐な発育	● 急速に増大 ● 皮膚潰瘍
年齢	中年以降	中年以降	若年成人	小児や若年成人
性差	男性に多い	性差なし	男性に多い	男性に多い
好発部位	四肢，特に下肢の深部	四肢，後腹膜	下肢や上肢の関節近傍	● 遠位型は四肢末梢 ● 近位型は骨盤部，会陰，外陰部
石灰化	稀	しばしば	高頻度	しばしば
MRI所見	分葉形ないし多結節状腫瘤，内部信号は不均一	T2強調像で膠原線維による低信号域	出血，壊死，嚢胞変性などにより多彩な信号パターン	T1強調像で出血による高信号域，リンパ節転移

文献

1) Nishimura H, Zhang Y, Ohkuma K, et al: MR imaging of soft-tissue masses of the extraperitoneal spaces. RadioGraphics 21: 1141-1154, 2001.
2) Taylor K, Kransdorf MJ, Schwartz AJ, et al: Mosaic-pattern dedifferentiation in liposarcoma and chondrosarcoma: imaging features of an uncommon form of dedifferentiation. Skeletal Radiol 47: 877-882, 2018.
3) Jee WH, Oh SN, McCauley T, et al: Extraaxial neurofibromas versus neurilemmomas: discrimination with MRI. AJR 183: 629-633, 2004.

12 筋間腫瘍の鑑別

常陸 真

 症例 1　40歳台，女性．時々手のしびれを自覚し，同時期より前腕掌側に腫瘤を自覚した．超音波検査で正中神経に連続する腫瘤が疑われた．

A　T2強調像

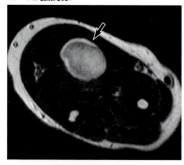

B　T1強調像

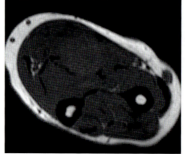

C　脂肪抑制造影T1強調像

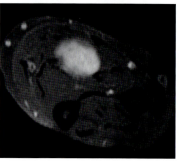

D　T2強調冠状断像

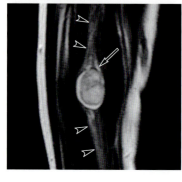

A：腫瘤内部は軽度低信号を呈し，辺縁に高信号域のtarget signを呈している（→）．
B：腫瘤は筋肉と等信号を呈する．
C：腫瘤内部に造影効果を伴う．
D：腫瘤に正中神経が連続している（▶）．辺縁にsplit-fat signを認める（→）．

診断　神経鞘腫

所見ないし疾患（群）の概念

　筋間腫瘍は，筋肉の固有筋膜と固有筋膜の間に位置する病変で，良性病変では筋膜に接しているが，筋膜を超えることはなく，境界明瞭である．腫瘤の頭尾方向には脂肪組織を伴うことがしばしばみられるが，これは"split-fat sign"と呼ばれ，筋間腫瘍でしばしば認められる．筋肉内発生の腫瘍でも，腫瘤の頭尾方向に脂肪の信号を認めることがあるが，これは筋肉内腫瘍の周囲に生じる筋萎縮による筋線維の脂肪変性を反映しており，"peritumoral fat rind"と呼ばれる（図1）．

　悪性腫瘍では筋膜を超えた浸潤を示すことがあり，周囲に反応層と呼ばれる信号変化，造影効果を伴うことがある．筋膜は，腫瘍の進展にバリアの役割を果たすので，病変と筋膜の位置関係は非常に重要である．水平方向への進展は筋膜がバリアの役割を果たすため，容易には筋膜を超えた浸潤を起こさないが，頭尾方向ではこの筋膜のバリアがないため，腫瘍の進展が広範囲に及ぶことがある．造影MRIでは，腫瘤よりも広い範囲で筋膜に沿った造影効果を認めることがあり，これを反応層と呼んでいる（図2-B）．この造影される範囲に腫瘍浸潤の可能性があることを考慮して，手術計画を立てる必要がある．

症例 2 60歳台，女性．右下腿中央から遠位に腫瘤を自覚．

A　T2強調像

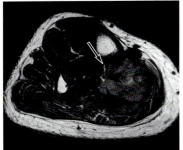

B　T1強調像

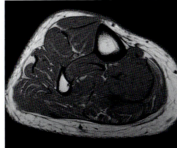

C　脂肪抑制造影T1強調像

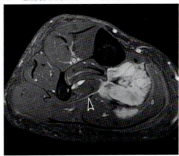

D　脂肪抑制造影T1強調冠状断像

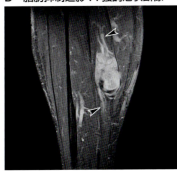

A：腓腹筋内側頭，ヒラメ筋の間に，筋肉より軽度高信号の境界がやや不整な腫瘤を認める（→）．
B：腫瘤は筋肉と等信号で，境界不明瞭である．
C，D：腫瘤は，やや強い造影効果を認め，筋間，筋膜に沿った造影効果を認める（▶）．

診断 デスモイド

筋間腫瘍の鑑別診断リスト

- 神経鞘腫
- 神経線維腫
- デスモイド
- ガングリオン
- 平滑筋肉腫
- 骨外（性）粘液型軟骨肉腫

T2強調冠状断像

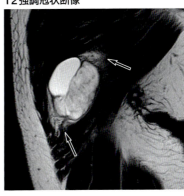

参考症例
図1 60歳台，女性　筋肉内粘液腫
大臀筋内の腫瘤の頭尾側に高信号域を認め（→），筋線維の脂肪変性（peritumoral fat rind）を反映している．

診断のポイント

1）神経鞘腫／神経線維腫 schwannoma / neurofibroma ▶症例❶

神経鞘腫，神経線維腫はSchwann細胞への分化を示す良性腫瘍で，それぞれ良性軟部腫瘍の5%を占める．

被膜を有し，細胞成分の豊富なAntoni A領域（T2強調像で低信号）とAntoni B領域（T2強調像で高信号）が様々な割合で混在する．そのため，信号パターンは様々で，内部に変性や出血を伴うこともしばしば認められる．target signと呼ばれる，中心が低信号，辺縁が高信号を呈する同心円状の信号パターンは，神経線維腫で特徴的とされていたが，神経鞘腫でも認められることがある．神経と腫瘍の位置関係では，神経鞘腫では神経線維が表面に接し辺縁を走行し，神経線維腫では内部を走行することが多く，辺縁に神経線維束を同定できれば神経鞘腫と診断することができる．腫瘍の頭尾方向にはしばしばsplit-fat signを伴う．

2）デスモイド desmoid ▶症例❷

線維性腫瘍の一種で，筋膜や結合組織，腱膜などから発生する．

CTでは，筋肉と同程度の吸収値の境界不明瞭な腫瘤として認められ，造影CTでは軽度の造影効果を示す．MRIでは，T2強調像で細胞成分の豊富な領域は高信号，線維成分の豊富な領域は低信号を呈し，造影すると，細胞成分の豊富な領域は造影効果を示し[1]，病変の活動性を反映する．筋膜に沿って進展する傾向があり，局所浸潤性が強く，複数のコンパートメントにまたがって存在することもある．

3）ガングリオン ganglion

軟部組織に発生する単房性または多房性の囊胞性病変で，薄く均一な被膜や隔壁を有する．T1強調像で低信号，T2強調像で高信号を呈し，壁には造影効果を伴うことがある．関節周囲や腱鞘に近接して認められることが多いが，関節周囲から筋間や筋内を通り，関節から離れた部位に囊胞を形成することもある．内部にゼリー状の内容液を含んでいる．

4）平滑筋肉腫 leiomyosarcoma

平滑筋への分化を示す悪性腫瘍である．軟部肉腫の5〜10%を占め，大部分が成人に発生するが，稀に小児にもみられる．多くは後腹膜や骨盤腔内に発生し，次いで，下大静脈などの血管壁との関係を有するもの，四肢などの軟部組織に発生するもの，皮膚に発生するものなどがある[2]．

MRIでは，T1強調像では筋肉と等信号であるが，T2強調像では多結節状の低信号を呈し，壊死を伴うものは内部に淡い高信号域を伴い，造影効果は様々である（図2）．画像所見は非特異的であり，未分化多形肉腫や滑膜肉腫，MPNST（malignant peripheral nerve sheath tumor）などの軟部肉腫が鑑別となる．

5）骨外（性）粘液型軟骨肉腫 extraskeletal myxoid chondrosarcoma

豊富な粘液状基質を伴う分葉状腫瘤を呈する悪性軟部肉腫である．以前は軟骨肉腫のひとつに分類されていたが，明らかな軟骨組織はみられず，遺伝学的に軟骨肉腫とは区別され，現在は分化の不明な軟部肉腫とされている．軟部肉腫の2〜3%以下と稀である[3]．中年以降の成人，特に40〜50歳台に好発し，男性にやや多い．大腿などの四肢近位部や躯幹深部に発生することが多い．稀に四肢末端部や縦隔，後腹膜にも生じる．

MRIでは分葉状腫瘤として認められ，粘液状基質を反映しT2強調像で高信号を呈する．腫瘍内出血を伴う場合は，T1強調像で高信号域を伴う．圧排性発育を示し，時に隣接する腱や骨への浸潤を伴うことがある．様々な造影効果を呈するが（図3），辺縁部に造影効果を伴うことが多い．

参考症例
図2 50歳台，男性 平滑筋肉腫

A，B：大腿直筋，外側広筋，中間広筋の筋間を主座にT2強調像で低信号腫瘤を認め（A；→），筋膜に沿った造影効果（反応層）を認める（B；▷）．

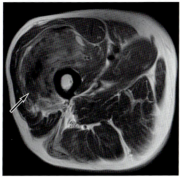
A T2強調像

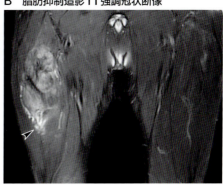
B 脂肪抑制造影T1強調冠状断像

参考症例
図3 40歳台，男性 骨外（性）粘液型軟骨肉腫

A，B：T2強調像（A）で高信号を呈し，脂肪抑制造影T1強調像（B）で不均一な増強効果を認める（→）．

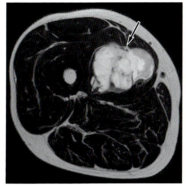
A T2強調像

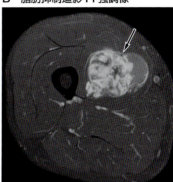
B 脂肪抑制造影T1強調像

鑑別診断のstrategy

筋間の腫瘍性病変では，どの筋肉の間に存在し，重要な血管，神経との位置関係で，治療方針が変わってくる．良性腫瘍の場合はsplit-fat signを認めるが，悪性腫瘍では反応層が出現することがある．また，筋内腫瘍のperitumoral fat rindをsplit-fat signと混同して，局在診断を誤らないように気をつける必要がある（表）．

表 筋間腫瘍の比較

	神経鞘腫／神経線維腫	デスモイド	ガングリオン	平滑筋肉腫	骨外（性）粘液型軟骨肉腫
CT所見	非特異的で筋肉よりも低吸収	筋肉と等～軽度高吸収	筋肉よりも低吸収	筋肉と等～低吸収	石灰化はない
MRI所見	target sign	●T1強調像で低信号 ●T2強調像で低～高信号	●T1強調像で低信号 ●T2強調像で高信号	●分葉状 ●T2強調像で低信号	●T2強調像で高信号 ●辺縁主体の造影効果
臨床的特徴	神経鞘腫ではtinel sign（＋）	広範切除後でも50％で局所再発	ゼリー状の液体貯留	非特異的	軟骨への分化はない

文献

1) Murphey MD, Ruble CM, Tyszko SM, et al: From the archives of the AFIP: musculoskeletal fibromatoses: radiologic-pathologic correlation. RadioGraphics 29: 2143-2173, 2009.
2) Hashimoto H, Tsuneyoshi M, Enjoji M: Malignant smooth muscle tumors of the retroperitoneum and mesentery: a clinicopathologic analysis of 44 cases. J Surg Oncol 28: 177-186, 1985.
3) Enzinger FM, Shiraki M: Extraskeletal myxoid chondrosarcoma. An analysis of 34 cases. Hum Pathol 3: 421-435, 1972.

第2章 軟部腫瘍

13 筋膜病変の鑑別 －fascial tail signをもつもの－

常陸 真

症例 1 40歳台，女性．特に誘因なく，前腕近位前外側に米粒大の腫瘤が出現し，徐々に拡大．圧痛あり，熱感なし．

A　T2強調像
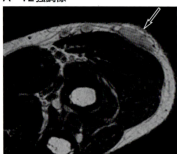

B　T1強調像
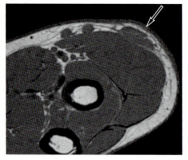

C　脂肪抑制造影T1強調像
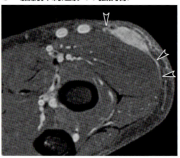

A：腕橈骨筋表面に接し，軽度高信号の扁平な腫瘤を認める（→）．
B：腫瘤は筋肉と同等度の低信号を呈する（→）．
C：腫瘤全体に造影効果を認め，筋膜に沿った造影効果を伴う（fascial tail sign；▶）．

診断　結節性筋膜炎

症例 2 60歳台，男性．左足の腫脹，疼痛あり．次第に疼痛は減弱したが，腫脹が改善せず，MRIで足底に腫瘤を指摘．

A　T2強調冠状断像
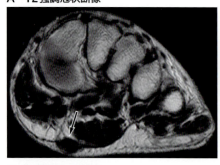

B　T1強調冠状断像
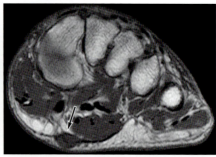

C　T2強調矢状断像
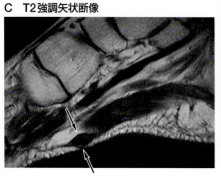

D　脂肪抑制造影T1強調冠状断像
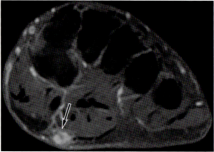

A：足底腱膜内側に低信号の腫瘤を認める（→）．
B：腫瘤は足底腱膜よりも高信号，筋肉と同程度の信号を呈する（→）．
C：腫瘤は筋膜に沿って紡錘状を呈する（→）．
D：腫瘤全体に造影効果を伴う（→）．

診断　足底線維腫症

筋膜病変の鑑別診断リスト

- 結節性筋膜炎
- 骨化性筋炎
- 筋損傷
- 足底線維腫症
- 増殖性筋膜炎

所見ないし疾患(群)の概念

　欧米の解剖学では，皮下の疎性結合組織をsuperficial fascia（浅筋膜）と呼び，日本でいう筋膜はdeep fascia（深筋膜）と呼んでいる．これらは，いずれも皮膚や骨・筋肉との中間に存在し，筋の筋膜は，筋やその構造物を包む丈夫な被膜となっている．

　筋膜由来の疾患は，筋膜に沿った進展を示すことがあり，これをfascial tail signと呼んでいるが，筋内や筋膜外の病変でも筋膜に沿った浸潤を伴うと，fascial tail signを呈することがある．

診断のポイント

1) 結節性筋膜炎 nodular fasciitis ▶症例❶

　筋膜から皮下脂肪織の深部に生じ急速に発育する．結節性の線維芽細胞性もしくは筋線維芽細胞性の非腫瘍性増殖性病変である．通常は皮下に位置するが，筋内にも発生する．上肢，躯幹，頭頸部に多く，下肢には少ない．

　CTでは，筋肉と等吸収を呈する腫瘤として認められる．MRIでは，筋膜に広く接する腫瘤として認められ，T2強調像で細胞成分の多いものは信号が高く，線維成分に富むものは低信号を呈する．腫瘤全体に造影効果を認めるが，辺縁のみに造影効果を伴うこともある．筋膜に沿って広がるような形態を呈し，fascial tail signと呼ばれる像を呈する．デスモイドや種々の軟部肉腫が鑑別となる[1]．

2) 足底線維腫症 plantar fibromatosis ▶症例❷

　足底の負荷荷重部外に生じる，線維芽細胞の浸潤性増殖を特徴とする病変であり，WHO分類では，手掌線維腫症（Dupuytren拘縮）とともに表在性線維腫症の範疇に分類される．手掌線維腫症と異なり，若年者に多く発生する．30％程度が両側性とされ，男性にやや多い．

　CTでは，筋肉と等～やや高吸収の腫瘤として描出される．MRIでは，内側遠位寄りの足底腱膜に好発し，紡錘状の腫瘤として描出される．T1強調像では，足底腱膜よりもやや高信号を呈し，T2強調像では，線維芽細胞の量により低～高信号まで様々な信号パターンを呈する．造影MRIでは，細胞成分が多い場合には強く造影される[2]．

3) 骨化性筋炎 myositis ossificans

　筋肉内に異所性骨化を伴う良性の炎症性病変であるが，筋肉外に発生することもある．外傷を契機に発症することが多いが，明らかな外傷の既往がないものもある．

　CTでは，受傷後2～3週から淡い骨化巣が出現する．骨化は辺縁が主体であり，リング状の骨化（zoning phenomenon）と呼ばれる．MRIでは，急性期は腫瘤の周囲に強い浮腫性変化を伴い，強い造影効果を伴うことが多い（図1）．FDE-PETでも高集積を呈し，悪性の軟部肉腫に酷似する．滑膜肉腫や骨外性骨肉腫などが鑑別に挙がる．

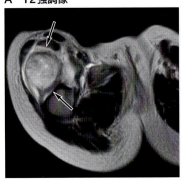
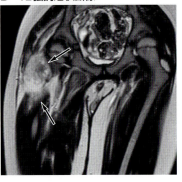

A　T2強調像　　　B　T2強調冠状断像

参考症例
図1　8か月，男児　骨化性筋炎

A，B：中間広筋表面に高信号の腫瘤を認め，周囲に強い浮腫を伴う（→）．

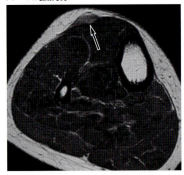
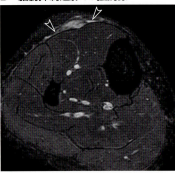

A　T2強調像　　　B　脂肪抑制造影T1強調像

参考症例
図2　30歳台，女性　増殖性筋膜炎

A，B：前脛骨筋表面に接し，T2強調像で軽度高信号の扁平な腫瘤を認め（A；→），強い造影効果とfascial tail sign（B；▶）を認める．

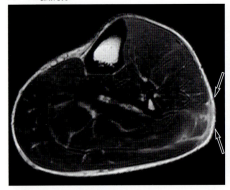
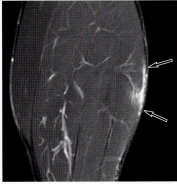

A　T2強調像　　　B　脂肪抑制T2強調冠状断像

参考症例
図3　30歳台，男性　筋損傷

A，B：ヒラメ筋外側表面に筋線維の断裂を認め，筋膜に沿った高信号域（→）を認める．

脂肪抑制造影T1強調像

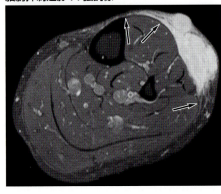

参考症例
図4　50歳台，男性　粘液線維肉腫

筋膜に沿った反応層を認める（fascial tail sign；→）．

4）増殖性筋膜炎　proliferative fasciitis

結節性筋膜炎とは異なり，神経節細胞類似の巨細胞（ganglion-like cell）を有し，組織学的には増殖性筋炎と同様の像を呈し，両者は発生部位で分類されている．中高年に多く，四肢に好発する．通常1〜3週間で急速な増大を示し，軽度の圧痛を伴う皮下結節として認められ，1/3程度で外傷の既往があるとされる．

MRIではT1強調像で低信号，T2強調像で高信号を呈し，強い造影効果とfascial tail signを認める（図2）．切除されることもあるが，自然消退することもある[3]．結節性筋膜炎，デスモイド，炎症性粘液線維芽細胞腫瘍などが画像，病理学的に鑑別となるが，結節性筋膜炎との鑑別は困難である．

5）筋損傷　muscle injury

サッカーやテニス，短距離走をはじめとしたスポーツなどで，筋肉が強く収縮している時に急激な伸展ストレスが加わり，その外力に耐えられずに筋線維の損傷が起こる．

MRIでは筋線維の剥離や不連続を認め，T2強調像で筋膜に沿った浮腫や出血を反映した高信号域を認める（図3）．筋断裂部を腫瘤状に触れることがあり，腫瘍性病変との鑑別を要する．

鑑別診断のstrategy

筋膜由来の病変には，fascial tail signと呼ばれる筋膜に沿った進展を示すことが多いが，粘液線維肉腫などの悪性腫瘍が筋膜に沿って進展する際にも反応層として認められる（図4）．

腫瘍が皮下，筋膜，筋間，筋内のどの区画に局在するかの評価は，診断や治療方針の決定に重要である．筋膜をまたいで病変が存在する場合には，筋膜の深層，浅層の病変の割合や，病変の中心の位置，筋膜の変位や形状により，発生部位の判断を行う（表）．

表 fascial tail signを呈する筋膜病変の比較

	結節性筋膜炎	足底線維腫症	骨化性筋炎	増殖性筋膜炎	筋損傷
CT所見	筋肉と等吸収	筋肉よりもやや高吸収	リング状の骨化（zoning phenomenon）	筋肉と等吸収	断裂部は低吸収，血腫があると高吸収
MRI所見	・T1強調像で低信号 ・T2強調像で様々な信号	・T1強調像で足底腱膜よりも軽度高信号 ・T2強調像で低〜高信号の様々な信号	・T2強調像で高信号，周囲の浮腫，強い造影効果 ・FDG-PETで高集積	・T1強調像で低信号 ・T2強調像で様々な信号	・T2強調像で断裂部は高信号を呈し，筋線維の剥離，不連続 ・T1強調像で低〜高信号
臨床的特徴	・外傷が先行することがある ・自然消退がある	両側性が約30%	・多くは外傷が先行する ・自然消退がある	画像的，臨床的に結節性筋膜炎との鑑別が困難	スポーツなどによる外傷が多い

文献

1) Hara H, Fujita I, Fujimoto T, et al: Nodular fasciitis of the hand in a young athlete. A case report. Ups J Med Sci **115**: 291-296, 2010.
2) Murphey MD, Ruble CM, Tyszko SM, et al: From the archives of the AFIP: musculoskeletal fibromatoses: radiologic-pathologic correlation. RadioGraphics **29**: 2143-2173, 2009.
3) Kato K, Ehara S, Nishida J, et al: Rapid involution of proliferative fasciitis. Skeletal Radiol **33**: 300-302, 2004.

第2章 軟部腫瘍

14 間葉系腫瘍のリンパ節転移の鑑別

松木 充

症例 1 60歳台，男性．最近，左鼠径部が腫れてきたのを自覚し受診．問診すると，約20年前から左小趾に腫瘤を触知していた．

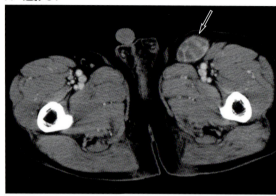

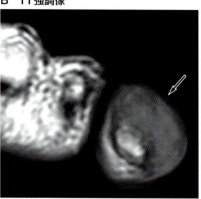

A：左鼠径部に内部壊死を伴ったリンパ節腫大（→）を認める．
B：左小趾背側に筋肉より軽度高信号の腫瘤（→）を認める．
腫瘤摘出，左鼠径リンパ節切除が施行され，病理診断は明細胞肉腫（clear cell sarcoma）であった．
（大阪国際がんセンター放射線診断科・IVR科 塚部明大先生，中西克之先生のご厚意による）

診断 明細胞肉腫のリンパ節転移

症例 2 50歳台，男性．右大腿内側に腫瘤を触知し受診．全身検索にて右鼠径リンパ節腫大を認めた．

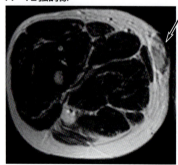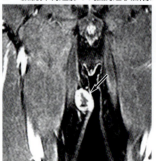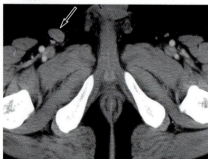

A：右大腿内側皮下に筋肉より高信号の腫瘤（→）を認める．
B：腫瘤（→）は強く濃染し，内部壊死を伴う．
C：右鼠径リンパ節腫大（→）を認める．
腫瘤摘出，右鼠径リンパ節切除が施行され，病理診断は類上皮肉腫（epithelioid sarcoma）であった．
（大阪国際がんセンター放射線診断科・IVR科 塚部明大先生，中西克之先生のご厚意による）

診断 類上皮肉腫のリンパ節転移

症例 3 30歳台，男性．左頸部リンパ節腫大を認め，受診．

A　T2強調像　　B　T2強調像

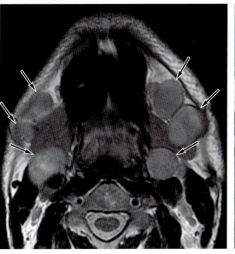
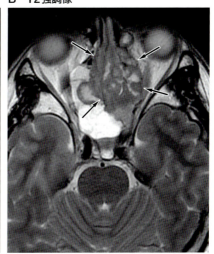

A：両側顎下部，上内深頸リンパ節腫大（→）を認める．それ以外に両側Rouvière，両側副神経，左下内深頸リンパ節腫大を認めた（非提示）．
B：鼻腔から篩骨洞に及ぶ腫瘍性病変（→）を認める．
鼻腔の腫瘍を生検し，病理診断は胞巣型横紋筋肉腫（alveolar rhabdomyosarcoma）であった．

診断　胞巣型横紋筋肉腫のリンパ節転移

症例 4 80歳台，女性．3か月ほど前に右鼻翼に紫斑と血疱が出現し，徐々に増大し，受診．

A　造影CT　　B　造影CT（術後1年3か月後）　　C　¹⁸F-FDG PET（Bの約1か月後）

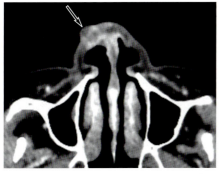
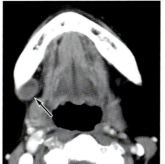
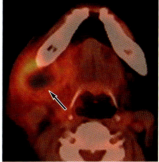

A：右鼻翼の皮膚から皮下にかけて，辺縁優位に不均一に濃染する腫瘤（→）を認める．腫瘤切除，鼻部再建術が施行され，病理診断は血管肉腫（angiosarcoma）であった．術後放射線照射が施行された．術後1年3か月後に右下顎部にしこりを触知し，急速増大と痛みを伴ってきた．
B：右顎下部に嚢胞性のリンパ節腫大（→）を認める．
C：嚢胞性リンパ節腫大（→）は増大し，辺縁にFDGの異常集積を認める．

診断　血管肉腫のリンパ節転移

症例 5 60歳台，男性．左大腿部の小さいしこりを10年ほど前から自覚．6か月ほど前から急速に増大し，受診．

A 単純CT　B 単純CT　C  ¹⁸F-FDG PET

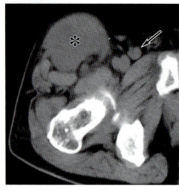
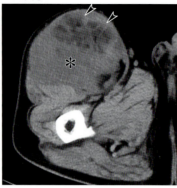
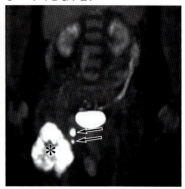

A，B：右大腿皮下に巨大な軟部腫瘤（＊）を認め，一部に脂肪成分（B；▶）を含み，縫工筋，大腿直筋，外側広筋への浸潤が疑われる．また，右鼠径リンパ節腫大（A；→）を認める．
C：大腿部の軟部腫瘤（＊）と右鼠径リンパ節腫大（→）にFDGの異常集積を認める．
腫瘍と右鼠径リンパ節腫大を一塊に摘出し，大腿直筋・縫工筋全切除，外側広筋前方1/3，腸脛靱帯前1/3の切除を行った．病理診断にて，脱分化型脂肪肉腫（dedifferentiated liposarcoma）のリンパ節転移と診断された．

診断 脱分化型脂肪肉腫のリンパ節転移

 症例 6 20歳台，女性．左下顎部の腫脹を主訴に受診．

A 造影CT　B 造影CT冠状断像

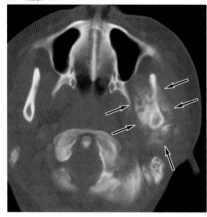
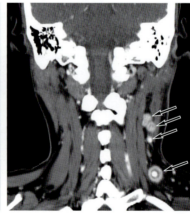

A：左下顎枝から膨張性に発育する腫瘤性病変（→）を認め，sunburst状の骨膜反応や骨化を伴う．
B：左頸部に濃染するリンパ節腫大（→）を多数認め，内部に石灰化を伴う．
腫瘍全摘術が施行され，病理診断は骨肉腫（osteosarcoma）であった．また，画像にて乳房，肺転移も認めた（非提示）．

診断 骨肉腫のリンパ節転移

リンパ節に転移しやすい間葉系腫瘍の鑑別診断リスト

- 明細胞肉腫
- 横紋筋肉腫
- 類上皮肉腫
- 血管肉腫

診断のポイント

1）明細胞肉腫　clear cell sarcoma　症例❶

明細胞肉腫は間葉系組織から発生する肉腫で，軟部組織悪性腫瘍の1%以下と非常に稀である．病理学的に悪性黒色腫（メラノーマ）に類似し，メラニンを産生するため，malignant melanoma of soft partとして知られている．20〜40歳の若年成人に好発し，好発部位は下肢遠位部，特に足部，足関節周囲の腱，腱膜である．発育は緩徐で数か月〜数年かけて増大するが，局所再発，リンパ節転移，肺，骨などへの遠隔転移を来しやすく，リンパ節転移の頻度は約16%である[1]．5年生存率は約50%である．

病理組織は，大型の明るい核と明瞭な核小体を有した卵円形の腫瘍細胞が，線維性隔壁に分割されて胞巣状，索状に増殖する．半数以上の症例でメラニン顆粒がみられ，免疫染色ではS-100陽性，HMB-45陽性で，90%以上で染色体転座による融合遺伝子 EWSR1-ATF1 や EWSR1-CREB1 の形成がみられる．治療法は原発巣の完全切除で，遠隔転移を認めた場合は，一般的な軟部肉腫に準じて薬物療法が検討される．

MRI所見の検討[2]では，サイズは1.7〜10cm大で，形状は主に円形〜楕円形あるいは分葉状で，境界明瞭である．MRIでは腫瘍内部の信号は均一で，T1強調像は等〜高信号，T2強調像で中間〜高信号を呈し，造影にて中等〜高度に濃染し，良性の軟部腫瘍に類似した所見を呈する．その中で，約半数では，メラニン形成によりT1強調像で筋肉より軽度高信号を呈し，特徴的とされる．

2）類上皮肉腫　epithelioid sarcoma　症例❷

類上皮肉腫は間葉系組織から発生する肉腫で，軟部組織悪性腫瘍の0.9%と非常に稀である．20〜40歳の若年成人に好発し，好発部位は手，前腕，下肢，足である．小さい硬い皮下腫瘤として触知され，深部軟部組織あるいは真皮に存在し，緩徐な増大を示す．通常は無痛性で，約20%に疼痛や圧痛がみられる．増大が緩徐であること，症状が乏しいこと，また画像上も良性腫瘍類似で，しばしば良性腫瘍と診断される．リンパ節転移，肺，頭皮などへの遠隔転移を来しやすく，リンパ節転移の頻度は約13%である[1]．5年および10年生存率は，それぞれ約50〜70%と約42〜55%である．

類上皮肉腫のMRI所見の検討[3]では，サイズは2.5〜19cm大で，境界不明瞭で浸潤様所見を呈し，主に深部で筋肉内を占拠するが，皮下など表層に発生することもある．T1強調像にて筋肉と等信号，T2強調像にて低〜高信号で，造影では比較的均一に濃染する．腫瘍内に出血，壊死，石灰化を伴うことがある．また，腫瘍周囲に浮腫を認める．

3）横紋筋肉腫　rhabdomyosarcoma；RMS　症例❸

横紋筋肉腫は未分化な間葉系細胞から発生する軟部腫瘍で，軟部悪性腫瘍の約5%を占め，小児や若年者に好発する．病理組織学的に，胎児型RMS（embryonal RMS；胎児型，ぶどう状型，紡錘形細胞型，退形成型），胞巣型RMS（alveolar RMS；症例3），多形型RMS（pleomorphic RMS），未分化肉腫（undifferentiated sarcoma）に分けられ，それぞれの型によって発生部位，生物学的特性，予後が異なる．

国際分類（International Classification of Rhabdomyosarcoma；ICR）では，①予後良好群：ぶどう状RMS，②紡錘形細胞RMS，③中間群：胎児型RMS，④予後不良群：胞巣型RMS，未分化肉腫，⑤その他：横紋筋肉腫にラブドイド形態を伴うもの（RMS with rhabdoid feature），硬化型横紋筋肉腫（sclerosing RMS）に分けられる．

胎児型RMSは，小児期のRMSで最多で，眼窩や眼瞼，咽頭，鼻腔，副鼻腔，耳周辺などの頭頸部に多く，次いで膀胱，前立腺などの泌尿生殖器系に発生する．予後は胞巣型に比

べて良好である．胞巣型RMSは10〜20歳に多く発症する．四肢に多く，次いで傍脊椎，会陰部，頭頸部領域に発生する．90%以上の症例で，相互転座による転写調節因子のPAX遺伝子異常（PAX3-FKHR, PAX7-FKHR）が認められる．約38%で遠隔転移を認め，約28%が初診時に遠隔転移を認める．遠隔転移は骨が最多で，肺，リンパ節転移が続く．リンパ節転移は約13%にみられ[1]，胞巣型RMSは胎児型RMSより遠隔転移，リンパ節転移の頻度が高い[4]．

治療法は手術が基本で，切除可能例であれば切除に続いて術後補助化学療法を行い，切除困難例では，術前化学療法の後に手術，放射線などの局所療法を行い，その後に術後補助化学療法を追加する．

画像所見は，CTでは骨格筋とほぼ等吸収を呈し，多くで骨破壊を伴う．内部は比較的均一であるが，しばしば不均一性を示す．MRIでは，骨格筋と比較してT1強調像でほぼ同等か，わずかに高信号，T2強調像で高信号を呈する．

4）血管肉腫 angiosarcoma　症例❹

血管肉腫は血管内皮細胞由来の肉腫で，軟部悪性腫瘍の2%と稀である．高齢者に好発し，部位は頭部，顔面に好発する．頭頸部領域の発生が皮膚原発血管肉腫の80%を占める．その他，リンパ浮腫に続発するStewart-Treves症候群，放射線照射続発性血管肉腫がある．

リンパ節転移の頻度は約6%で[1]，頭頸部に生じる血管肉腫は他の肉腫に比べて悪性度が高く，肺への遠隔転移，リンパ節転移や再発を起こしやすい．血管肉腫は一般に予後不良で，5年生存率が12〜41%といわれている．治療は，外科療法，化学療法，放射線療法および免疫療法といった様々な治療が行われる．

MRI所見[5]は，T1強調像にて中間信号，T2強調像にて高信号で，出血を伴うことがある．flow voidを認めれば特徴的とされる．造影にて濃染し，壊死部は濃染不良である．

5）脂肪肉腫 liposarcoma　症例❺

脂肪肉腫は脂肪芽細胞由来の肉腫で，40〜60歳に好発するが，小児に発生することもある．後腹膜腔，四肢，頭頸部に好発する．その他に，精索，腹腔内，腋窩，外陰部，乳房などから発生することがある．組織亜型として，高分化型脂肪肉腫（atypical lipomatous tumorと同義），粘液型脂肪肉腫，多形型脂肪肉腫，脱分化型脂肪肉腫（症例5）に分けられ，それぞれの型によって発生部位，生物学的特性，予後などが異なる（表）[6]．

脂肪肉腫の遺伝子異常について，高分化型脂肪肉腫，脱分化型脂肪肉腫では12番染色体の長腕13-15領域の異常がみられ，粘液型脂肪肉腫では12番染色体と16番染色体の間で相互転座がみられる．その結果，TLS-CHOPと呼ばれる（FUS-CHOP, FUS-DDIT3とも呼ばれる）融合遺伝子を生じ，それが腫瘍形成に働くとされる．

脱分化型脂肪肉腫（dedifferentiated liposarcoma）は，異型/分化型脂肪肉腫から発生した脂肪を形成しない高悪性度肉腫で，その脱分化領域は高悪性度未分化多形肉腫が多い．5%程度に異所性分化がみられ，骨・軟骨への分化が多く，筋肉や血管内皮への分化もある．50〜60歳台に好発し，無痛性腫瘤として偶然発見されることが多い．後腹膜，四肢深部に好発する．肺などの遠隔転移が20〜30%にみられ，リンパ節転移は0.7〜1.6%である[1][6]．5年生存率は約70%である．

画像所見[7]は，CT, MRIにて脂肪成分が混在した軟部腫瘤を示す．分化型脂肪肉腫を疑う腫瘤内に径1cmより大きな非脂肪性結節を認めた場合，脱分化型を疑う．非脂肪成分が主体で，脂肪成分が認められない場合もある．非脂肪成分は，粘液や線維成分を反映して，T2強調像で著明な高信号や低信号を呈する．

表 脂肪肉腫の各組織亜型の特徴

	高分化型	脱分化型	粘液型	多形型
頻度（％）	40～50％	15～20％	20～30％	5～10％
年齢（歳）	50～60歳	50～60歳	・30～50歳 ・小児，若年にも発生しうる	＞50歳
発生部位	四肢，後腹膜など	後腹膜，四肢，精巣周囲，縦隔，頭頸部	大腿（四肢近位側）	四肢
再発パターン	・局所再発稀 ・遠隔転移ほとんどなし	・局所再発約40％ ・遠隔転移（肺）20～30％	局所再発 or/and 遠隔転移（骨，軟部組織）40％	・局所再発30～50％ ・遠隔転移（肺）30～50％
リンパ節転移の頻度（％）		0.722％	0.608％	
治療反応	低	低	良好	様々
遺伝子	12q13-15領域の異常	12q13-15領域の異常など	t(12;16)（q13;p11)の相互転座	複雑

（文献6）より転載）

6）骨肉腫　osteosarcoma　症例❻

　通常型骨肉腫は10～25歳に好発し，小児，若年成人の悪性骨腫瘍のうちで最も多く，長管骨の骨幹端に好発する．痛みや腫脹で発症することが多い．頭頸部領域に発生する骨肉腫は比較的稀で，骨肉腫全体の6～10％を占め，好発年齢は通常型骨肉腫より高く，30～40歳台である．頭頸部原発の多くは下顎骨および上顎骨に発生するが，顎骨以外に頭蓋骨や軟部組織にも発生することもある．

　下顎骨および上顎骨原発の骨肉腫は，その他の部位の骨肉腫に比べて予後良好である．上顎骨原発では歯槽堤，下顎骨では下顎枝，下顎頭に好発する．遠隔転移として肺，他の骨への転移がある．また，骨肉腫のリンパ節転移の頻度は2.7％で，頭頸部では1.4％であった．サイズが大きい（径10cm以上）方がリンパ節転移をしやすく，リンパ節転移の症例の半数に肺，骨などの遠隔転移もみられる．5年生存率は，リンパ節転移のある症例では10.9％で，転移のない症例では54.3％であった．

　単純X線写真，CT[8]では，骨形成性の骨破壊あるいは溶骨性変化で骨外に進展する軟部影を形成し，通常はCodman三角，sunburst状，hair on end様の骨反応を伴う．リンパ節転移は，石灰化を伴うことがあり，骨シンチグラフィで異常集積を示す．

文献

1) Keung EZ, Chiang YJ, Voss RK, et al: Defining the incidence and clinical significance of lymph node metastasis in soft tissue sarcoma. Eur J Surg Oncol **44**: 170-177, 2018.
2) De Beuckeleer LH, De Schepper AM, Vandevenne JE, et al: MR imaging of clear cell sarcoma (malignant melanoma of the soft parts): a multicenter correlative MRI-pathology study of 21 cases and literature review. Skeletal Radiol **29**: 187-195, 2000.
3) Hanna SL, Kaste S, Jenkins JJ, et al: Epithelioid sarcoma: clinical, MR imaging and pathologic findings. Skeletal Radiol **31**: 400-412, 2002.
4) Nishida Y, Tsukushi S, Urakawa H, et al: High incidence of regional and in-transit lymph node metastasis in patients with alveolar rhabdomyosarcoma. Int J Clin Oncol **19**: 536-543, 2014.
5) Gaballah AH, Jensen CT, Palmquist S, et al: Angiosarcoma: clinical and imaging features from head to toe. Br J Radiol **90**: 20170039, 2017.
6) Lee ATJ, Thway K, Huang PH, et al: Clinical and molecular spectrum of liposarcoma. J Clin Oncol **36**: 151-159, 2018.
7) Murphey MD, Arcara LK, Fanburg-Smith J, et al: From the archives of the AFIP: imaging of musculoskeletal liposarcoma with radiologic-pathologic correlation. RadioGraphics **25**: 1371-1395, 2005.
8) Zwaga T, Bovée JV, Kroon HM: Osteosarcoma of the femur with skip, lymph node, and lung metastases. RadioGraphics **28**: 277-283, 2008.

第2章 軟部腫瘍

15 皮膚・皮下病変の間葉系腫瘍と皮膚腫瘍の鑑別

田村明生

症例 1 70歳台，男性．眼瞼の小腫瘤を認め，精査．

A　T1強調像
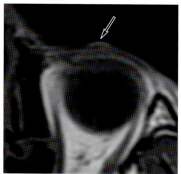

B　T2強調像
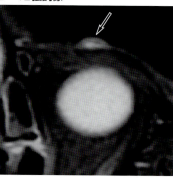

C　プロトン密度強調像
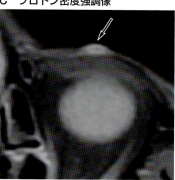

A〜C：左眼瞼に隆起する小病変を認める（→）．病変の背側に真皮を示すT2強調像（B），プロトン密度強調像（C）で低信号がみられ，真皮への浸潤がない表皮病変と判断できる．

診断 基底細胞癌

症例 2 40歳台，男性．示指背部の皮膚腫瘤を認め，精査．

A　T1強調像
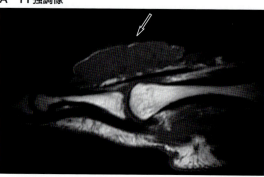

B　T1強調像
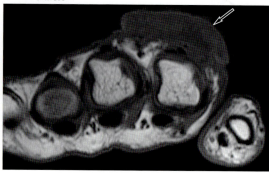

C　STIR像
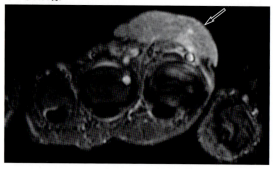

A〜C：右手背部に隆起性病変を認める（→）．T1強調像（A，B）では不均一な低信号を示し，STIR像（C）で高信号を示す．病変の深部では皮下脂肪織の信号が不明瞭で，深部への浸潤が示唆される．

診断 有棘細胞癌

症例 3 50歳台，女性．膝の皮下腫瘤を認め，精査．

A　T1強調像
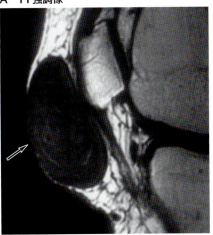

B　T2強調像
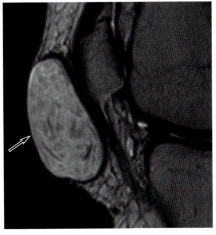

A，B：右膝の皮下に壁の厚い境界明瞭な腫瘤が形成されている（→）．T1強調像（A）で不均一な低信号，T2強調像（B）では不均一な高信号を呈する内部所見を示す．これらは角化成分を反映した所見と考えられる．

診断　表皮嚢腫

症例 4 30歳台，女性．腹部皮下腫瘤を認め，精査．

A　T2強調像
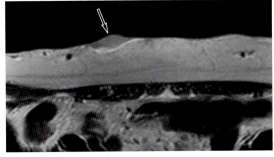

B　T1強調像
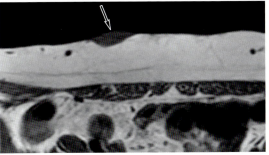

C　脂肪抑制造影T1強調像
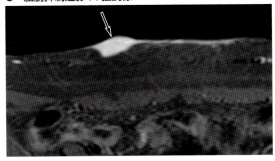

A〜C：腹部に皮膚に沿って進展するT2強調像（A）で中等度信号，T1強調像（B）で低信号を呈する腫瘤がみられる（A，B；→）．腫瘤は比較的均一で強く造影されている（C；→）．皮膚に沿った増強効果が目立ち，腫瘍の進展をみていると考えられる．

診断　隆起性皮膚線維肉腫

皮膚・皮下病変の間葉系腫瘍と皮膚腫瘍の鑑別診断リスト

- 基底細胞癌
- 有棘細胞癌
- 表皮嚢腫（粉瘤）
- 隆起性皮膚線維肉腫

所見ないし疾患(群)の概念

皮膚は人体最大の臓器であり，表皮，真皮，皮下組織の3層からなる．皮膚病変はコンピュータ断層画像でしばしばとらえられているが，見逃されがちで，かつ画像診断の役割も普通限定的である．皮膚腫瘍は主に表皮由来の腫瘍，皮膚付属器由来の腫瘍，真皮間葉系細胞に由来する腫瘍に大別することができる．

本項では，頻度の高い腫瘍についてそれぞれ診断のポイントを解説し，その他の疾患との鑑別について大まかな解説を加える[1]~[4]．

診断のポイント

1) 基底細胞癌　basal cell cancer　▶症例❶

皮膚腫瘍の中で最も頻度が高く，高齢者の日光曝露部位，特に頭頸部に好発する．局所に浸潤することはあっても転移は稀である．基本的に良性と考えられている．多くは小円形の孤立性結節の形態を呈し，潰瘍を形成することもある．

MRIのT1強調像において真皮と同程度の信号を呈するが，造影剤によって様々な増強効果を得る．T2強調像では真皮と比較すると高信号を呈する．

2) 有棘細胞癌　squamous cell carcinoma ; SCC　▶症例❷

基底細胞癌に次いで頻度の高い皮膚腫瘍である．扁平上皮癌であるが，わが国では有棘細胞癌の名称で呼ばれる．高齢者に多く，熱傷瘢痕などを発生母地とし，前腕や手に好発する．境界不明瞭な病変で，潰瘍形成，浸潤傾向が知られている．基底細胞癌と比較して悪性度は高く，局所再発率や遠隔転移も高いが，総じて予後は良好である．

3) 表皮囊腫(粉瘤)　superficial cyst(atheroma)　▶症例❸

表皮ないし毛包漏斗部由来の上皮成分が真皮内に陥入，増殖してできた囊腫である．表皮との連続性があり，視診にて黒点状の開口部を認める．

MRIでは境界明瞭，やや壁の厚い囊胞性病変で，T2強調像で著明~不均一な高信号を呈する．造影剤によって増強効果を示さないことがポイントだが，小病変の場合は超音波検査での性状確認，血流確認が望ましい．壁の破裂や二次感染により炎症を伴う場合，周囲軟部組織にも修飾所見が生じることがある．

4) 隆起性皮膚線維肉腫　dermatofibrosarcoma protuberans　▶症例❹

若年あるいは中年男性の体幹(50~60%)や四肢(20~30%)，頭頸部(10~15%)に好発する中間悪性腫瘍で，肉眼的には硬結局面としてみられる．組織学的には浸潤性病変で，皮膚に沿って進展し，しばしば皮下や筋膜，筋肉に浸潤するため，局所再発の頻度は高いが転移は稀である．

画像所見は非特異的な所見ではあるが，MRIのT1強調像で低信号，T2強調像で高信号を示し，造影剤によって均一な増強効果を示す．

鑑別診断のstrategy

皮膚腫瘍は，概して皮膚と幅広く接していることが特徴ではあるが，鑑別のポイントは画像所見よりも，むしろ年齢，発生部位などになる．診断のポイントでは主要な皮膚腫瘍について取り上げたが，それらに加え，表にその他の間葉系腫瘍，上皮性腫瘍の診断のポイントを示す[4]．

表 その他の皮膚悪性腫瘍の比較

	平滑筋肉腫	血管肉腫	脂肪肉腫	悪性黒色腫	Merkel細胞癌
好発年齢	高齢男性	高齢男性	中高年成人	中高年成人	高齢男性
好発部位	外傷後あるいは日光曝露部位	頭頸部，特に頭頂部	四肢軟部組織：下肢＞体幹部，後腹膜	体幹部，四肢，顔面	頭頸部，四肢，体幹部
再発頻度	・真皮に限局する皮膚平滑筋肉腫と，皮下組織から骨格筋内に生じる軟部平滑筋肉腫とに分けられる ・皮膚平滑筋肉腫は境界悪性に分類され，局所浸潤は来すが転移を起こすことは稀で，予後良好 ・軟部平滑筋肉腫は転移や再発を来し，予後が悪い	悪性度が高く，遠隔転移を来す	・高分化型脂肪肉腫は遠隔転移もない ・その他の病型は，しばしば遠隔転移を来し，予後も不良	リンパ節転移や遠隔転移があった場合の予後は不良	局所再発，遠隔転移を高率に生じ，予後不良
その他	皮下組織を巻き込む境界明瞭結節を認め，増大に伴って中心壊死を生じることがある	慢性のリンパ浮腫を発生母地とした脈管肉腫を主体とした症候群（Stewart-Treves syndrome）が知られている		メラニンを反映してT1強調像で高信号を示す	

（文献4）を元に作成）

文献

1) Budak MJ, Weir-McCall JR, Yeap PM, et al: High-resolution microscopy-coil MR imaging of skin tumors: techniques and novel clinical applications. RadioGraphics **35**: 1077-1090, 2015.
2) Baheti AD, Tirumani SH, Giardino A, et al: Basal cell carcinoma: a comprehensive review for the radiologist. Basal cell carcinoma: a comprehensive review for the radiologist. AJR **204**: W132-W140, 2015.
3) Lee SJ, Mahoney MC, Shaughnessy E: Dermatofibrosarcoma protuberans of the breast: imaging features and review of the literature. AJR **193**: W64-W69, 2009.
4) Juan YH, Saboo SS, Tirumani SH, et al: Malignant skin and subcutaneous neoplasms in adults: multimodality imaging with CT, MRI, and ^{18}F-FDG PET/CT. AJR **202**: W422-W438, 2014.

第2章 軟部腫瘍

16 関節内・関節周囲病変の鑑別

荒井 学, 野崎太希

> **症例 1** 60歳台, 男性. 2か月ほど続く右股関節痛に対し精査となった.

A T1強調像　　B T2強調像　　C 単純CT

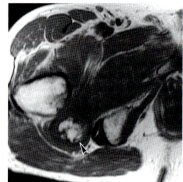
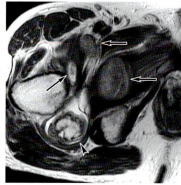
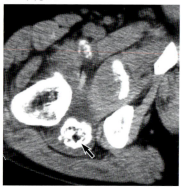

A, B：右股関節周囲に, T2強調像で筋肉と比べて低〜高信号を示す結節が散見される (B；→). 一部はT1強調像・T2強調像で高信号を示し, 脂肪の存在が示唆される (▶).
C：右股関節周囲に石灰化結節が散見される. 背側の結節内には脂肪濃度がみられ, 骨化結節の骨髄形成と考えられる (➡).

診断 滑膜性骨軟骨腫症

> **症例 2** 70歳台, 女性. 以前より認めていた右膝の腫脹に対して精査となった.

A T1強調像　　B T2強調像　　C 脂肪抑制T2強調冠状断像

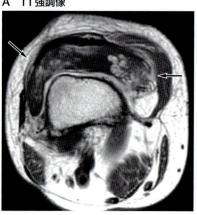
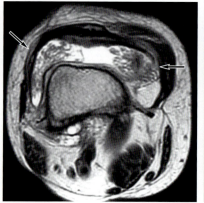
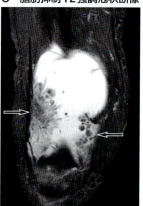

A〜C：背景に変形性膝関節症があり (非提示), 関節液貯留を認める. 膝窩上嚢に脂肪信号を示す絨毛状の軟部組織増生を認める (→).

診断 樹枝状脂肪腫

関節内・関節周囲病変の鑑別診断リスト

	1. 滑膜増殖性疾患	2. 沈着性病変	3. その他
関節内	● 滑膜性骨軟骨腫症 ● 樹枝状脂肪腫		● cyclops lesion ● ARMD
関節周囲			● 滑膜嚢腫・ガングリオン
関節内および 関節周囲	● 腱鞘巨細胞腫 ● 関節リウマチ	● アミロイド関節症 ● 痛風 ● 偽痛風	● 腫瘤性病変 ● 血管奇形

ARMD : adverse reaction to metal debris

疾患の概念と診断のポイント

1）滑膜増殖性疾患

a. 滑膜性骨軟骨腫症　synovial osteochondromatosis　▶症例❶

関節内の滑膜の結節状軟骨化生，ないし滑膜由来の良性軟骨性腫瘍と考えられている．しばしば滑膜から遊離して関節内遊離体として認められ，骨化を伴うこともある．単純X線写真・CTでは，関節内に石灰化・骨化を伴う多発結節が認められる．増大した軟骨結節によって骨侵食像を認めることもある．MRIでは，結節の石灰化に応じてT1強調像で低信号，T2強調像で低〜高信号を示し，骨化結節になると，中心部に脂肪信号を認める．

b. 樹枝状脂肪腫　lipoma arborescens　▶症例❷

滑膜下に成熟脂肪組織が増生する疾患である．原発性よりも変形性関節症や外傷，慢性滑膜炎に伴う二次性の方が多い．高齢男性の膝関節の膝窩上嚢に好発する．MRIでは，関節内にT1強調像・T2強調像ともに高信号を示す樹枝状の軟部組織増生がみられる．通常，ヘモジデリン沈着は認めない．

c. 腱鞘巨細胞腫　tenosynovial giant cell tumor

腱鞘巨細胞腫は滑膜や滑液包，腱鞘から発生する良性腫瘍である（詳細はp.S190参照）．
MRIでは関節内外にT1強調像，T2強調像でともに低信号を示す腫瘤として認められる．ヘモジデリン沈着を反映して，T2*強調像で強い低信号を示す（blooming effect）のが特徴である．骨に陥凹（scalloping）やびらんを来すことがある．通常，石灰化は伴わない．

d. 関節リウマチ　rheumatoid arthritis

滑膜炎・滑膜増生（パンヌス）を主体とする多発性対称性関節炎である．MRIでは肥厚した滑膜がT1強調像で低信号，T2強調像で低〜高信号の軟部組織として認められ，造影効果を有するのが特徴とされる．骨髄浮腫や骨びらんを伴う．

時に関節外の軟部に結節を形成することがあり，リウマチ結節（rheumatoid nodule）と呼ばれる．充実性腫瘤，もしくは内部に嚢胞を含む腫瘤として認められ，肘や足底など機械的刺激が加わる皮下に好発する．

2）沈着性病変
a. アミロイド関節症　amyloid arthropathy
　長期透析などによってアミロイドが滑膜や関節包，関節周囲軟部組織に沈着する疾患である．好発部位は肩・股・膝・手関節で，左右対称性に侵される．アミロイドは，MRIの各撮像法で筋肉と比べて低〜等信号を示す軟部組織として認められる．関節包への沈着に伴い，骨の侵食像や軟骨下骨嚢胞を形成する．関節裂隙の狭小化は伴わないことが多い．

b. 痛風　gout
　尿酸ナトリウム（monosodium urate；MSU）結晶の沈着によって，急性関節炎と腎障害を生じる疾患である．いわゆる痛風発作と呼ばれる急性痛風性関節炎は母趾MP（metacarpophalangeal）関節に好発し，画像上は非特異的な関節炎の所見を呈する．慢性経過では，痛風結節と呼ばれる腫瘤性病変を関節周囲に生じる．骨侵食を来し，結節を取り囲むような骨棘様突出（overhanging edge）が特徴とされる．ただし，overhanging edgeは発病からの経過によってはみられないこともあるので，注意が必要である．単純X線写真やCTでは偏在性の比較的高吸収の軟部腫瘤として認められ，石灰化がみられることもある．MRIではT1強調像で中間信号，T2強調像で低信号を主体とする結節として認められる（図1）．

3）その他
a. cyclops lesion
　膝前十字靱帯再建術後に，脛骨骨孔前方にT2強調像で中間信号を示す線維性肥厚が稀に発生し，膝伸展制限を来すことがある．これをcyclops lesion（localized anterior fibrosis）と呼ぶ[1]．

b. ARMD（adverse reaction to metal debris）
　ARMDは，metal-on-metal人工股関節置換術後に，インプラント周囲に発生する合併症の総称として用いられる．金属摩耗粉による組織毒性や金属アレルギーから生じる反応性病変と考えられている．MRIでは，人工関節周囲の液貯留および腫瘤形成として認められる．液貯留には，厚く不整なT2強調像で低信号のrimがみられるのが典型的で，液面形成を伴うことがある（図2）[2]．

c. 滑膜嚢腫・ガングリオン　synovial cyst / ganglion
　滑膜嚢腫，ガングリオン，関節唇嚢胞，半月板嚢胞，滑液包炎，膿瘍など，種々の液体貯留・嚢胞性病変が関節周囲に生じうる．特徴的な部位や由来となる構造，臨床情報から鑑別可能である．

d. 腫瘍性病変　neoplastic lesions
　関節内・関節周囲には様々な腫瘍性病変が発生しうる．関節内の悪性腫瘍としては滑膜性軟骨肉腫，滑膜肉腫，滑膜転移などがあるが，いずれも非常に稀である[3]．

e. 血管奇形　vascular malformations
　種々の血管奇形が関節内・関節周囲に生じうる．関節内出血を生じるとヘモジデリン沈着を来し，腱鞘巨細胞腫や血友病性関節症に伴う陳旧性出血との鑑別が問題になることがある．

鑑別診断のstrategy

　変形性関節症や外傷などの既往のある高齢者で，関節内に特徴的な樹枝状構造を認めた場合は，樹枝状脂肪腫を疑う．関節MRIのルーチン検査で偶発的にみつかることが多

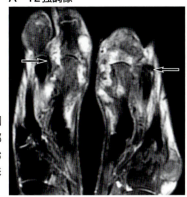
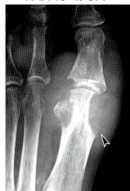

A　T2強調像　　B　右足単純X線写真

参考症例
図1 40歳台，男性　痛風結節

A, B：両側母趾MP関節周囲を主体に，T2強調像で筋肉と比べて低信号と高信号が混在する軟部腫瘤が多発している（A；→）．骨侵食を生じており，単純X線写真では中足骨の骨棘様の変形（overhanging edge, B；▶）がみられる．

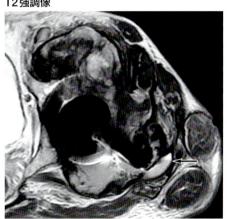

T2強調像

参考症例
図2 80歳台，女性　左人工股関節（metal on metal）置換術後のARMDおよび血腫

左股関節周囲に不均一な低信号を示す軟部腫瘤を認める．背側では液面形成がみられる（→）．生検を行い，ARMD（adverse reaction to metal debris）および血腫と診断された．

いので，脂肪抑制像を撮像して脂肪成分を証明したい．

　関節内外に，T2強調像で低信号を示す軟部組織増生がみられた場合，滑膜増殖性疾患や結晶/蛋白沈着性病変，術後変化などが考えられる．鑑別のkeyとなるのはT2*強調像で，ヘモジデリン沈着を示すblooming effectがみられれば，まず腱鞘巨細胞腫を疑う．関節内血管奇形/血管腫や血友病性関節症に伴う陳旧性出血が鑑別に挙がる．

　ヘモジデリン沈着がなく，境界明瞭なT2強調像で低信号結節が関節内に多発していれば，滑膜性骨軟骨腫症を第一に考える．単純X線写真やCTで結節の石灰化を確認したい．炎症性滑膜増生/滑膜炎や骨びらんが目立つ場合は，関節リウマチをはじめとする関節炎を考えるが，多関節病変であれば関節リウマチの可能性が上がるといえる．両側対称性で透析の既往があれば，アミロイド関節症が疑われる．痛風は臨床的に診断がついていることも多いが，好発部位（母趾MP関節周囲）に軟部腫瘤がみられれば鑑別に挙げる．手術の既往が確認できれば，cyclops lesionやARMDを疑うことは比較的容易である．

　滑膜嚢腫・ガングリオンなどの囊胞性病変は，由来となる構造を丹念に確認することで診断可能である．血管奇形や腫瘍性病変は，その病変固有の画像所見に準ずる．肘関節や膝関節など運動負荷が多い部位では，腫瘤内に変性が強く出る傾向があるので，脂肪腫などの良性疾患を悪性疾患として評価しないよう注意したい．

文献
1) 新津　守（著）：第3章 3-14 再建靱帯の再断裂と合併症．膝MRI, 第3版．医学書院, p.71-76, 2018.
2) 寺村易予, 曽我茂義, 新本　弘：Metal-on-metal人工股関節置換術後に生じるARMDの画像所見．臨床放射線 **60**: 771-776, 2015.
3) Sheldon PJ, Forrester DM, Learch TJ: Imaging of intraarticular masses. RadioGraphics **25**: 105-119, 2005.

第2章 軟部腫瘍

17 腫瘍性骨軟化症とその他の傍腫瘍症候群の鑑別

鈴木智大

 30歳台，女性．約8年前からの膝関節痛．低リン血症を認め薬物治療を行っていたが，改善がみられない．検査所見は，血清リン2.2mg/d*l*，Ca 8.9mg/d*l*，ALP 1284U/*l*．

A 腹部単純X線写真（骨盤部拡大）

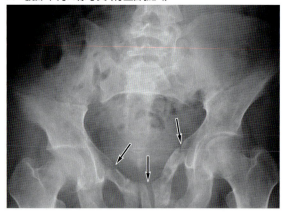

B MIBIシンチグラフィ

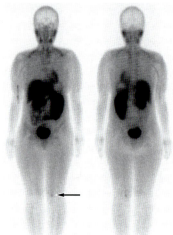

C Bの拡大像

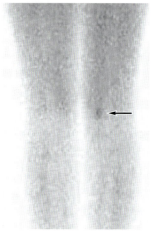

D 脂肪抑制造影T1強調像

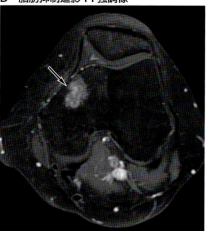

A：両側腸骨に骨折を認める．両側恥骨上枝にも骨折を認め（→），不整な硬化性変化を認めた．
B，C：左膝部に集積亢進部位を認める（→）．
D：指摘された集積異常部位に一致して，造影される骨腫瘍を認めた（→）．

診断 腫瘍性低リン血症性骨軟化症

症例 **2** 70歳台, 女性. T細胞悪性リンパ腫急性型.

左手単純X線写真

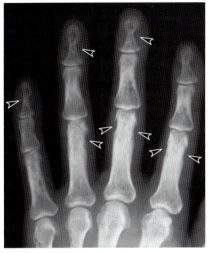

示指・中指・環指の基節骨に, わずかな偏心性骨吸収を認める（►）.

診断 成人T細胞白血病/リンパ腫（PTHrP産生腫瘍）による手指の骨吸収

腫瘍性骨軟化症とその他の傍腫瘍症候群の鑑別診断リスト

1. 骨軟化症の原因
- ビタミンD欠乏症
- 慢性腎不全
- 抗痙攣薬
- 尿細管性アシドーシス, Fanconi症候群
- ビタミンD依存症
- 低リン血症性くる病/骨軟化症（X染色体優性, 常染色体優性, 常染色体劣性, 高Ca血症を伴う遺伝性）
- 腫瘍性くる病/骨軟化症

2. ^{111}In-octreotide シンチグラフィ陽性腫瘍[1]
- 神経内分泌腫瘍
- 副腎髄質腫瘍
- Merkel細胞腫瘍（皮膚）
- 下垂体腺腫
- 肺小細胞癌
- リン酸塩尿性間葉系腫瘍（PMT）

PMT：phosphaturic mesenchymal tumor

診断のポイント

1）腫瘍性低リン血症性骨軟化症 tumor-induced osteomalacia；TIO 症例❶

傍腫瘍症候群のひとつに腫瘍性低リン血症性骨軟化症がある. 様々な原因に起因する血中のカルシウム, リン濃度の低下による骨基質の石灰化障害を骨軟化症と呼ぶが, 後天性の低リン血症を伴う骨疾患の多くは, 腫瘍性低リン血症性骨軟化症（TIO）に起因している[2]. 原因となる腫瘍は典型的には小さな腫瘍で, 病理学的にphosphaturic mesenchymal tumor（PMT）と呼ばれるいくつかの亜型を含む一群の間葉系腫瘍に分

類されている．

　本症では，腫瘍によって産生される液性因子である線維芽細胞増殖因子23（fibroblast growth factor 23；FGF23）によって，骨ミネラル代謝障害が惹起される[3]．FGF23の過剰分泌によって，腎尿細管におけるリンの再吸収抑制とビタミンD活性化障害がもたらされ，これによって骨基質の石灰化障害，骨軟化症を来す．血中リンは低下，尿中リンは上昇，血中アルカリフォスファターゼは上昇する．血中カルシウム濃度は，正常または軽度低下を示す（表）[1]．血中FGF23濃度の測定が可能となり，原因腫瘍の位置の特定にも活用される．これによって，本症の臨床的診断は以前よりも容易になったものの，骨軟化症の発症から原因腫瘍の同定まで数年にわたることもある．

　原因腫瘍の切除によって，FGF23の血清レベルは急速に正常範囲に低下し，早期の治癒をもたらす．原因腫瘍が同定できない，あるいは多発病変により切除ができない場合には，X染色体優性低リン血症性くる病/骨軟化症（図1）に準じて治療が無期限に継続されることとなる．FGF23中和抗体の臨床開発も進められている．

2）成人T細胞白血病/リンパ腫（PTHrP産生腫瘍）による手指の骨吸収　▶症例❷

　腫瘍の直接進展とは異なる骨吸収が，腫瘍の産生するPTHrP（副甲状腺ホルモン関連ペプチド）の存在により生じることがあり，これも傍腫瘍症候群のひとつである．わが国では特に，成人T細胞白血病/リンパ腫においてみられることが知られている．傍腫瘍症候群としての本症は手指の骨吸収が著しく，副甲状腺機能亢進症に類似した骨吸収がみられることが報告されているが，通常の副甲状腺機能亢進症とは異なり，手指では示指や中指の橈側に生じやすく，偏心性の骨吸収を示す特徴があると報告されている[4]．

表　血液生化学検査による鑑別

	Ca	PO$_4$	1.25(OH)$_2$D
ビタミンD欠乏性くる病	↓	↓	↓
X染色体優性低リン血症性くる病	±↓	↓	N
腫瘍性骨軟化症	±↓	↓	↓

（文献1）を元に作成）

骨盤単純X線写真

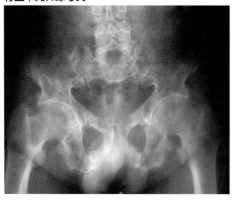

参考症例

図1　30歳台，男性　X染色体優性低リン血症性くる病/骨軟化症

全体的な骨量減少，広範な筋・腱付着部症（ハムストリングス，大腿直筋，中臀筋，腸腰筋の付着部），そして両側大腿骨頸部と恥骨部の脆弱性骨折を認める．

鑑別診断のstrategy

　腫瘍性骨軟化症では，骨痛や筋痛を理由に単純X線写真で疼痛部位の撮影が既に行われていることが多い．骨軟化症に特異性の高い単純X線写真の所見には，Looser's zone (umbauzonen)もしくは偽骨折(pseudofracture)や魚椎変形がある．偽骨折の好発部位は肩甲骨腋窩縁，肋骨，恥骨，大腿骨近位内側および尺骨近位伸側であり，2～3mm程度の厚みで骨皮質と直交するような透亮像を示す．両側性で硬化像を伴うのが典型的であり，骨折に至ることもある．成人の骨軟化症では，慢性経過中にこれらの単純X線所見を認めるが，早期にこれらの所見を特定することは困難である[5]．画像上，骨軟化症が疑われた場合に，臨床的に原因検索をすることは治療と関連して重要であるが，成人発症の低リン血症に遭遇した場合には，腫瘍性骨軟化症の可能性が高いことを知っておく必要がある．

　腫瘍性骨軟化症を疑う場合，画像診断の役割は原因となる腫瘍の検索である．本症では，原因となる腫瘍のサイズが小さく検出が困難であるために，局在診断が遅れやすい．全身検索が必要となることが多く，FDG-PETや全身MRI(拡散強調像やSTIR像)，^{99m}Tc-MIBIシンチグラフィなどが検索に用いられてきたが，本症の原因腫瘍はソマトスタチン受容体を発現することが多く，ソマトスタチンアナログをトレーサーとする^{111}In-octreotideシンチグラフィが有用とされている．また，^{68}Ga-DOTATOCや^{68}Ga-DOTATATEを用いたPET-CTも臨床的有用性が注目されている．病変は，骨・軟部いずれにも存在しうるが，骨により多く存在し，平均約3.5cm大で[6]，骨では長管骨，特に大腿骨や脛骨，次に頭蓋顔面骨に多い．

　血清FGF23値は，本疾患の鑑別疾患となるX連鎖性低リン血症(X-linked hypophosphatemia；XLH)，常染色体優性低リン血症性くる病(autosomal dominant hypophosphatemic rickets；ADHR)，常染色体劣性低リン血症性くる病(autosomal recessive hypophosphatemic rickets；ARHR)の患者でも上昇するとの報告がある．したがって，単純に血清FGF-23値を測定することよりも，疑われる原因病変の部位に応じたFGF23の静脈サンプリングによる濃度勾配測定を組み合わせることによって，FGF23産生腫瘍を検出する．

　X連鎖性低リン血症による骨軟化症では，脊椎周囲や靱帯・腱周囲に石灰化や骨化を来す特徴がある[7]．脊椎病変に骨侵食はみられないことが鑑別のポイントに挙げられる．

文献

1) Bancroft L: Oral presentation (image interpretation). RSNA 2018.
2) Fukumoto S, Ozono K, Michigami T, et al: Pathogenesis and diagnostic criteria for rickets and osteomalacia- proposal by an expert panel supported by the Ministry of Health, Labour and Welfare, Japan, the Japanese Society for Bone and Mineral Research, and the Japan Endocrine Society. J Bone Miner Metab 33: 467-473, 2015.
3) Shimada T, Mizutani S, Muto T, et al: Cloning and characterization of FGF23 as a causative factor of tumor-induced osteomalacia. Proc Natl Acad Sci USA 98: 6500-6505, 2001.
4) Ehara S, Takahashi K, Nishida J, et al: Hand osteolysis in patients with adult T-cell leukemina-lymphoma: radiographic characteristics. Tohoku J Exp Med 236: 63-69, 2015.
5) Folpe AL, Fanburg-Smith JC, Billings SD, et al: Most osteomalacia-associated mesenchymal tumors are a single histopathologic entity: an analysis of 32 cases and a comprehensive review of the literature. Am J Surg Pathol 28: 1-30, 2004.
6) Broski SM, Folpe AL, Werger DE: Imaging features of phosphaturic mesenchymal tumors. Skeletal Radiol 48: 119-127, 2019.
7) Burnstein MI, Lawson JP, Kottamasu SR, et al: The enthesopathic changes of hypophosphatemic osteomalacia in adults: Radiologic findings. AJR 153: 785-790, 1989.

第2章 軟部腫瘍

18 ¹⁸F-FDG-PET/CT高集積の良性腫瘍と低集積の悪性腫瘍の鑑別

瀧 淳一

> **症例 1** 20歳台，男性．8年前に左膝の半側半月板の切除歴あり．2年前から左膝の痛みが出現し，左膝の腫脹が出現したため来院．

A ¹⁸F-FDG-PET，MIP像（全身正面像，膝正面像，膝側面像）

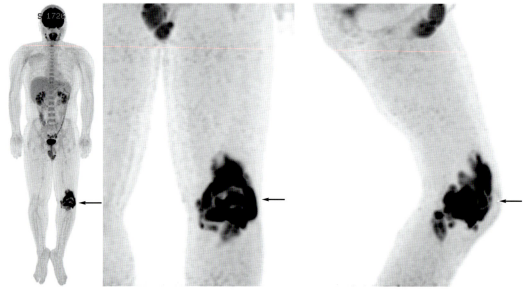

B ¹⁸F-FDG-PET/CT横断像（膝レベル）　　C PET/CTの単純CT

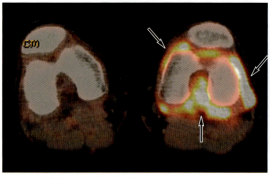
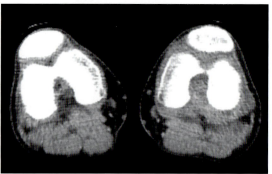

A：左膝関節部に不整な強い集積を認める（→）．
B，C：膝関節にびまん性に存在する軟部影に一致した強い集積を認める（→）．SUV（standardized uptake value）max 13.8の高値を示した．膝以外の全身には悪性病変を示唆する集積病変は認めなかった．
診断確定のため生検が施行された．

診断 腱滑膜巨細胞腫

症例 2 40歳台，男性．約1年前に右大腿近位部の腫脹を自覚し，増大傾向のため受診した．痛みはない．

A ¹⁸F-FDG-PET，MIP像（全身正面像，骨盤部正面像，骨盤部側面像）

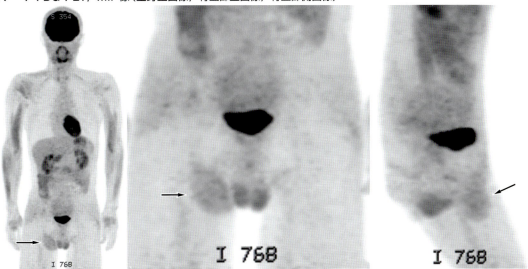

B ¹⁸F-FDG-PET/CT横断像　　C PET/CTの単純CT

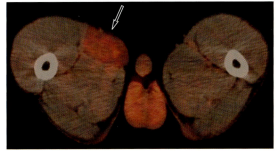 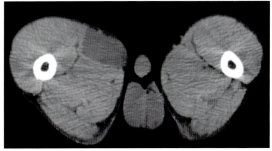

A：右大腿近位内腹側部に淡い集積を認める（→）．

B，C：右大腿近位内腹側部に筋肉より低吸収の軟部影に一致した弱い集積を認める（→）．SUVmax 2.2を示した．転移を疑う所見は認めなかった．

治療方針決定のため針生検が施行され，粘液型脂肪肉腫が示唆された．FDGの低集積と転移所見がないことから，切除可能と判断され広範切除術が施行された．

診断 粘液型脂肪肉腫

良性悪性の軟部腫瘍・病変の鑑別診断リスト

1. 良性腫瘍，病変
- 脂肪腫
- 褐色脂肪
- 褐色脂肪腫
- 血管腫
- 腱滑膜巨細胞腫
- 筋内粘膜腫
- 神経鞘腫
- 神経線維腫
- 孤立性線維性腫瘍
- サルコイドーシス

2. 悪性腫瘍
- 脂肪肉腫（高分化型，粘液型，多形型，脱分化型）
- MFH / UPS
- 悪性リンパ腫
- 横紋筋肉腫
- 平滑筋肉腫
- 胞巣状軟部肉腫
- 悪性末梢神経鞘腫
- 血管肉腫
- 滑膜肉腫

MFH/UPS：malignant fibrous histiocytoma / undifferentiated pleomorphic sarcoma

鑑別診断のstrategy

1) ¹⁸F-FDG-PET/CTによる軟部腫瘍における良悪性の鑑別（表）

他の腫瘍と同様に，軟部腫瘍においても良悪性の鑑別が最も重要である．画像診断にて組織学的特徴を引き出し確定診断が可能な場合もあるが，最終的に組織学的診断を必要とするのが一般的である．¹⁸F-FDG-PET/CTでは，一般に腫瘍性病変の良悪の鑑別点としてSUV（standardized uptake value）max 2.5前後がよく用いられている．悪性リンパ腫をはじめとして悪性腫瘍の治療後の残存腫瘍の評価には，バックグラウンドや縦隔，肝の生理的集積と比較し判定することが多く，SUVmax 2.5はこれに近似する値である．しかし，実際の診療では明確なカットオフ値があるわけではなく，集積度は同一カテゴリーの病変でもかなりの幅がある．

良性軟部腫瘍は一般にFDGの集積は低い[1]．脂肪腫，血管腫，筋内粘液腫などが代表的なものである．しかし，これらはCTやMRIでの特徴的な所見により比較的診断が容易なものであり，必ずしもPET検査がなされないことが多い．

良性腫瘍で最も高集積を示す代表的な疾患は腱滑膜巨細胞腫であり（症例1），例外なく強い集積を示し，SUVmaxは10を超えることが多い．我々の経験では8例中6例が10

表 ¹⁸F-FDG-PET/CTによる軟部腫瘍における良悪性の鑑別

	FDG-PETでの集積		
	無～軽度（境界）	中等度	高度
良性病変			
脂肪腫	←→		
血管腫	←→		
筋内粘液腫	←→		
褐色脂肪，褐色脂肪腫		←――――→	
孤立性線維性腫瘍	←―――→		
神経鞘腫	←―――→		
神経線維腫	←―――→		
サルコイドーシス		←―――→	
滑膜巨細胞腫			←―→
悪性病変			
高分化型脂肪肉腫	←―――→		
粘液型脂肪肉腫	←――→		
多形型脂肪肉腫		←―――→	
悪性リンパ腫	←――――――――→		
脱分化型脂肪肉腫		←―――→	
MFH/UPS		←―→	
線維肉腫		←―→	
横紋筋肉腫		←――→	
平滑筋肉腫		←――→	
胞巣状軟部肉腫		←――→	
悪性末梢神経鞘腫		←――→	
血管肉腫		←―――→	

MFH/UPS : malignant fibrous histiocytoma / undifferentiated pleomorphic sarcoma

以上を示し，残り2例は7.5と4.3であった．このような場合は，必ず，転移を疑う病変がなく限局性病変であることを確認する．骨軟部を問わず巨細胞系の腫瘍は強い集積を示すが，このことは再発病変のモニタリングにも有用であることを示している．他に良性病変でほぼ全例で有意の集積を示すものとしては，活動性のサルコイドーシスが挙げられる．病変の広がりも全身にみられる疾患であり，PET/CTは最も適した診断モダリティであるといえる．

しばしば高めの集積を示すものとしては神経鞘腫（図1）や神経線維腫がある．集積度にはばらつきがあり，悪性病変とのオーバーラップを示す．胸膜外の孤立性線維性腫瘍では報告が少ないが，軽度集積から中等度集積までばらつきがあり，悪性病変との鑑別ではオーバーラップがある．ちなみに ^{201}Tl，^{99m}Tc-MIBI（豆知識参照）では有意の集積がみられる．生理的なものとして，褐色脂肪への集積は若年者でみられることが多く，両側頸

A　^{18}F-FDG-PET，MIP像（全身正面像，側面像）

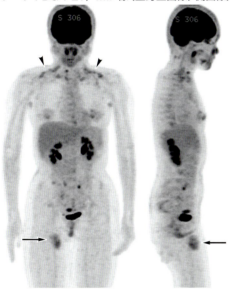

参考症例
図1　20歳台，女性　神経鞘腫

幼少期からRecklinghausen病と診断され，側彎症の経過観察がなされていた．2～3年前から右大腿内側に腫瘤を自覚し，徐々に増大してきたため来院．精査のため ^{18}F-FDG-PET/CTを施行．
A：右大腿内側部に集積を認める（→）．両側鎖骨窩に帯状の集積を認める（▶）．
B，C：大腿部内側の低吸収腫瘤に一致した集積を認める（→）．SUVmax 3.6を示した．他にも同様の低吸収結節が両側に散見され，右大腿背側の同様の病変と考えられる低吸収病変には有意の集積を認めなかった（➡）．両側鎖骨窩の集積は脂肪組織への集積であり，褐色脂肪への生理的集積と考えられた（SUVmax 3.8，▶）．増大傾向と，FDG集積を考慮し切除術が施行された．

B　^{18}F-FDG-PET/CT横断像

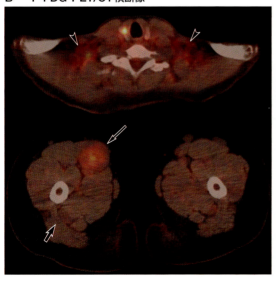

C　PET/CTの単純CT

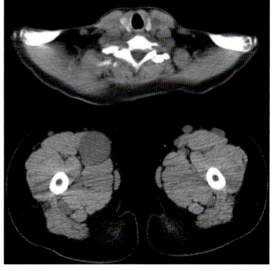

部鎖骨窩，腋窩や傍椎体の肋間に対称性に認められることが多い（図1）．褐色脂肪腫では，ほぼ例外なく高集積を認める．CTで脂肪吸収値に近い境界明瞭な腫瘤に明らかな集積を示した場合は，褐色脂肪腫を強く疑う．

悪性病変では中等～強い集積を示す場合が多く，鑑別に有用である[1)2)]．しかし，脂肪肉腫は集積にばらつきがみられる[3)]．脂肪肉腫では悪性度をある程度反映した集積を示し，高分化型では集積は低く，粘液型でも低集積を示し注意が必要である（症例2）．脱分化成分は中等～高集積を示す（図2）．悪性リンパ腫は無集積から高集積まで幅広い病態を示す．びまん性大細胞型B細胞リンパ腫（diffuse large B-cell lymphoma；

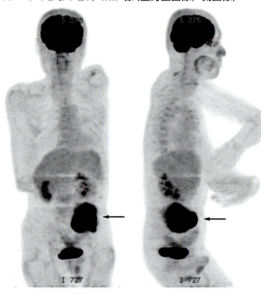

A ¹⁸F-FDG-PET，MIP像（全身正面像，側面像）

参考症例
図2 60歳台，男性　脱分化型脂肪肉腫
10年前から誘因なく左下肢の痺れを自覚．2か月前から左臀部から大腿部に痛みを自覚．1か月前から左側腹部に腫瘤を自覚した．
A：左下腹部に強い集積を示す腫瘤性病変を認める（→）．
B，C：CTにて，左腸腰筋に隣接して左後腹膜領域に筋肉と同等～やや低吸収で，内部にさらに低吸収域を含む不均一な腫瘤性病変を認める（→）．腫瘤部に不均一に強い集積を認め，SUVmax 23.6の高値を示した．低吸収域は集積が低く（→），低悪性度の部分と考えられる．
高悪性度病変が疑われCTガイド下針生検が施行された．脱分化型脂肪肉腫が疑われ術前化学療法が開始された．腫瘍の縮小とFDGの集積低下を認め，全摘術が施行された．

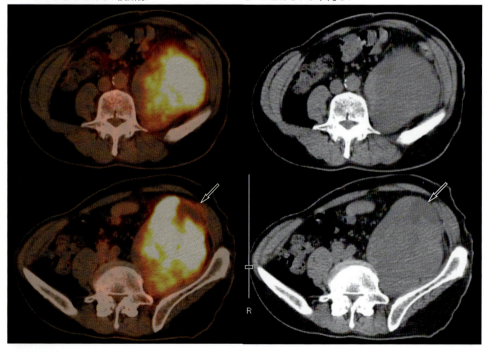

B ¹⁸F-FDG-PET/CT横断像　　C PET/CTの単純CT

DLBCL), Hodgkinリンパ腫, NK/T細胞リンパ腫, Burkittリンパ腫では強い集積を示し, MALTリンパ腫やT細胞系リンパ腫では無集積あるいは低集積となることが多く. 濾胞性リンパ腫やマントル細胞リンパ腫ではこれらの中間で, 集積は低～高集積まで様々である.

2) 軟部腫瘍における^{18}F-FDG-PET/CTの役割

良悪性の鑑別に関しては, 高集積を示した場合は悪性病変である可能性が高く, MRIなどの他のモダリティを参考にしながら, 上述した有意の集積を示す良性疾患を除外する. ^{18}F-FDG-PET/CTは生検のガイドとして有用であり, 高集積を示した部位を標的にするとよい. 無集積では, ほぼ良性と判断してよい. 低集積では多くの場合は良性病変であるが, 低悪性度の脂肪肉腫や悪性リンパ腫を除外する必要がある.

悪性病変では全身検索による病期診断に適している. 高悪性度病変が疑われた場合は術前化学療法を施行する場合が多く, その治療効果判定にも有用で, かつ治療への反応性が予後推定因子となる[2] (豆知識参照).

豆知識

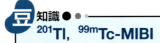

従来型ガンマカメラのイメージングに用いる放射性医薬品である. 心筋血流シンチグラフィや腫瘍シンチグラフィに用いる. ^{201}Tlは, 細胞膜輸送系の貫通蛋白であるNa$^+$-K$^-$ ATPaseやNa$^+$-K$^-$-Cl共輸送系により, 能動的に細胞内に摂取される. ^{99m}Tc-MIBIは拡散により細胞内に入り, ミトコンドリアのマイナスの膜電位に依存して細胞内に止まる.

いずれも血流に依存して腫瘍に到達し, 生きている腫瘍細胞内に高率に摂取され, 腫瘍血流と悪性度に依存し集積する. 腫瘍への集積はFDGとほぼ同様の傾向を示すが, 健常部に対する集積比は全体に^{18}F-FDG-PETのSUV値に比較し低くなる. 術前化学療法の効果判定においては^{18}F-FDG-PETと同等の高い診断精度を有している[4].

文献

1) Aoki J, Endo K, Watanabe H, et al: FDG-PET for evaluating muscloskeletal tumors: a review. J Orthop Sci **8**: 435-441, 2003.
2) Harrison DJ, Parisi MT, Shulkin BL: The role of ^{18}F-FDG-PET/CT in pediatric sarcoma. Semin Nucl Med **47**: 229-241, 2017.
3) Suzuki R, Watanabe H, Yanagawa T, et al: PET evaluation of fatty tumors in the extremity: possibility of using the standardized uptake value (SUV) to differentiate benign tumors from liposarcoma. Ann Nucl Med **19**: 661-670, 2005.
4) Taki J, Higuchi T, Sumiya H, et al: Prediction of final tumor response to preoperative chemotherapy by Tc-^{99m} MIBI imaging at the middle of chemotherapy in malignant bone and soft tissue tumors: comparison with Tl-201 imaging. J Orthop Res **26**: 411-418, 2008.

19 高ADC腫瘍の鑑別

中西克之, 長田盛典, 中 紀文

> 症例 70歳台, 女性. 1か月前に右手母指に腫瘤を自覚, 徐々に大きくなってきている気がする.

A　T2強調冠状断像　　　B　ADC map

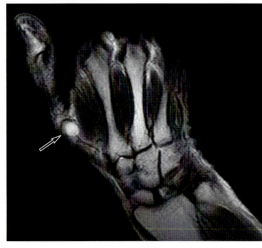

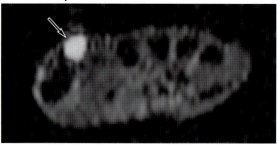

A：右母指基部に10mm大, 均一な高信号を呈する腫瘤が認められる（→）.
B：腫瘤は高信号を呈しており, ADC値は2.32である（→）.

診断　ガングリオン

> 症例 50歳台, 女性. 歩行時の痛み. 単純X線写真で異常を認めたことから紹介受診.

A　単純X線写真　　　B　ADC map

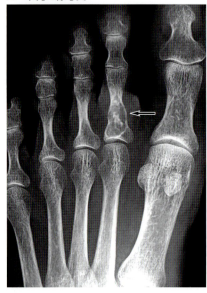

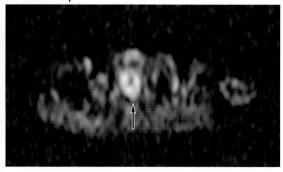

A：左第2趾基節骨近位に, 骨皮質菲薄化, 透亮像と内部石灰化が認められる（→）.
B：同部位は高信号を呈しており（→）, ADC値は1.45であった.
病巣掻爬で内軟骨腫－硝子軟骨の分葉状増殖, 石灰沈着あり.

診断　内軟骨腫

症例 ❸ 50歳台，女性．数年前から左手尺側の痺れを自覚．歩行時のふらつきあり．

A　拡散強調像（b＝1000s/mm²）-T1強調冠状断融合像　　B　ADC map

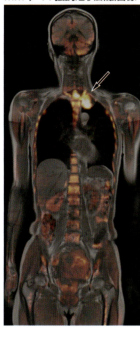
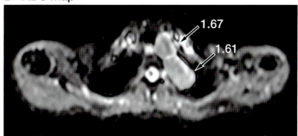

A：C7-Th1レベルの左傍椎体領域に高信号を呈する，だるま状の腫瘤が認められる（→）．
B：ADC値は測定部位によって大差はなく，1.6前後であった（→）．
手術にて，線維性被膜をもつ最大径2cmの扁平腫瘤を認めた．組織学的には，細長い核をもつ紡錘形細胞が束状増生している．

診断　神経鞘腫

症例 ❹ 30歳台，男性．右鼠径部腫瘤．

A　造影CT　　B　ADC map

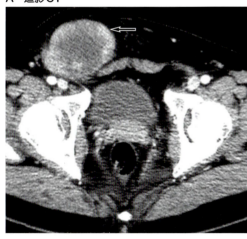
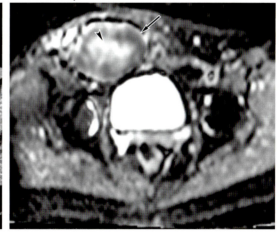

A：右鼠径部に腫瘤が認められ，辺縁部が濃染されている（→）．
B：ADC値は辺縁部が1.18とやや低く（→），中心部は1.81と高い（▶）．

診断　粘液型脂肪肉腫

症例 **5** 70歳台，女性．約2か月前から右第1指の腫瘤に気づく．市販の薬剤使用で腫瘤が自壊し，出血と痛みが続いている．

A T1強調像　　　　　　　　　　　**B** ADC map

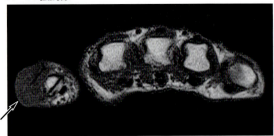 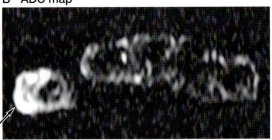

A：右第1指基節骨に近接して外側に突出するように，低信号を呈する腫瘤が認められる（→）．
B：ADC値は1.8であった（→）．
手術が施行され，粘液腫状基質を背景に星芒－紡錘形細胞が疎密を伴う増殖を示しており，粘液線維肉腫の診断であった．

診断 **粘液線維肉腫**

 症例 **6** 40歳台，女性．左下腹部腫瘤．3年前に右卵巣嚢腫，子宮筋腫と診断された時から存在した．

A T2強調像　　　　　　　　　　　**B** ADC map

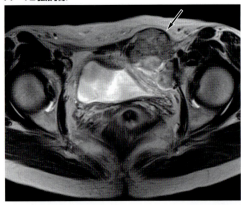 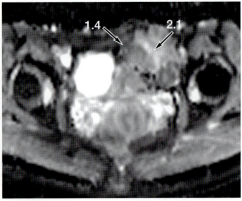

A：左下腹部，腹壁直下に，分葉状，中等度高信号を呈する腫瘤が認められる（→）．
B：ADC値は辺縁の中等度高信号な部分は1.4，中心部の高信号な部分は2.1と，全体に高値であった．
手術でmixed tumor of soft parts（myoepithelioma）が疑われたが，遺伝子検索でEWS-CHN type 2の融合遺伝子が陽性となり，骨外性軟骨肉腫と診断された．偏在する核と好酸性の細胞質をもった比較的小型の細胞が豊富な線維性間質内で胞巣状や索状に増生しており，間質の一部に粘液様の部分を伴っている．

診断 **骨外性粘液型軟骨肉腫**

高ADC腫瘍の鑑別診断リスト

- ガングリオン
- 神経鞘腫
- 粘液線維肉腫
- 内軟骨腫
- 粘液型脂肪肉腫
- 骨外性粘液型軟骨肉腫

所見ないし疾患（群）の概念

本項のテーマは，MRIの拡散強調像（diffusion-weighted images；DWI）で高いADC値を呈する骨軟部腫瘍の紹介である．

腫瘍一般の診断においてMRIは必須である．その中で拡散強調像は，Brown運動の原理から細胞密度の多寡を評価している．誌面の関係から原理の詳細については成書に譲るが[1) 2)]，見かけの拡散係数（apparent diffusion coefficient；ADC）値は，組織内における水分子の拡散の程度を，少なくとも2つ以上のb値での拡散強調像から数値化したものである．ADC値が高いということは細胞外液腔が比較的広くて水分子が拡散しやすい状態，逆にADC値が低いということは急性期脳梗塞に代表される細胞性浮腫か，悪性腫瘍など細胞密度が高い状態で細胞外液腔が狭くなり，水分子が拡散しにくい状況である．骨軟部腫瘍の場合，病理学的に悪性の範疇にある腫瘍でも，粘液成分や囊胞成分を有するものがあることが知られている．

したがって，このADC値を用いての評価は良悪性の鑑別というより，内部性状の正確な評価，あるいは化学放射線療法前後の評価として用いることが多い．通常，ADC値が$2mm^2/s$以上を高い，1〜2を中間群，1以下を低いとしているが，ここではADC値が高いもの，および中間群とされる代表的疾患例を提示する[3)〜5)]．

診断のポイント

1) ガングリオン ganglion ▶症例❶

ゼリー状内容物を含んだ多房性囊胞性腫瘍で，関節周囲，特に手関節背側で好発する．比較的高頻度に遭遇する良性軟部腫瘍である．

2) 内軟骨腫 enchondroma ▶症例❷

軟骨系発生の良性骨腫瘍の範疇に分類されている．長管骨の中央部分に発生し，手指に好発する．内部に石灰化を伴う．軟骨基質の成分はT2強調像で高信号を呈し，この部分はADC値も中間〜比較的高い．

3) 神経鞘腫 schwannoma ▶症例❸

神経鞘由来の腫瘍で，緩徐に発育する．紡錘形細胞が密に増殖するAntoni A型，細胞成分に乏しく粘液基質が目立つAntoni B型が混在して認められ，後者がADC高値を反映している．

4) 粘液型脂肪肉腫 myxoliposarcoma ▶症例❹

軟部肉腫の代表例で，粘液型脂肪肉腫は脂肪肉腫の40〜50％の頻度といわれる．粘液状基質を有する部分はADC高値を反映している．造影にて増強される部分もあり，良性疾患と鑑別される．脂肪成分の占める割合は少ないが，MRIの脂肪抑制像などで脂肪成分が検出できれば，特異診断が可能である．

5) 粘液線維肉腫 myxofibrosarcoma ▶症例❺

これまで粘液型悪性線維性組織球症（malignant fibrous histiocytosis；MFH）としてきた腫瘍が，2002年のWHO腫瘍組織分類で名称変更されたものである．

組織学的に不完全な線維性隔壁で分画された多結節状の状態を示す．T2強調像で粘液状基質の部分は高信号を示すとされてきたが，この部分はT2-shine throughでADC値は高いと考えられる．

表 主な高ADC腫瘍の比較

	ガングリオン	内軟骨腫	神経鞘腫
臨床像	・頻度の高い良性軟部腫瘍 ・関節周囲，特に手関節に好発	軟骨系発生の良性腫瘍の範疇に分類	神経鞘由来，緩徐に発育する
ADC値	均一にT2強調像で高信号のことが多く，ADC値も通常＞2と高い	軟骨基質の成分はT2強調像で高信号を呈し，この部分はADC値も中間〜比較的高い	T2強調像の信号強度，ADC値は種々（中等度〜高信号）
その他の所見	ゼリー状内容物を含んだ多房性嚢胞性腫瘤	・内軟骨腫は長管骨の中央部分に発生し，手指に好発 ・内部に石灰化を伴う	・紡錘形細胞が密に増殖するAntoni A型，細胞成分に乏しく粘液基質が目立つAntoni B型が混在 ・Antoni B型がADC高値を反映
	粘液型脂肪肉腫	粘液線維肉腫	骨外性粘液型軟骨肉腫
臨床像	軟部肉腫の代表例で，粘液型脂肪肉腫は脂肪肉腫の40〜50%	粘液型悪性線維性組織球症（MFH）が2002年のWHO腫瘍組織分類で名称変更	骨外性軟骨肉腫の最も多い型
ADC値	粘液状基質を有する部分はADC高値を反映している	粘液状基質の部分がT2-shine throughでADC値は高いと考えられる	・粘液状腫瘍の範疇に分類され，T2強調像で著明な高信号 ・ADC値も高い
その他の所見	・造影にて増強される部分もあり，良性疾患と鑑別される ・脂肪成分の占める割合は少ないが，MRIの脂肪抑制像などで脂肪成分が検出できれば特異診断可能	組織学的に不完全な線維性隔壁で分画された多結節状の状態	・出血，嚢胞性成分もあり ・血管が豊富な線維性組織で囲まれて分画され，分葉状，多結節状の形態を示す

MFH：malignant fibrous histiocytosis

6）骨外性粘液型軟骨肉腫 extraskeletal myxoid chondrosarcoma ▶症例 ❻

骨外性軟骨肉腫の最も多い型で，粘液状腫瘍の範疇に分類される．T2強調像で著明な高信号を呈し，ADC値も高い．出血，嚢胞性成分もあり，また血管が豊富な線維性組織で囲まれて分画されており，分葉状，多結節状の形態を示す．

文献

1) 久岡正典：軟部腫瘍の病理分類，藤本 肇：嚢胞性腫瘍．青木隆敏（編著）；軟部腫瘍のMRI．南江堂，p.56-65, p.189-193, 2016.
2) 林田佳子，山下康行：拡散強調画像の骨軟部疾患への応用．日獨医報 51: 56-64, 2006.
3) Subhawong TK, Jacobs MA, Fayad LM: Insights into quantitative diffusion-weighted MRI for musculoskeletal tumor imaging. AJR 203: 560-572, 2014.
4) Pekcevik Y, Kahya MO, Kaya A: Characterization of soft tissue tumors by diffusion-weighted imaging. Iran J Radiol 12: 2015.
5) Subhawong TK, Jacobs MA, Fayad LM: Diffusion-weighted MR imaging for characterizing musculoskeletal lesions. RadioGraphics 34: 1163-1177, 2014.

INDEX

色字は症例掲載ページを示す.

数字

¹⁸F-FDG-PET/CT ················· S232
⁹⁹ᵐTc-MIBI ················· S235, S237
¹¹¹In-octreotide シンチグラフィ ······ S229, S231
²⁰¹Tl ················· S235, S237

欧字

A

acral fibromyxoma（爪部線維粘液腫） ······ S176
acrometastasis ················· S121
acute osteomyelitis（急性骨髄炎） ······ S66
acute pyogenic osteomyelitis（急性化膿性骨髄炎）
 ················· S55
adamantinoma（アダマンチノーマ） ······ S79
adverse reaction to metal debris；ARMD
 ················· S226, S227
aggressive angiomyxoma（侵襲性血管粘液腫）
 ················· S176
alveolar soft part sarcoma；ASPS（胞巣状軟部肉腫）
 ················· S148, S191
amyloid arthropathy（アミロイド関節症） ··· S226
aneurysmal bone cyst；ABC（動脈瘤様骨嚢腫）
 ················· S47, S93
angioleiomyoma（血管平滑筋腫） ············ S192
angiomatoid fibrous histiocytoma；AFH（類血管型線維性組織球腫） ················· S169
angiosarcoma（血管肉腫） ················· S218
apparent diffusion coefficient；ADC ······ S241
atheroma（粥腫，粉瘤） ············ S168, S222
atypical cartilaginous tumour/chondrosarcoma grade I（異型軟骨性腫瘍） ············ S27
atypical lipomatous tumor（異型脂肪腫様腫瘍）
 ················· S154
autosomal dominant hypophosphatemic rickets；ADHR（常染色体優性低リン血症性くる病）··· S231
autosomal recessive hypophosphatemic rickets；ARHR（常染色体劣性低リン血症性くる病）··· S231

B

basal cell cancer（基底細胞癌） ············ S222
Batson の静脈叢 ················· S121
β-catenin ················· S184
BCOR 関連腫瘍 ················· S37
benign fibrous histiocytoma（良性線維性組織球腫）
 ················· S34
benign notochordal cell tumor（良性脊索細胞腫）
 ················· S122
benign peripheral nerve sheath tumor；BPNST（良性末梢神経原性腫瘍） ············ S175
beveled edge ················· S55
bizarre parosteal osteochondromatous proliferation；BPOP（傍骨性骨軟骨異形増生） ········ S27, S112
Bloom 症候群 ················· S117
blooming effect ················· S225
bone island（骨島） ················· S124
bowl of fruits appearance ············ S201, S202
brown tumor ················· S140
Burkitt リンパ腫 ················· S237
bursa（滑液包） ················· S167
bursitis（滑液包炎） ················· S167

C

cable-like appearance ············ S200, S203
calcific tendinitis（石灰沈着性腱炎） ············ S198
calcium pyrophosphate dihydrate deposition（CPPD）disease（ピロリン酸カルシウム結晶沈着症） ············ S25, S197
Carney complex ················· S180
CD34 染色 ················· S185
cellular angiofibroma（富細胞性血管線維腫）
 ················· S156
cementoblastoma（セメント芽細胞腫）
 ················· S133, S134
cemento-osseous dysplasia（セメント質骨性異形成症） ················· S132
cemento-ossifying fibroma（セメント質骨形成線維腫） ················· S131
central dark star sign ············ S201, S203
chemical shift imaging（化学シフトイメージ）
 ················· S124
chondroblastoma（軟骨芽細胞腫）
 ················· S46, S65, S69, S93
chondroblasts type osteosarcoma（軟骨芽細胞型骨肉腫） ················· S25
chondroid lesion（軟骨腫瘍） ················· S107
chondromyxoid fibroma（軟骨粘液線維腫）··· S47
chondrosarcoma（軟骨肉腫） ············ S28, S112
chronic expanding hematoma（慢性拡張性血腫）
 ················· S143, S169, S205

chronic osteomyelitis（慢性骨髄炎）… S113, S115	Ewing 様肉腫（Ewing-like sarcoma / undifferentiated round cell sarcoma）… S38
chronic recurrent multifocal osteomyelitis： CRMO ……………………………… S128	extraskeletal Ewing sarcoma（骨外性 Ewing 肉腫） ……………………………………………… S151
CIC 関連腫瘍………………………………… S37	extraskeletal myxoid chondrosarcoma
clear cell chondrosarcoma（淡明細胞型軟骨肉腫，明細胞軟骨肉腫）…………………… S24, S70	［骨外（性）粘液型軟骨肉腫］… S176, S209, S242

F

clear cell sarcoma（明細胞肉腫）……… S180, S217	Fanconi 症候群 ……………………………… S229
Codman 三角 ………………………………… S58, S61	fascial tail sign ……………………… S211, S213
collagen rosette …………………………… S186	fasciitis ossificans（骨化性筋膜炎）……… S112
compression fracture（圧迫骨折）……… S122	fatigue fracture（疲労骨折）…… S66, S80, S81
conventional chondrosarcoma（通常型軟骨肉腫）……………………………………… S23	fibroblast growth factor 23；FGF23 （線維芽細胞増殖因子 23）……………… S230
cyclops lesion ……………………………… S226	fibrocartilaginous dysplasia（線維軟骨性異形成） ……………………………………………… S34

D

dedifferentiated chondrosarcoma（脱分化型軟骨肉腫）………………………………… S24	fibrocartilaginous mesenchymoma （線維軟骨性間葉腫）…………………… S34
dedifferentiated liposarcoma（脱分化型脂肪肉腫）……………………………………… S155	fibrolipomatous hamartoma（線維脂肪性過誤腫） ……………………………………………… S203
deep benign fibrous histiocytoma （深部良性線維性組織球腫）……… S185	fibromatosis colli（頸部線維腫症）……… S148
deep fascia（深筋膜）……………………… S211	fibromyxoma（線維粘液腫）……………… S34
dermatofibrosarcoma protuberans （隆起性皮膚線維肉腫）……………… S222	fibro-osseous pseudotumor of the digit （指線維骨性偽腫瘍）…………………… S112
desmoid（デスモイド）…………………… S208	fibrosarcoma（線維肉腫）………………… S31
− type fibromatosis（−型線維腫症） ……………………………… S160, S184	fibrous cortical defect（線維性骨皮質欠損）… S33
desmoplastic fibroma（類腱線維腫）…… S31	fibrous dysplasia；FD［線維性骨異形成（症）］ ………… S34, S73, S80, S108, S117, S132
desmoplastic small round cell tumor；DSRCT （線維形成性小細胞腫瘍）…………… S151	fibrous hamartoma of infancy（乳児線維性過誤腫） ……………………………… S148, S149, S185
diffuse large B-cell lymphoma；DLBCL （びまん性大細胞型 B 細胞リンパ腫）…… S236	flare phenomenon（フレア現象）……… S65
diffuse type tenosynovial giant cell tumor （関節外びまん型腱鞘巨細胞腫）…… S190	florid reactive periostitis；FRP（開花性反応性骨膜炎）……………………………………… S112
dual energy CT …………………………… S196	flow void …………………………………… S189
Dupuytren 拘縮 …………………… S184, S211	fluorodeoxyglucose；FDG ……… S137, S140

E

	FUS-CREB3L1 融合遺伝子 ……………… S186
elastofibroma（弾性線維腫）……………… S185	FUS-CREB3L2 融合遺伝子 ……………… S186

G

enchondroma（内軟骨腫）……… S25, S28, S241	ganglion（ガングリオン）……… S168, S208, S241
enchondromatosis（内軟骨腫症）……… S117	giant cell reparative granuloma （巨細胞性修復性肉芽腫）……………… S47
endosteal scalloping…………………… S59	
enostosis（内骨腫）………………………… S124	giant cell tumor of bone；GCT（骨巨細胞腫） ……………………… S46, S69, S93, S140
entering and exiting nerve sign ……… S175	
epidermal cyst（表皮嚢胞）……………… S168	glomus 腫瘍（glomus tumor / glomangioma） ……………………………………… S159, S160
epithelioid hemangioendothelioma；EHE （類上皮血管内皮腫）………………… S169	gout（痛風）……………………… S198, S226
epithelioid sarcoma（類上皮肉腫）…… S203, S217	granulocyte colony-stimulating factor；G-CSF
Ewing 肉腫（Ewing sarcoma） ……………………… S35, S38, S59, S66, S75, S138	……………………………………………… S139

H

H3.3G34W 免疫染色 ……………………… S43, S46

hemangioma（血管腫）	S98, S144
hematoma（血腫）	S168, S190
hemophilic arthropathy（血友病性関節症）	S190
hereditary multiple osteochondromatosis（遺伝性多発性骨軟骨腫症）	S117
high grade surface osteosarcoma（表在性低分化骨肉腫）	S88
Hodgkinリンパ腫	S237
Honda sign	S123
hyperparathyroidism（副甲状腺機能亢進症）	S47

I

infantile fibrosarcoma（乳児線維肉腫）	S148
infantile myofibromatosis（乳児筋線維腫症）	S56
intertrabecular bone metastasis（骨梁間型骨転移）	S122
intramuscular hemangioma（筋肉内血管腫）	S155
intraosseous ganglion（骨内ガングリオン）	S70
intraosseous lipoma（骨内脂肪腫）	S98
intraosseous pneumatocyst（骨内気胞）	S100, S102

J

Jaffe-Campanacci症候群	S33
juvenile ossifying fibroma（若年性骨形成線維腫）	S133
juxta-cortical chondroma（傍骨性軟骨腫）	S87, S90
juxta-cortical chondrosarcoma（傍骨性軟骨肉腫）	S87, S90
juxtafacet cyst（傍椎間関節嚢胞）	S168

K

Kümmell病	S100, S101

L

labral cyst（関節唇嚢胞）	S168
Langerhans細胞組織球症（Langerhans cell histiocytosis；LCH）	S41, S47, S51, S53, S55, S63, S66, S70, S75, S138
leiomyosarcoma（平滑筋肉腫）	S203, S208, S209
leukemia（白血病）	S39, S55
Li Fraumeni症候群	S117
lipoblastoma（脂肪芽腫）	S148, S155, S160
lipoma（脂肪腫）	S154, S160
lipoma arborescens（樹枝状脂肪腫）	S225
liposarcoma（脂肪肉腫）	S99, S218
liposclerosing myxofibrous tumor	S97, S99
localized anterior fibrosis	S226
Looser's zone（umbauzonen）	S231
low-grade chondrosarcoma（低悪性度軟骨肉腫）	S138
low-grade fibromyxoid sarcoma［低悪性(度)線維粘液(性)肉腫］	S176, S186
lymphatic malformations（リンパ管奇形）	S169

M

Maffucci症候群	S116, S117
malignant fibrous histiocytoma；MFH	S234
malignant giant cell tumor of bone, malignancy in GCT（悪性骨巨細胞腫）	S48
malignant lymphoma（悪性リンパ腫）	S39, S66, S74
malignant melanoma（悪性黒色腫）	S179
malignant peripheral nerve sheath tumor；MPNST（悪性末梢神経鞘腫）	S150, S208
MALTリンパ腫	S237
mammary type myofibroblastoma（乳腺型筋線維芽細胞腫）	S156
Mazabraud症候群	S175
McCune-Albright症候群	S51, S132
melanotic neuroectodermal tumor of infancy（メラニン性小児神経外胚葉腫瘍）	S180
melanotic schwannoma（メラニン性神経鞘腫）	S180
Merkel細胞癌	S223
mesenchymal chondrosarcoma［間葉型(性)軟骨肉腫］	S24, S39
metaphyseal band	S55
metastatic bone tumor（転移性骨腫瘍）	S70
metastatic tumor（転移性腫瘍）	S41, S161
mixed bone metastasis（混合型骨転移）	S121
ModicⅠ型変性	S122
monoclonal gammopathy of undetermined significance；MGUS	S138
monostotic plasmacytoma of bone（単発性骨形質細胞腫）	S73
mucin4（MUC4）	S186
multiple myeloma（多発性骨髄腫）	S40, S73, S108, S161
muscle injury（筋損傷）	S213
muscular sarcoidosis（筋サルコイドーシス）	S203
myofibroma / myofibromatosis（筋線維腫）	S160
myolipoma（筋脂肪腫）	S156
myositis ossificans（化骨性筋炎，骨化性筋炎）	S112, S197, S211
myxofibrosarcoma（粘液線維肉腫）	S144, S176, S241
myxoid leiomyosarcoma（粘液性平滑筋肉腫）	S177
myxoid liposarcoma（粘液型脂肪肉腫）	S155, S175, S241
myxoinflammatory fibroblastic sarcoma（粘液炎症性線維芽肉腫）	S176

myxoma（粘液腫） ················· S161, S174

N

NAB2-STAT6 融合遺伝子 ··················· S185
neuroblastoma（神経芽細胞腫） ············· S41
neurofibroma（神経線維腫） ······ S160, S202, S208
nidus ································· S65
NK/T 細胞リンパ腫 ······················· S237
nodular fasciitis（結節性筋膜炎） ············ S211
non-ossifying fibroma；NOF（非骨化性線維腫）
 ·······················S33, S47, S81, S107

O

Ollier 症候群 ···························· S117
ossifying fibomyxoid tumor（骨化性線維粘液性腫
 瘍） ································ S177
osteoblast（骨芽細胞） ···················· S121
osteoblastic bone metastasis（造骨型骨転移）
 ···································· S121
osteoblastoma（骨芽細胞腫） ······ S51, S65, S132
osteochondroma（骨軟骨腫） ·········· S28, S112
osteochondromyxoma（骨軟骨粘液腫） ········ S27
osteoclast（破骨細胞） ···················· S121
osteofibrous dysplasia（骨線維性異形成）
 ···························S57, S74, S80
osteoid osteoma（類骨骨腫） ··· S51, S65, S81, S132
osteolytic bone metastasis（溶骨型骨転移） ··· S121
osteomyelitis（骨髄炎） ····················· S70
osteonecrosis（骨壊死） ·············· S98, S115
osteoporosis（骨粗鬆症） ··················· S98
osteosarcoma（骨肉腫） ············· S48, S219
　− of jaw bones（顎骨の−） ··············· S133
overhanging edge ······················· S226

P

pachydermoperiostosis（皮膚骨膜肥厚症） ··· S127
Paget's disease of bone（骨 Paget 病） ········ S115
palmar fibromatosis（手掌線維腫症） ········ S184
panniculitis ossificans（骨化性脂肪織炎） ······ S112
parosteal（juxtacortical）osteosarcoma
　（傍骨性骨肉腫） ·············· S87, S112, S198
pelvic lipomatosis（骨盤脂肪腫症） ············ S156
periosteal chondrosarcoma（骨膜性軟骨肉腫）
 ····································· S24
periosteal osteosarcoma（骨膜性骨肉腫） ······ S89
peritumoral fat rind ···················· S206
permeating pattern ······················ S25
phosphaturic mesenchymal tumor；PMT ··· S229
pigmented villonodular synovitis；PVNS
　（色素性絨毛結節性滑膜炎） ········· S47, S189
plantar fibromatosis（足底線維腫症）··· S184, S211
plasmacytoma（形質細胞腫） ··············· S108

pleomorphic lipoma（多形脂肪腫） ··········· S154
pleomorphic liposarcoma（多形型脂肪肉腫） ···S156
polka-dot appearance ··················· S122
popliteal cyst（膝窩嚢胞） ··················· S167
primitive neuroectodermal tumor；PNET
　（未分化神経外胚葉性腫瘍） ················ S37
proliferative fasciitis（増殖性筋膜炎） ········ S213
pseudofracture（偽骨折） ·················· S231
pseudogout（偽痛風） ····················· S198
PTHrP（副甲状腺ホルモン関連ペプチド） ······ S230
punched out ···························· S55
pyogenic / tuberculous spondylodiscitis
　（化膿性・結核性脊椎椎間板炎） ············ S122

R

Recklinghausen 病 ······················ S235
red marrow reconversion（赤色髄の再転換）
 ····································S124
Reed-Sternberg 様巨細胞 ·················· S176
rhabdomyosarcoma；RMS（横紋筋肉腫）
 ·······················S41, S147, S217
rheumatoid arthritis（関節リウマチ） ········ S225
rheumatoid nodule（リウマチ結節） ·········· S225
round cell liposarcoma（円形細胞型脂肪肉腫）
 ····································S155

S

SAPHO 症候群（synovitis-acne-pustulosis-
　hyperostosis-osteitis syndrome）··· S123, S124
Schmorl 結節 ···························· S138
schwannoma（神経鞘腫）
 ·············S143, S161, S202, S208, S241
secondary hypertrophic osteoarthropathy
　（二次性肥厚性骨関節症） ················· S127
simple bone cyst；SBC（単純性骨嚢腫）··· S98, S107
small cell osteosarcoma（小細胞型骨肉腫） ··· S39
solitary fibrous tumor；SFT（孤立性線維性腫瘍）
 ····························· S185, S192
spaghetti-like appearance ············ S200, S203
spindle cell lipoma（紡錘形細胞脂肪腫） ······ S154
split-fat sign ······················ S206, S208
squamous cell carcinoma；SCC（扁平上皮癌，
　有棘細胞癌） ······················ S115, S222
standardized uptake value；SUV······ S137, S232
　− max ······························ S140
Stewart-Treves 症候群 ············ S116, S117, S223
stress fracture（疲労骨折） ·············· S66, S81
subungual exostosis（爪下外骨腫） ····· S27, S112
sunburst ·························· S58, S62
superficial cyst（表皮嚢腫） ················ S222
superficial fascia（浅筋膜） ················· S211

swirling pattern ·················· S176
symmetric lipomatosis（対称性脂肪腫症） ··· S156
synovial chondromatosis［滑膜(性)軟骨腫症］
　··· S25, S87
synovial cyst（滑膜囊胞） ·············· S167
synovial hemangioma（滑膜血管腫） ··········· S190
synovial osteochondromatosis
　（滑膜性骨軟骨腫症） ················ S225
synovial sarcoma（滑膜肉腫）
　······················· S149, S150, S170, S203

T
target sign ············ S175, S200, S202, S208
telangiectatic osteosarcoma（血管拡張型骨肉腫）
　··· S94
tenosynovial giant cell tumor（腱鞘巨細胞腫）
　··· S225
three stripes ················ S201, S203
tumor-induced osteomalacia；TIO
　（腫瘍性低リン血症性骨軟化症）·········· S229
T細胞系リンパ腫 ························· S237

U
undifferentiated pleomorphic sarcoma；UPS
　（未分化多形肉腫） ······· S48, S203, S234
undifferentiated round cell sarcoma（未分化円形
　細胞肉腫）····························· S37

V
vascular malformation（血管奇形，脈管奇形）
　························ S160, S169, S190
vascular tumors（血管性腫瘍）··········· S160
　－ of soft tissue（軟部－） ········· S192
venous malformation（静脈奇形） ······ S122, S169
vertebral body hemangioma（椎体血管腫）··· S51
vertebral hemangioma（脊椎血管腫）······ S122
vertebra plana ························· S55

X
X染色体優性低リン血症性くる病················ S230
X連鎖性低リン血症（X-linked hypophosphatemia；
　XLH）································· S231

Z
zoning phenomenon·························· S211

かな

あ
亜急性骨髄炎···································· S70
悪性黒色腫（malignant melanoma）
　·················· S178, S179, S180, S223
悪性骨巨細胞腫（malignant giant cell tumor of
　bone，malignancy in GCT）················ S48
悪性末梢神経鞘腫（malignant peripheral nerve
　sheath tumor；MPNST）·········· S150, S234
悪性リンパ腫（malignant lymphoma）
　················ S39, S66, S74, S234, S236
アダマンチノーマ（adamantinoma）······ S76, S79
圧迫骨折（compression fracture）············· S122
アミロイド関節症（amyloid arthropathy）··· S226

い
異型脂肪腫様腫瘍（atypical lipomatous tumor）
　··· S152, S154
異型軟骨性腫瘍（atypical cartilaginous tumour/
　chondrosarcoma grade I）········· S27
移行帯 ··································· S60
遺伝性多発性骨軟骨腫症（hereditary multiple
　osteochondromatosis）···················· S117

え
液面形成·························· S167, S168

お
横紋筋肉腫（rhabdomyosarcoma；RMS）
　········· S41, S146, S147, S217, S234
　胞巣型－ ··························· S42, S215

か
開花性セメント質骨性異形成症···················· S132
開花性反応性骨膜炎（florid reactive periostitis；
　FRP）······························ S111, S112
化学シフトイメージ（chemical shift imaging）··· S124
化骨性筋炎（myositis ossificans；MO）
　······························ S110, S112, S145
滑液包（bursa）··························· S167
滑液包炎（bursitis）························ S167
褐色脂肪···································· S234, S235
褐色脂肪腫································· S234, S236
褐色腫·· S140
滑膜巨細胞腫 ······························ S234
滑膜血管腫（synovial hemangioma）·········· S190
滑膜性骨軟骨腫症（synovial osteochondromatosis）
　·· S224, S225
滑膜(性)軟骨腫症（synovial chondromatosis）
　··· S25, S87
滑膜肉腫（synovial sarcoma）
　··· S147, S149, S150, S166, S170, S203, S208
滑膜囊胞（synovial cyst）·················· S167
化膿性関節炎···································· S70
化膿性・結核性脊椎椎間板炎（pyogenic /
　tuberculous spondylodiscitis）·········· S122
ガングリオン（ganglion）
　············· S164, S168, S208, S238, S241
関節唇囊胞（labral cyst）···················· S168
関節リウマチ（rheumatoid arthritis）········· S225

間葉性軟骨肉腫（mesenchymal chondrosarcoma）
　………………………S23, S24, S39, S138

き

偽骨折（pseudofracture）……………………… S231
偽痛風（pseudogout）………………… S197, S198
基底細胞癌（basal cell cancer）……… S220, S222
急性化膿性骨髄炎（acute pyogenic osteomyelitis）
　…………………………………………………… S55
急性骨髄炎（acute osteomyelitis）……… S66, S70
巨細胞系の腫瘍……………………………… S235
巨細胞（性）修復性肉芽腫（giant cell reparative granuloma）………………………… S47, S51
筋サルコイドーシス（muscular sarcoidosis）
　………………………………………… S201, S203
筋脂肪腫（myolipoma）……………………… S156
筋線維腫（myofibroma / myofibromatosis）… S160
筋損傷（muscle injury）……………… S212, S213
筋内粘液腫………………………………… S234
筋肉内血管腫（intramuscular hemangioma）
　……………………………………………… S155

け

形質細胞腫（plasmacytoma）………… S106, S108
頸部線維腫症（fibromatosis colli）…………… S148
結核………………………………………… S138
血管奇形（vascular malformation）… S160, S190
血管腫（hemangioma）
　………… S98, S138, S144, S169, S190, S234
血管性腫瘍（vascular tumors）……………… S160
血管肉腫（angiosarcoma）
　…………………S117, S215, S218, S223, S234
血管平滑筋腫（angioleiomyoma）…………… S192
血腫（hematoma）………………… S168, S190
結節状偽痛風……………………………… S197
結節性筋膜炎（nodular fasciitis）
　………………………………S145, S210, S211
血友病性関節症（hemophilic arthropathy）… S190
腱滑膜巨細胞腫…………………… S232, S234
腱鞘巨細胞腫（tenosynovial giant cell tumor）
　……………………………………………… S225
　　関節外びまん型－（diffuse type－）……… S190

こ

抗 STAT6 抗体…………………………… S185
骨 Paget 病（Paget's disease of bone）
　………………………………… S115, S116, S138
骨壊死（osteonecrosis）… S98, S115, S116, S138
骨外骨肉腫………………………………… S114
骨外性 Ewing 肉腫（extraskeletal Ewing sarcoma）
　……………………………………………… S151
骨芽細胞（osteoblast）……………………… S121

骨芽細胞腫（osteoblastoma）
　………………… S49, S51, S65, S131, S132
骨化性筋炎（myositis ossificans）
　……………………S89, S194, S197, S211, S212
骨化性筋膜炎（fasciitis ossificans）………… S112
骨化性脂肪織炎（panniculitis ossificans）…… S112
骨化性線維粘液性腫瘍（ossifying fibomyxoid tumor）……………………………………… S177
骨巨細胞腫（giant cell tumor of bone；GCT）
　… S43, S46, S69, S92, S93, S137, S140, S195, S198
骨髄炎（osteomyelitis）……………… S70, S140
骨髄過形成………………………………… S138
骨髄腫……………………………………… S138
骨髄穿刺後………………………………… S140
骨折………………………………………… S140
骨線維性異形成（osteofibrous dysplasia）
　………………… S56, S57, S74, S77, S80
骨粗鬆症（osteoporosis）……………… S96, S98
骨転移（bone metastasis）
　　骨梁間型－（intertrabecular－）… S120, S122
　　混合型－（mixed－）……………… S119, S121
　　造骨型－（osteoblastic－）………… S118, S121
　　溶骨型－（osteolytic－）…… S119, S120, S121
骨島（bone island）………………………… S124
骨内ガングリオン（intraosseous ganglion）… S70
骨内気胞（intraosseous pneumatocyst）
　………………………………………… S100, S102
骨内脂肪腫（intraosseous lipoma）………… S98
骨軟化症…………………………… S229, S230
骨軟骨腫（osteochondroma）……… S28, S112
骨軟骨粘液腫（osteochondromyxoma）……… S27
骨肉腫（osteosarcoma）
　……………… S45, S48, S58, S138, S216, S219
　　顎骨の－（－ of jaw bones）……… S133, S134
　　血管拡張型－（telangiectatic－）………… S94
　　小細胞型－（small cell－）………… S36, S39
　　通常型－…………………………………… S88
　　軟骨芽細胞型－（chondroblasts type－）…S25
骨嚢腫……………………………………… S138
骨盤脂肪腫症（pelvic lipomatosis）………… S156
骨膜下膿瘍…………………………………… S70
骨膜性ガングリオン………………………… S89
骨膜性骨肉腫（periosteal osteosarcoma）…S85, S89
骨膜性軟骨肉腫（periosteal chondrosarcoma）
　………………………………………… S22, S24
骨膜反応…………………………… S60, S127
孤立性形質細胞腫…………………………… S51
孤立性線維性腫瘍（solitary fibrous tumor；SFT）
　………………S183, S185, S192, S234, S235

さ
サルコイドーシス･････････････ S138, S234, S235

し
色素性絨毛結節性滑膜炎（pigmented villonodular synovitis；PVNS）･････ S45, S47, S188, S189
指線維骨性偽腫瘍（fibro-osseous pseudotumor of the digit）･････････････････････････････ S112
膝窩嚢胞（popliteal cyst）･････････････････ S167
脂肪芽腫（lipoblastoma）･････ S148, S155, S160
脂肪腫（lipoma）･････････････ S154, S160, S234
脂肪腫性巨大症･･･････････････････････････ S200
脂肪肉腫（liposarcoma）･････ S99, S218, S223, S236
　円形細胞型 -（round cell -）････････････ S155
　高分化型 - ･･････････････････････ S154, S234
　多形型 -（pleomorphic -）････････ S156, S234
　脱分化型 -（dedifferentiated -）
　　････････････････ S153, S155, S216, S234, S236
　粘液型 -［myxo(id) -］
　　･･･S155, S172, S175, S233, S234, S239, S241
若年性骨形成線維腫（juvenile ossifying fibroma）
　･･････････････････････････････････ S133, S134
粥腫（atheroma）･･･････････････････ S165, S168
樹枝状脂肪腫（lipoma arborescens）･･･ S224, S225
樹状細胞･････････････････････････････････ S75
手掌線維腫症（palmar fibromatosis）
　･･････････････････････････････････ S184, S211
出血・ヘモジデリン沈着･･････････････････ S189
腫瘍性くる病･･･････････････････････････ S229
腫瘍性骨軟化症･････････････････････････ S231
腫瘍性低リン血症性骨軟化症（tumor-induced osteomalacia；TIO）･･････････････ S228, S229
常磁性･･･････････････････････････････････ S179
常染色体優性低リン血症性くる病（autosomal dominant hypophosphatemic rickets；ADHR）
　･･･････････････････････････････････････ S231
常染色体劣性低リン血症性くる病（autosomal recessive hypophosphatemic rickets；ARHR）
　･･･････････････････････････････････････ S231
静脈うっ滞･････････････････････････････ S128
静脈奇形（venous malformation）
　･･････････････････････････ S122, S166, S169
深筋膜（deep fascia）･･････････････････････ S211
神経芽細胞腫（neuroblastoma）････････････ S41
神経芽腫の骨・骨髄転移･･････････････ S54, S55
神経鞘腫（schwannoma）･･･････ S142, S143, S161, S202, S204, S206, S208, S234, S235, S239, S241
神経線維腫（neurofibroma）････ S160, S161, S200, S202, S204, S208, S234, S235
人工関節周囲の骨吸収部･････････････････ S138

侵襲性血管粘液腫（aggressive angiomyxoma）
　･･･････････････････････････････････････ S176
浸透状骨破壊･････････････････････････････ S75
深部良性線維性組織球腫（deep benign fibrous histiocytoma）･･･････････････････････ S185

す
すりガラス状･････････････････････････････ S74
すりガラス状陰影･･･････････････････････ S132

せ
脆弱性骨折･････････････････････････････ S123
成人 T 細胞白血病･･････････････････ S229, S230
成長板･･･････････････････････････････････ S69
脊索腫･････････････････････････････････ S138
赤色髄の再転換（red marrow reconversion）
　･･････････････････････････････････ S124, S125
脊椎血管腫（vertebral hemangioma）･･･ S97, S122
石灰沈着性腱炎（calcific tendinitis）･･･ S196, S198
セメント芽細胞腫（cementoblastoma）
　･･････････････････････････････････ S133, S134
セメント質骨形成線維腫（cemento-ossifying fibroma）････････････････････････ S130, S131
セメント質骨性異形成症（cemento-osseous dysplasia）････････････････････ S132, S133
線維芽細胞増殖因子 23（fibroblast growth factor 23；FGF23）････････････････････････ S230
線維形成性小細胞腫瘍（desmoplastic small round cell tumor；DSRCT）･････････････････ S151
線維脂肪性過誤腫（fibrolipomatous hamartoma）
　･･･････････････････････････････････････ S203
線維腫症（fibromatosis）････････････････ S145
　デスモイド型 -（desmoid type -）
　　･････････････････････････ S160, S182, S184
線維性骨異形成（症）（fibrous dysplasia；FD）
　･･･････ S33, S34, S73, S77, S80, S107, S108, S117, S132, S138, S175
線維性骨皮質欠損（fibrous cortical defect）･･･ S33
線維軟骨性異形成（fibrocartilaginous dysplasia）
　･･･････････････････････････････････････ S34
線維軟骨性間葉腫（fibrocartilaginous mesenchymoma）････････････････････ S34
線維肉腫（fibrosarcoma）････････････ S31, S234
線維粘液腫（fibromyxoma）･･････････････ S34
浅筋膜（superficial fascia）･･････････････ S211

そ
爪下外骨腫（subungual exostosis）･････ S27, S112
増殖性筋膜炎（proliferative fasciitis）･･･ S212, S213
爪部線維粘液腫（acral fibromyxoma）･･･････ S176
足底線維腫症（plantar fibromatosis）
　･･････････････････････････ S184, S210, S211

続発性軟骨肉腫……………………………… S29

た

対称性脂肪腫症（symmetric lipomatosis）
　………………………………… S153, S156
多形脂肪腫（pleomorphic lipoma）………… S154
多発性骨髄腫（multiple myeloma）
　……………… S40, S58, S72, S73, S108, S161
多発性骨軟骨腫症………………………………… S51
単純性骨嚢腫（simple bone cyst；SBC）
　……………………… S51, S96, S98, S104, S107
弾性線維腫（elastofibroma）………… S182, S185
単発性骨形質細胞腫（monostotic plasmacytoma
　of bone）…………………………………… S73

ち

中間群脂肪性腫瘍……………………………… S154
肘頭滑液包炎…………………………………… S164

つ

椎体血管腫（vertebral body hemangioma）
　……………………………………… S50, S51
痛風（gout）……………… S138, S198, S226
痛風結節……………………… S196, S226, S227

て

低悪性（度）線維粘液（性）肉腫（low-grade
　fibromyxoid sarcoma）…… S176, S183, S186
低悪性度軟骨肉腫（low-grade chondrosarcoma）
　………………………………… S136, S138
低リン血症性くる病…………………………… S229
デスモイド（desmoid）……………… S207, S208
デノスマブ……………………………… S43, S46
転移性骨腫瘍（metastatic bone tumor）…… S70
転移性腫瘍（metastatic tumor）……… S41, S161

と

動脈瘤様骨嚢腫（aneurysmal bone cyst；ABC）
　………………… S44, S47, S69, S92, S93

な

内骨腫（enostosis）…………………………… S124
内軟骨腫（enchondroma）…… S25, S26, S28, S105,
　　　　　　　　　　　S107, S138, S238, S241
内軟骨腫症（enchondromatosis）…………… S117
軟骨芽細胞腫（chondroblastoma）……… S44, S46,
　　　S51, S64, S65, S68, S69, S93, S94, S138
軟骨骨化…………………………………………… S25
軟骨腫瘍（chondroid lesion）……………… S107
軟骨性石灰化……………………………………… S74
軟骨（性）粘液線維腫（chondromyxoid fibroma）
　……………………………………… S27, S47
軟骨肉腫（chondrosarcoma）
　……………… S24, S28, S59, S112, S140
　間葉型（性）−（mesenchymal −）…… S24, S39

骨外（性）粘液型−（extraskeletal myxoid −）
　………… S173, S176, S208, S209, S240, S242
脱分化型−（dedifferentiated −）
　………………………… S23, S24, S138
淡明細胞型−（clear cell −）…………… S24
通常型−（conventional −）
　………………………… S22, S23, S27, S28
軟部血管性腫瘍（vascular tumors of soft tissue）
　……………………………………………… S192
軟部組織再発………………………… S195, S198
軟部平滑筋肉腫……………………………… S223

に

二次性動脈瘤様骨嚢腫………………………… S92
二次性肥厚性骨関節症（secondary hypertrophic
　osteoarthropathy）……………… S126, S127
乳児筋線維腫症（infantile myofibromatosis）… S56
乳児線維性過誤腫（fibrous hamartoma of infancy）
　………………………… S148, S149, S185
乳児線維肉腫（infantile fibrosarcoma）……… S148
乳腺型筋線維芽細胞腫（mammary type
　myofibroblastoma）……………………… S156
尿細管性アシドーシス………………………… S229

ね

粘液炎症性線維芽肉腫（myxoinflammatory
　fibroblastic sarcoma）……………… S174, S176
粘液腫（myxoma）………… S161, S172, S174
粘液性平滑筋肉腫（myxoid leiomyosarcoma）
　……………………………………………… S177
粘液線維肉腫（myxofibrosarcoma）
　………… S143, S144, S175, S176, S240, S241

の

嚢胞性病変……………………………………… S167

は

梅毒……………………………………………… S128
破骨細胞（osteoclast）……………………… S121
白血病（leukemia）………………… S39, S55
半月板嚢胞……………………………………… S170

ひ

肥厚性骨関節症………………………………… S127
非骨化性線維腫（non-ossifying fibroma；NOF）
　… S32, S33, S47, S78, S81, S105, S107, S138
ビタミンA過剰症……………………………… S128
皮膚骨膜肥厚症（pachydermoperiostosis）… S127
皮膚平滑筋肉腫……………………………… S223
びまん性大細胞型B細胞リンパ腫（diffuse large
　B-cell lymphoma；DLBCL）……… S40, S236
表在性低分化骨肉腫（high grade surface
　osteosarcoma）……………………… S85, S88
表皮嚢腫（superficial cyst）………… S221, S222

表皮囊胞（epidermal cyst） ················ S165, S168
疲労骨折（fatigue fracture, stress fracture）
 ···································· S66, S80, S81
ピロリン酸カルシウム結晶沈着症［calcium pyrophos-
 phate dihydrate deposition (CPPD) disease］
 ··· S25, S197

ふ

副甲状腺機能亢進症（hyperparathyroidism） ··· S47
副甲状腺ホルモン関連ペプチド（PTHrP） ······ S230
富細胞性血管線維腫（cellular angiofibroma）
 ··· S156
フッ素過剰症 ·································· S128
ブラウン腫瘍 ·································· S140
フレア現象（flare phenomenon） ··············· S65
プロスタグランジン ··························· S127
粉瘤（atheroma） ······················ S221, S222

へ

平滑筋肉腫（leiomyosarcoma）
 ················· S203, S208, S209, S223, S234
扁平上皮癌（squamous cell carcinoma；SCC）
 ·································· S114, S115, S222

ほ

傍骨性骨軟骨異形増生（bizarre parosteal
 osteochondromatous proliferation；BPOP）
 ····································· S27, S111, S112
傍骨性骨肉腫［parosteal (juxtacortical)
 osteosarcoma］
 ········· S51, S84, S87, S112, S195, S198
傍骨性軟骨腫（juxta-cortical chondroma）
 ································ S86, S87, S90
傍骨性軟骨肉腫（juxta-cortical chondrosarcoma）
 ··· S86, S90
放射線照射後 ··························· S114, S115
傍腫瘍症候群 ·································· S229
紡錘形細胞脂肪腫（spindle cell lipoma）
 ·· S152, S154
胞巣状軟部肉腫（alveolar soft part sarcoma；
 ASPS） ············· S148, S189, S191, S234
傍椎間関節嚢胞（juxtafacet cyst） ·········· S168

ま

慢性拡張性血腫（chronic expanding hematoma）
 ·························· S165, S169, S202, S205
慢性骨髄炎（chronic osteomyelitis）
 ·································· S113, S114, S115
慢性腎不全 ····································· S229
マントル細胞リンパ腫 ·························· S237

み

未分化円形細胞肉腫（undifferentiated round cell
 sarcoma） ····································· S37

未分化神経外胚葉性腫瘍（primitive
 neuroectodermal tumor；PNET） ········· S37
未分化多形肉腫（undifferentiated pleomorphic
 sarcoma；UPS）
 ·················· S48, S116, S201, S203, S208
脈管奇形（vascular malformation） ··· S166, S169

む

虫喰い状骨破壊 ································ S75

め

明細胞軟骨肉腫（clear cell chondrosarcoma） ··· S70
明細胞肉腫（clear cell sarcoma）
 ···················· S179, S180, S214, S217
メラニン ·· S178
 −性小児神経外胚葉腫瘍（melanotic
 neuroectodermal tumor of infancy） ······ S180
 −性神経鞘腫（melanotic schwannoma）
 ·· S180

ゆ

有棘細胞癌（squamous cell carcinoma；SCC）
 ·· S220, S222

り

リウマチ結節（rheumatoid nodule） ··········· S225
隆起性皮膚線維肉腫（dermatofibrosarcoma
 protuberans） ··················· S221, S222
良性脊索細胞腫（benign notochordal cell tumor）
 ··· S122
良性線維性組織球腫（benign fibrous histiocytoma）
 ·· S34
良性末梢神経原性腫瘍（benign peripheral nerve
 sheath tumor；BPNST） ··········· S175
リンパ管奇形（lymphatic malformations）
 ·· S158, S169
リンパ管肉腫 ·························· S116, S117
リンパ管腫 ···························· S145, S169
リンパ腫 ···················· S138, S229, S230
リンパ節転移 ····································· S214

る

類血管型線維性組織球腫（angiomatoid fibrous
 histiocytoma；AFH） ····················· S169
類腱線維腫（desmoplastic fibroma） ······ S30, S31
類骨骨腫（osteoid osteoma）
 ·········· S51, S64, S65, S79, S81, S132, S138
類上皮血管内皮腫（epithelioid
 hemangioendothelioma；EHE） ··········· S169
類上皮肉腫（epithelioid sarcoma）
 ···························· S203, S214, S217

ろ

濾胞性リンパ腫 ································· S237

画像診断

Japanese Journal of Imaging Diagnosis

2019年増刊号　Vol.39 No.4 2019
骨・軟部腫瘍の鑑別診断のポイント

定価：本体 5,400 円（税別）　2019 年 3 月 10 日発行

発行人　影山博之
編集人　向井直人
発行所　株式会社 学研メディカル秀潤社
　　　　〒141-8414　東京都品川区西五反田2-11-8
発売元　株式会社 学研プラス
　　　　〒141-8415　東京都品川区西五反田2-11-8

この雑誌に関する各種お問い合わせ

【電話の場合】
- 編集内容については Tel. 03-6431-1211（編集部）Fax. 03-6431-1790
- 在庫については Tel. 03-6431-1234（営業部）
- 不良品（落丁, 乱丁）については Tel 0570-000577（学研業務センター）
　〒354-0045 埼玉県入間郡三芳町上富 279-1
- 上記以外のお問い合わせは Tel 03-6431-1002（学研お客様センター）

【文書の場合】
〒141-8418 東京都品川区西五反田 2-11-8
学研お客様センター
までお願いいたします。

印刷・製本　　図書印刷 株式会社

Printed in Japan ©Gakken 2019

本書の無断転載，複製，頒布，公衆送信，翻訳，翻案等を禁じます．
本書に掲載する著作物の複製権・翻訳権・上映権・譲渡権・公衆送信権（送信可能化権を含む）は株式会社 学研メディカル秀潤社が管理します．
本書を代行業者等の第三者に依頼してスキャンやデジタル化することは，たとえ個人や家庭内での利用であっても，著作権法上，認められておりません．

JCOPY〈出版者著作権管理機構 委託出版物〉
本書の無断複写は著作権法上での例外を除き禁じられています．複写される場合は，そのつど事前に，出版者著作権管理機構（電話：03-5244-5088, FAX：03-5244-5089, e-mail：info@jcopy.or.jp）の許諾を得てください．

『画像診断』は株式会社学研ホールディングスの登録商標です．（登録商標第 4720117 号）

本書に記載されている内容は，出版時の最新情報に基づくとともに，臨床例をもとに正確かつ普遍化すべく，著者，編者，監修者，編集委員ならびに出版社それぞれが最善の努力をしております．しかし，本書の記載内容によりトラブルや損害，不測の事故等が生じた場合，著者，編者，監修者，編集委員ならびに出版社は，その責を負いかねます．
また，本書に記載されている医薬品や機器等の使用にあたっては，常に最新の各々の添付文書や取り扱い説明書を参照のうえ，適応や使用方法等をご確認ください．